RADELZEIT AN DER OSTSEE IN MECKLENBURG-VORPOMMERN

Herrlich entspannte Touren zum Runterschalten & Genießen

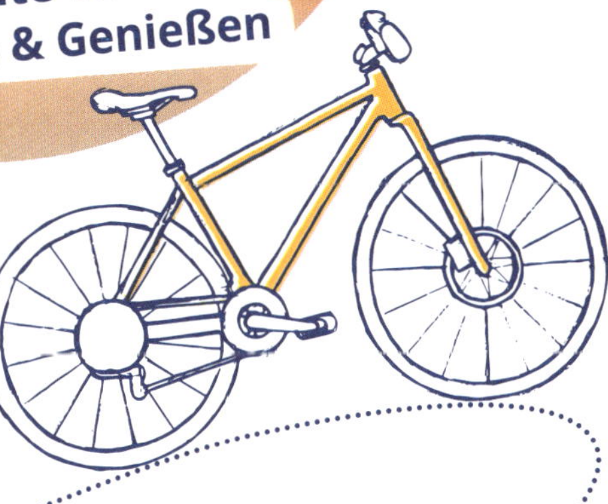

Anke Lübbert

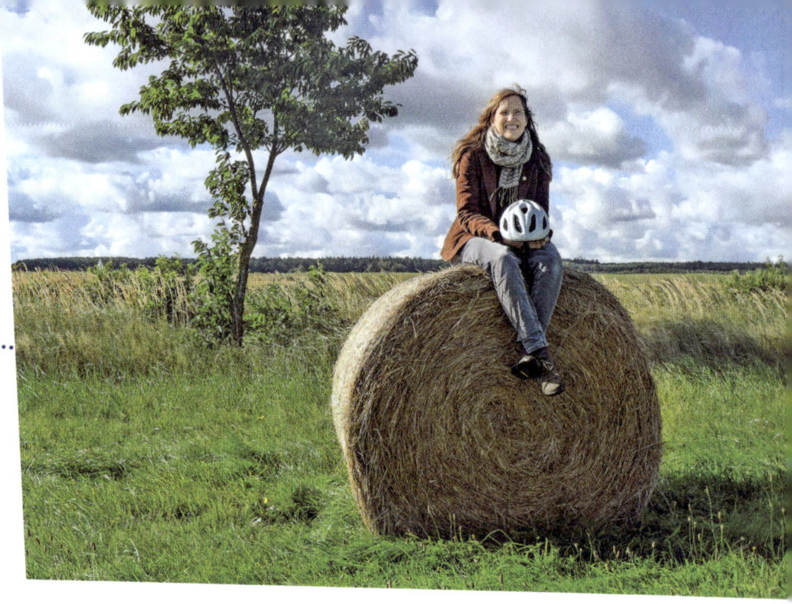

ANKE LÜBBERT

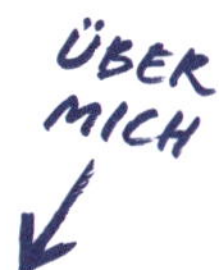

Rad fahren ist in Greifswald, wo ich lebe und als Autorin und Journalistin arbeite, weder Sport- noch Freizeitbeschäftigung, sondern einfach die Art und Weise, sich von einem Ort zum anderen zu bewegen. Zur Arbeit fahren, einkaufen, Freunde besuchen, Kinder abholen – geht hier alles mit dem Rad. Aber durch die vielen tollen Touren in diesem Band habe ich eine ganz neue Beziehung zum Radfahren bekommen. Rad fahren, zum Spaß, zum Entdecken, zum In-den-Tag-Hineinrollen, einfach so!

Meine persönliche Radelweisheit:

» **Immer zuerst checken, wo der Wind herkommt!**

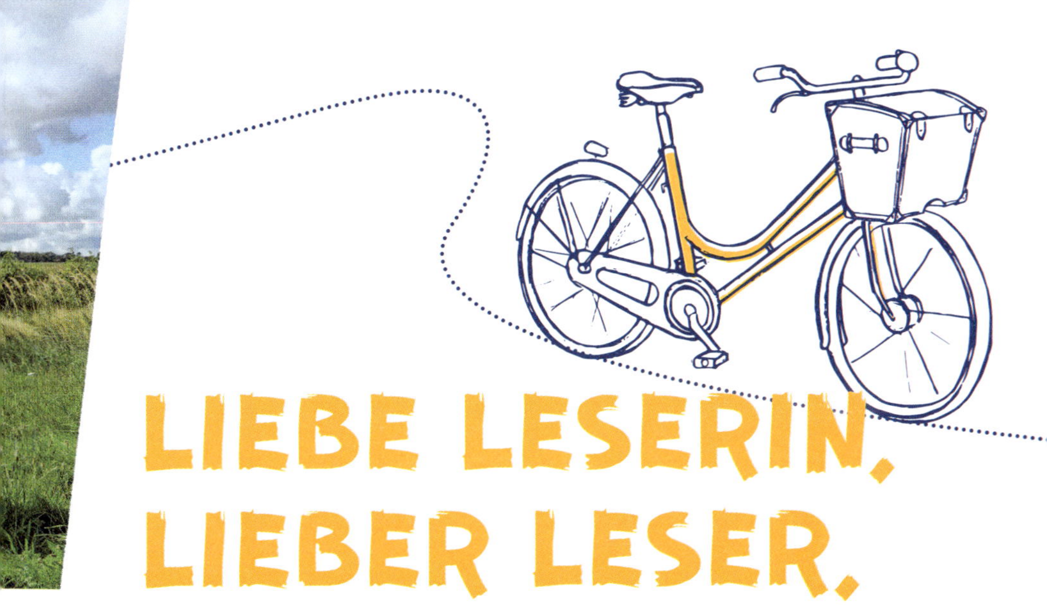

LIEBE LESERIN, LIEBER LESER,

was ich in den letzten Wochen gelernt habe: Es gibt keine andere so einfache wie effektive Möglichkeit, den Kopf freizubekommen wie Rad fahren. Sich einen Tag freinehmen und einfach losfahren. Spätestens nach den ersten ein, zwei Kilometern ist alles, was mit Alltag zu tun hat, ganz weit weggerutscht. Der Himmel ist weit, der Wind rauscht in den Ohren, die Landschaft ändert sich fließend. Am Abend fühlt man sich wie in Wind und Licht gebadet. Als hätte man einen kleinen Mini-Urlaub gemacht. Noch schöner ist es zu zweit: Ich habe auf (fast) jede Tour andere Freundinnen und Freunde und Familienmitglieder mitgenommen und kann das sehr empfehlen.

So oder so: Ganz viel Spaß beim Rad fahren an der Küste!

Eine herrlich entspannte Radelzeit wünscht

Anke Lübbert

INHALT

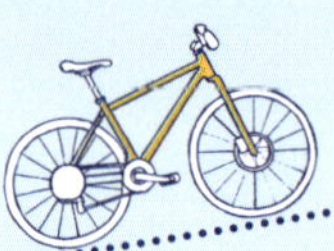

#1 **Ins Drachenreich** (40 km / 3 Std.) Seite 14
Von Greifswald nach Ludwigsburg

#2 **Trampelpfade und Kormorane** (54 km / 4 Std. 30) Seite 24
Von Greifswald nach Stralsund

#3 **Schmetterlinge und Jagdfieber** (27 km / 3 Std.) Seite 34
Rund um Rügens größtes Seebad Binz

#4 **Ins Herz der Wildnis** (49 km / 3 Std. 30 bis 4 Std.) Seite 44
Unterwegs im Nationalpark Vorpommersche Boddenlandschaft

#5 **Kreidegeschichten** (31,5 km / 2 Std. 45 bis 3 Std.) Seite 54
Durch den Nationalpark und die Halbinsel Jasmund

#6 **Unter Linden** (46 km / 3 Std. 15 bis 3 Std. 30) Seite 64
In Rügens Süden

#7 **Ostseesand und Hinterland** (49 km / 4 Std.) Seite 74
Von Travemünde über Klütz nach Grevesmühlen

#8 **Promenadenblicke** (37 km / 3 Std. 30) Seite 84
Kaiserbad und Kaiserbäder auf Usedom

#9 **Sundblicke** (38 km / 3 Std. 15) Seite 94
Einmal Barhöft und zurück

#10 **Glücksinsel** (31,5 km / 2 Std. 30) Seite 104
Ein Tag auf Hiddensee

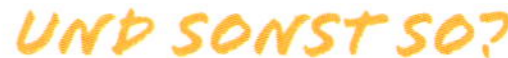

» Unterwegs auf den schönsten Strecken ... Seite 6
» Alle Touren im Überblick Seite 8
» ... und auch Pause machen nicht vergessen Seite 10
» Immer wissen, wo's langgeht (GPX-Download) Seite 218
» Yoga für davor und danach Seite 222
» Die perfekte Tour Seite 224

#11 **Grenzerlebnisse** (36 km / 4 Std.) Seite 114
Am ehemaligen Grenzstreifen östlich von Lübeck

#12 **Im Gespensterwald** (35 km / 3 Std. 15) Seite 124
Steilküste, Wald und See westlich von Warnemünde

#13 **Möwenrufe** (31,5 km / 2 Std. 30) Seite 134
Von Rostock nach Graal-Müritz

#14 **Pferde und Gänsekolonien** (41 km / 3 Std.) Seite 144
Von Wismar auf die Insel Poel

#15 **Geister der Vergangenheit** (31 km / 2 Std. 30) Seite 154
Im Norden von Usedom

#16 **Vergessene Welt** (45 km / 3 Std.) Seite 164
Am Peenestrom im Lassaner Winkel

#17 **Kraniche am Himmel** (47 km / 3 Std. 15) Seite 174
Von Barth nach Stralsund

#18 **Unter dem Pfeifen der Molli** (31,5 km / 2 Std. 30) Seite 184
Rund um Bad Doberan

#19 **Am stillen Fluss** (27,5 km / 2 Std.) Seite 194
Durch das Tal der Warnow, von Rostock nach Schwaan

#20 **Trollwald und Baumgeister** (29 km / 2 Std. 30) Seite 204
Unterwegs auf dem Darß

UNTERWEGS AUF DEN SCHÖNSTEN STRECKEN …

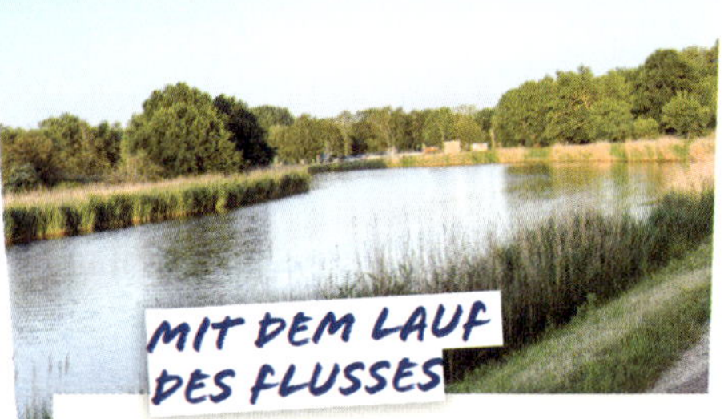

MIT DEM LAUF DES FLUSSES

» Vier Kilometer geht es einfach immer nur am Ryck entlang. Das ist fast schon meditativ, wenn nach jeder Flussbiegung wieder eine neue in Sicht kommt. Dazu Reiher am anderen Ufer. Tour 1, zwischen Museumshafen und Klappbrücke, S. 14

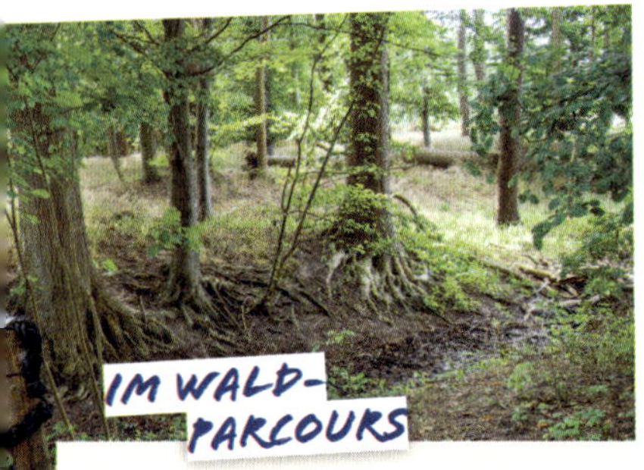

IM WALD-PARCOURS

» Slalom um die Baumstämme: Auf dieser Etappe fährt man etwa vier Kilometer lang durch einen wunderschönen, alten Wald, über Baumwurzeln, durch Senken und Anhöhen. Tour 9, von Barhöft bis Solkendorf, S. 94

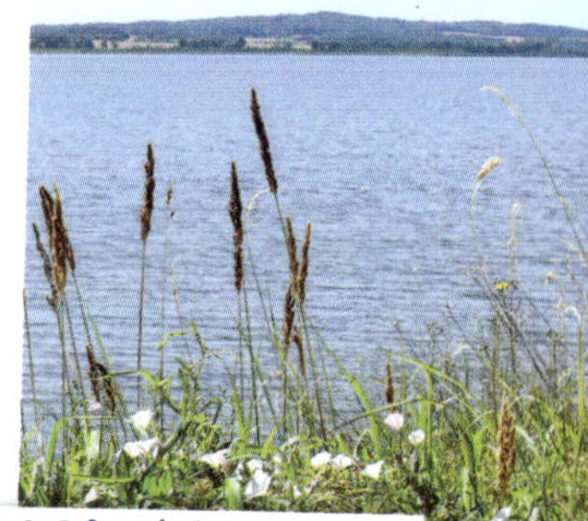

DURCH WOGENDES SCHILF

» Wenn der kleine Pfad über Kilometer durch Schilflandschaften führt, vorbei an Hecken und kleinen Wäldchen, bleibt der Sund doch immer zur Rechten. Tour 3, zwischen Lietzow und Granitz, S. 34

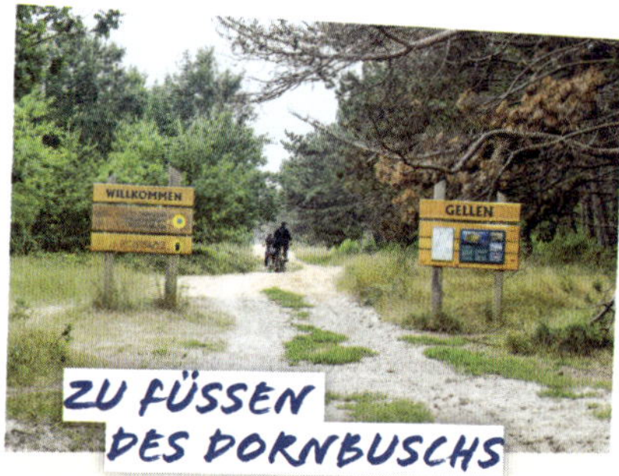

ZU FÜSSEN DES DORNBUSCHS

» Der Dornbusch thront über Kloster, und während man auf dem Deich radelt, mit großen Scharen von Nonnengänsen auf den Wiesen daneben, kommt er immer näher, die Vorfreude wächst. Tour 10, vom Hafen Vitte bis Hafen Kloster, S. 104

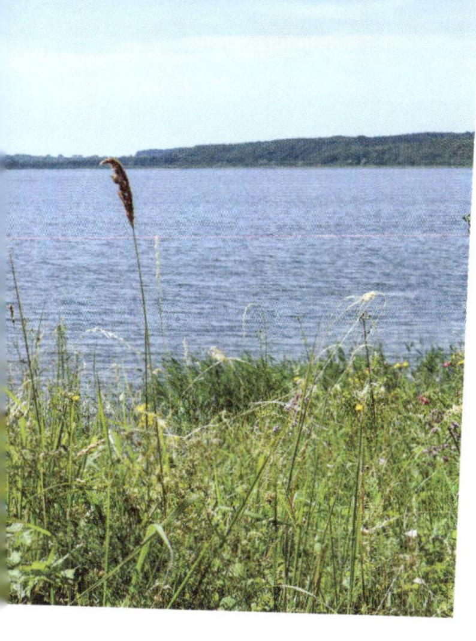

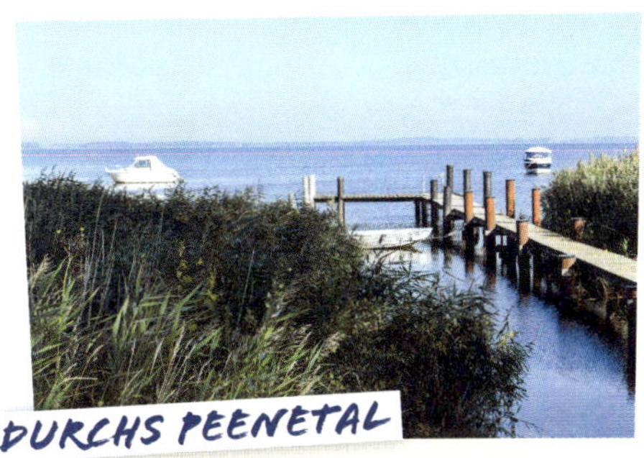

DURCHS PEENETAL

» Zur Peene geht es bergab, und das Rad rollt durch Wiesen, aufs Wasser zu, das dort unten blau leuchtet. Auf der anderen Peeneseite sieht man Usedom. Tour 16, von der Kirche von Bauer bis zum Steg am Strom, S. 164

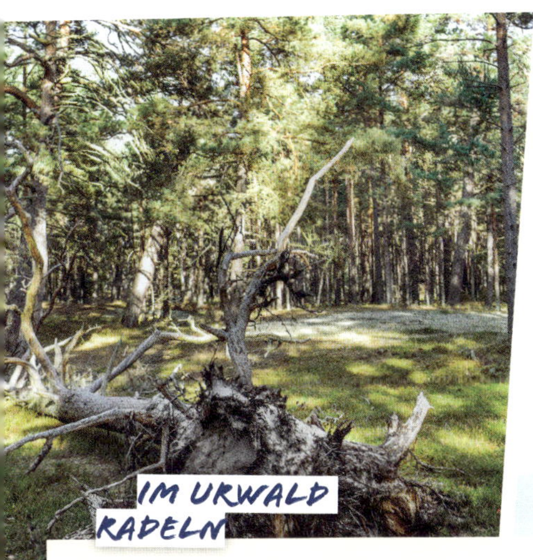

IM URWALD RADELN

» Knubbelige Buchen, die aussehen, als hätten sie Nasen und Augen, moorige Erlenbruchwälder, Kiefern, darunter Blaubeerbüsche: Kein Wald ist wie dieser. Tour 20, von Weststrand bis Leuchtturm Darßer Ort, S. 204

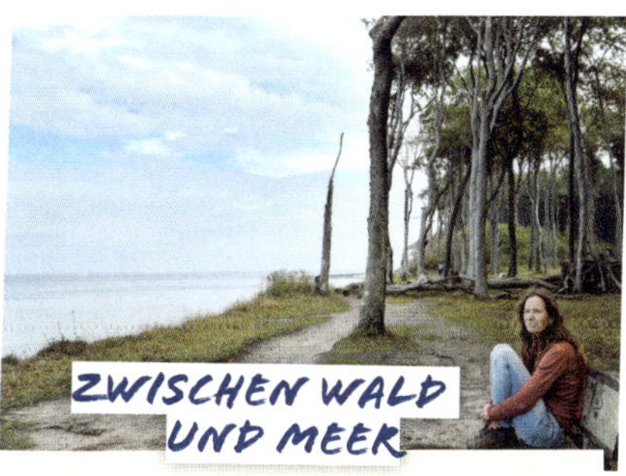

ZWISCHEN WALD UND MEER

» Dass dieser Abschnitt so schön ist, liegt an den silbrigen Buchenstämmen, dem Wald auf der Steilküste, von dem aus man einen weiten Blick über das Meer hat. Tour 12, zwischen Nienhagen und dem Ende des Waldes, S. 124

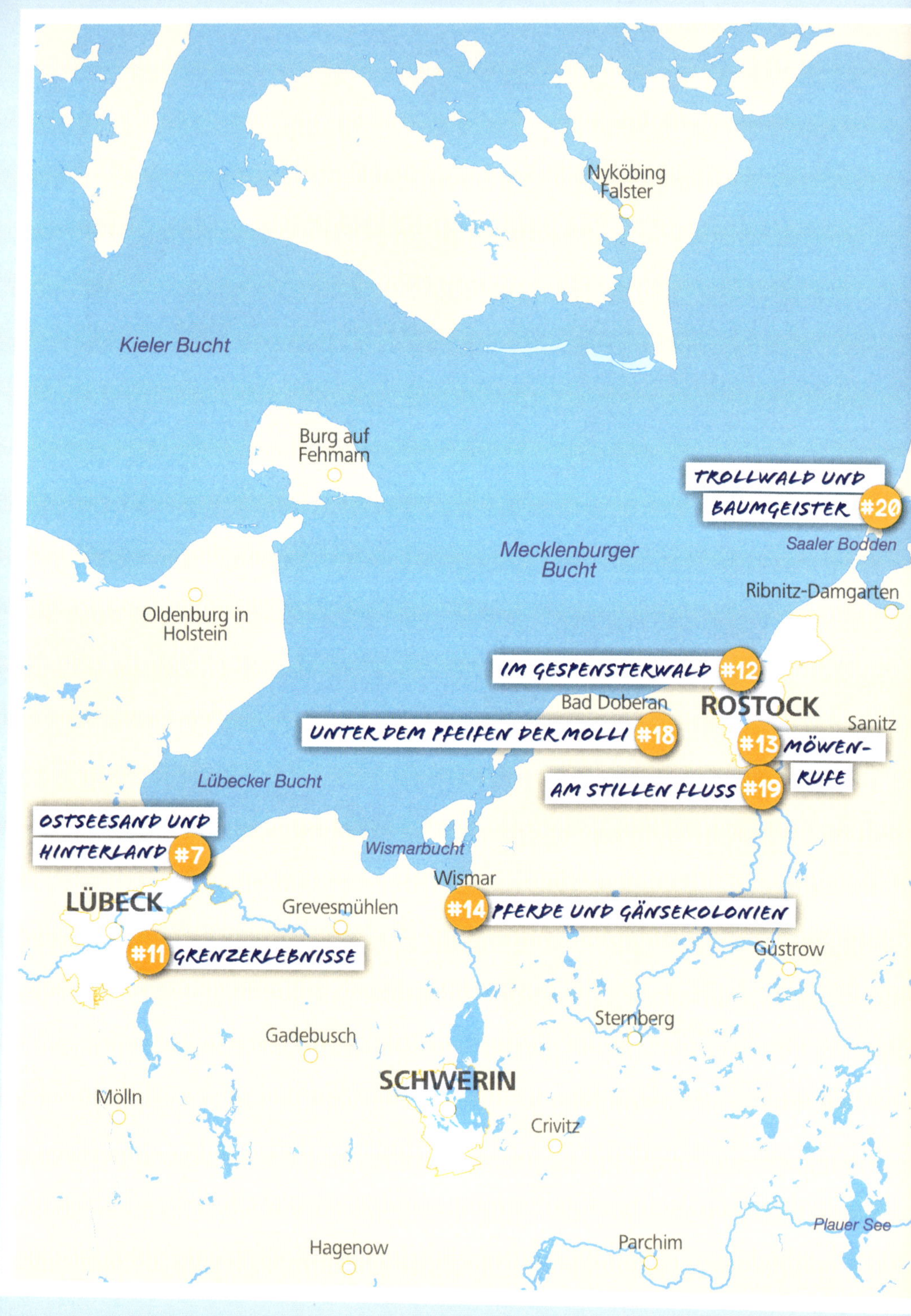

Nyköbing Falster
Kieler Bucht
Burg auf Fehmarn
TROLLWALD UND BAUMGEISTER #20
Saaler Bodden
Mecklenburger Bucht
Ribnitz-Damgarten
Oldenburg in Holstein
IM GESPENSTERWALD #12
Bad Doberan
ROSTOCK
Sanitz
UNTER DEM PFEIFEN DER MOLLI #18
#13 MÖWEN-RUFE
Lübecker Bucht
AM STILLEN FLUSS #19
OSTSEESAND UND HINTERLAND #7
Wismarbucht
Wismar
LÜBECK
Grevesmühlen
#14 PFERDE UND GÄNSEKOLONIEN
#11 GRENZERLEBNISSE
Güstrow
Sternberg
Gadebusch
SCHWERIN
Mölln
Crivitz
Plauer See
Parchim
Hagenow

ALLE TOUREN IM ÜBERBLICK

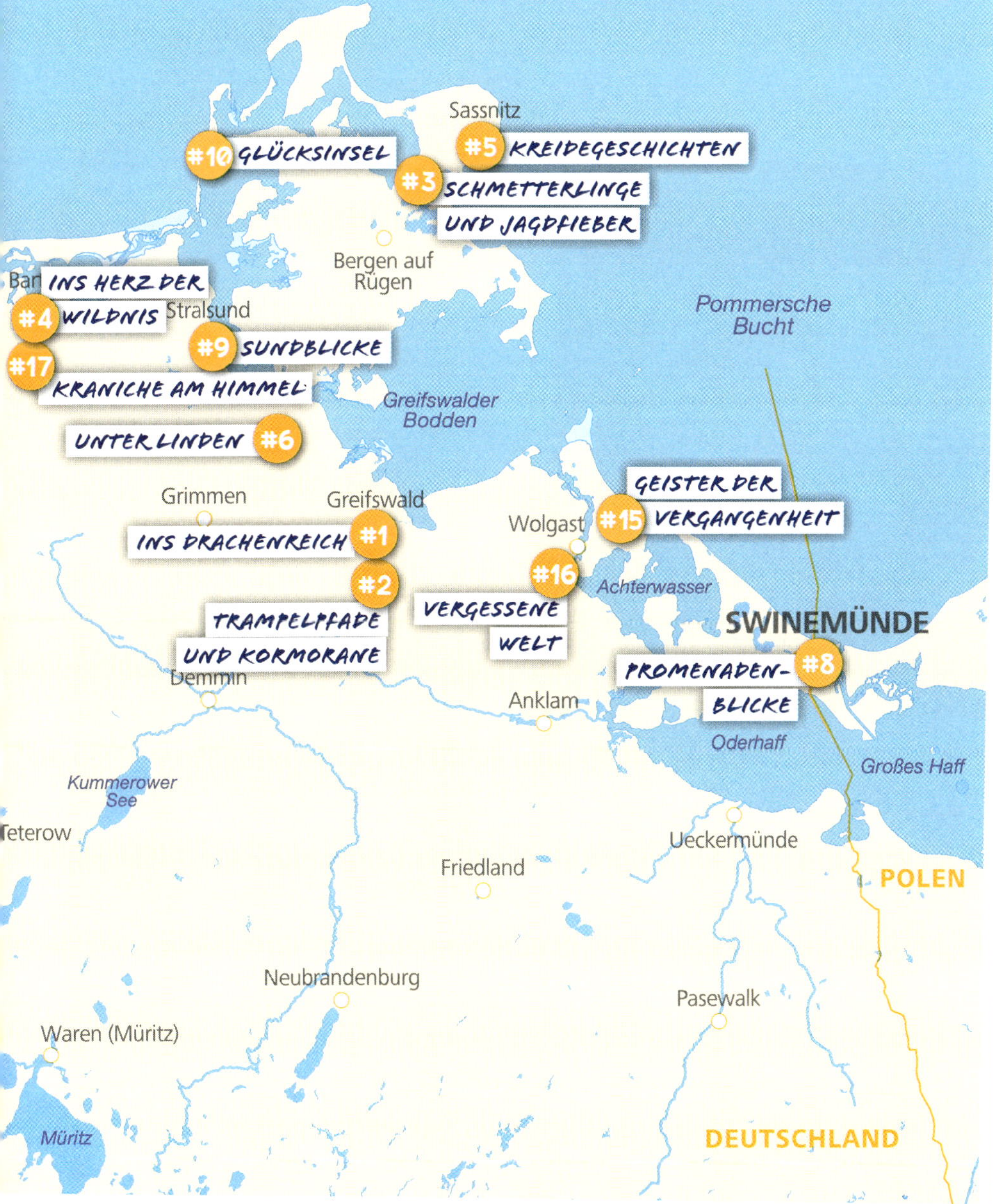

... UND AUCH PAUSE MACHEN NICHT VERGESSEN

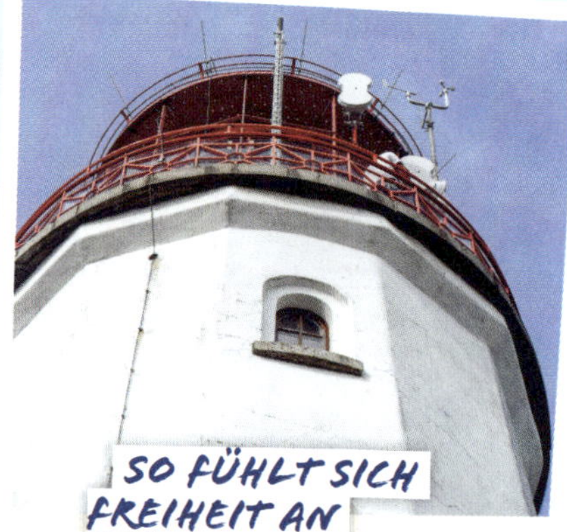

SO FÜHLT SICH FREIHEIT AN

» Oben auf dem Leuchtturm Dornbusch ist das Meer ein tiefblauer Spiegel, und Hiddensee liegt einem zu Füßen. Der Alltag schmilzt augenblicklich zu etwas Unbedeutendem. Tour 10, Stopp 5, S. 111

Pflanzen zum Mitnehmen
Wir freuen uns über eine Spende
Danke

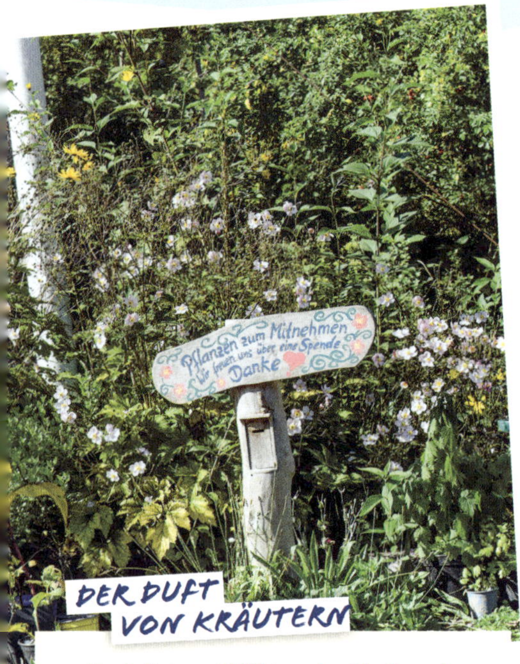

DER DUFT VON KRÄUTERN

» Es duftet und blüht, es krabbelt und summt. Der Duft- und Tastgarten Papendorf ist ein magischer Ort, in dem alle nur denkbaren Kräuter und essbaren Pflanzen wachsen. Tour 16, Stopp 4, S. 170

Bardowiek war von 1945 bis 1989 Grenzdorf innerhalb der Fünf-Kilometer-Sperrzone der innerdeutschen Grenze. Seit 1292 urkundlich bekannt, wurde der Ort im Dreißigjährigen Krieg zerstört und im Jahre 1648 als Angerdorf wieder aufgebaut. Der Ort umfasste etwa 5 ha und hatte ca. 40 Einwohner.
Auf Betreiben der DDR- Behörden wurden die Gebäude bis 1989 schrittweise abgerissen.

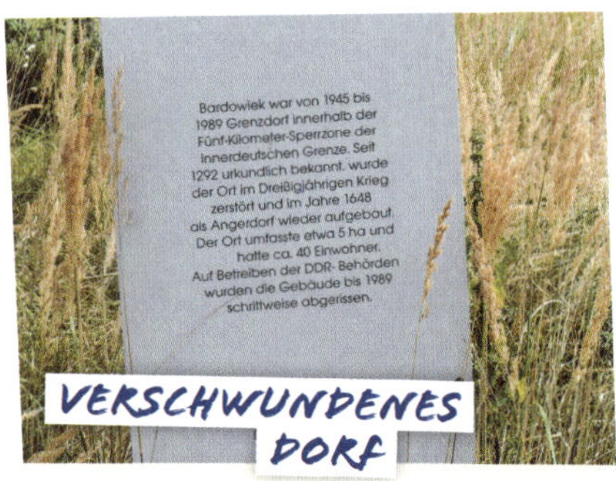

VERSCHWUNDENES DORF

» Die Wüstung Bardowiek ist ein Lost Place, ein ehemaliges Dorf, das im Grenzgebiet lag und weichen musste. Hier kann man auf Spurensuche gehen: Wo war ein Obstgarten? Wo stand ein Haus? Tour 11, Stopp 3, S. 119

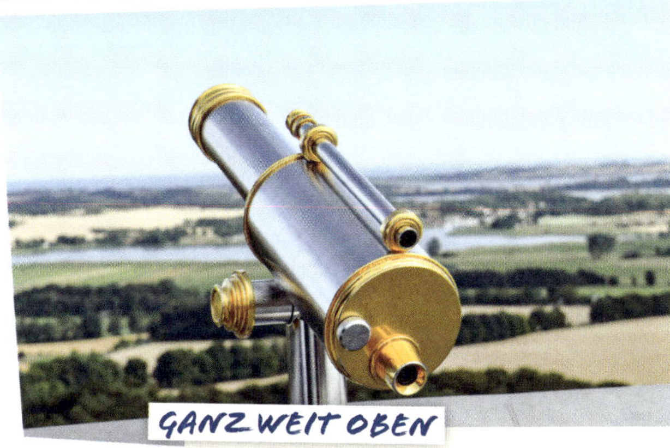

» Rauf aufs Jagdschloss Granitz und fast ganz Rügen im Blick: Mönchgut und Ostseestrand, Felder und Wiesen, Städtchen und Orte, geschützter Bodden und weites Meer. Tour 3, Stopp 6, S. 41

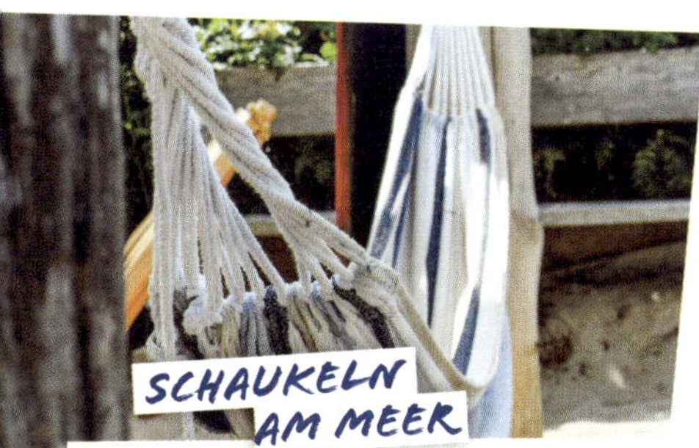

» Am Ende einer Radtour die Füße im Sand vergraben oder gleich in die Hängematte legen und zum Rauschen der Wellen schaukeln. In der Surfbox Zempin möchte man einfach bleiben.
Tour 8, Stopp 5, S. 91

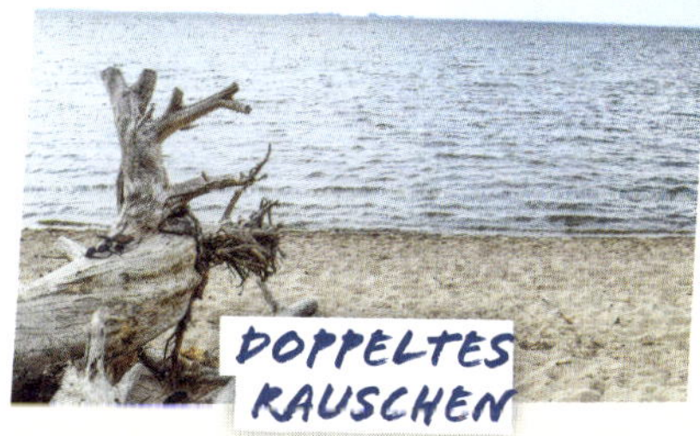

» Ein einsamer Strand am Kiefernwald: Die Gleichzeitigkeit von Wald und Wasser, Fledermäusen und Schwänen, Muscheln und Kiefernnadeln macht den Zauber des Drachenreichs Lanken aus.
Tour 1, Stopp 6, S. 21

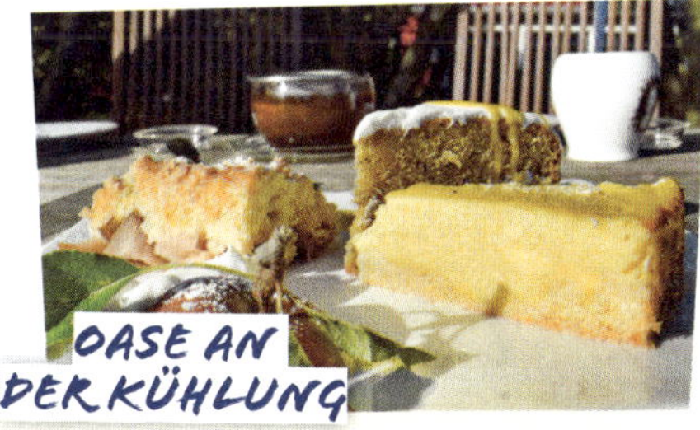

» Kaum ist man im Café Alte Büdnerei angekommen, ist man schon im Entspannungsmodus. Das liegt am Blick auf die Kühlung, dem guten Essen und dem Kater, der im Gras auf einen zuläuft. Tour 18, Stopp 5, S. 190

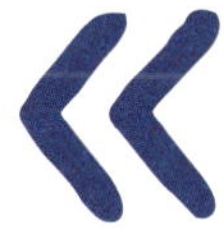

EINFACH LOSRADELN

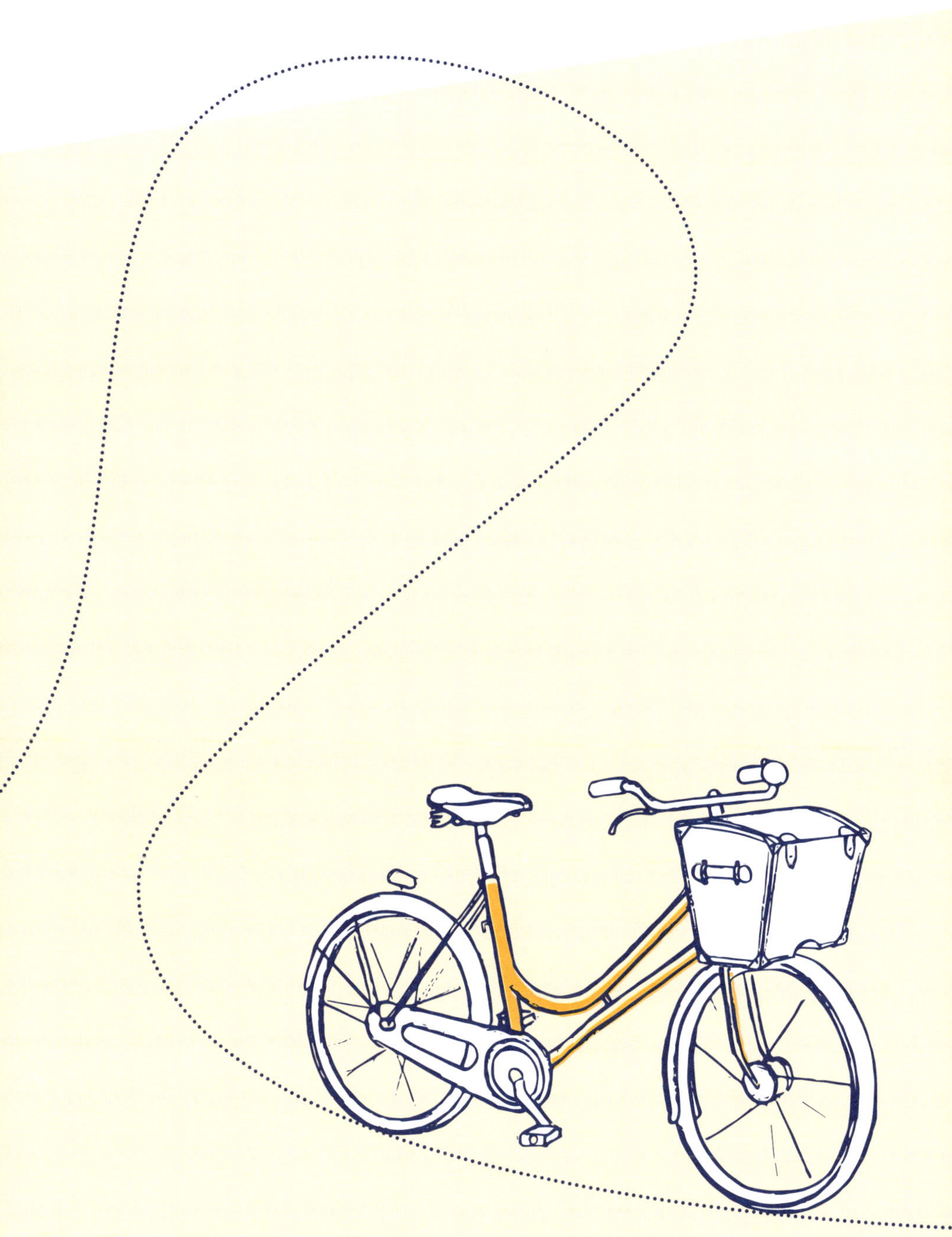

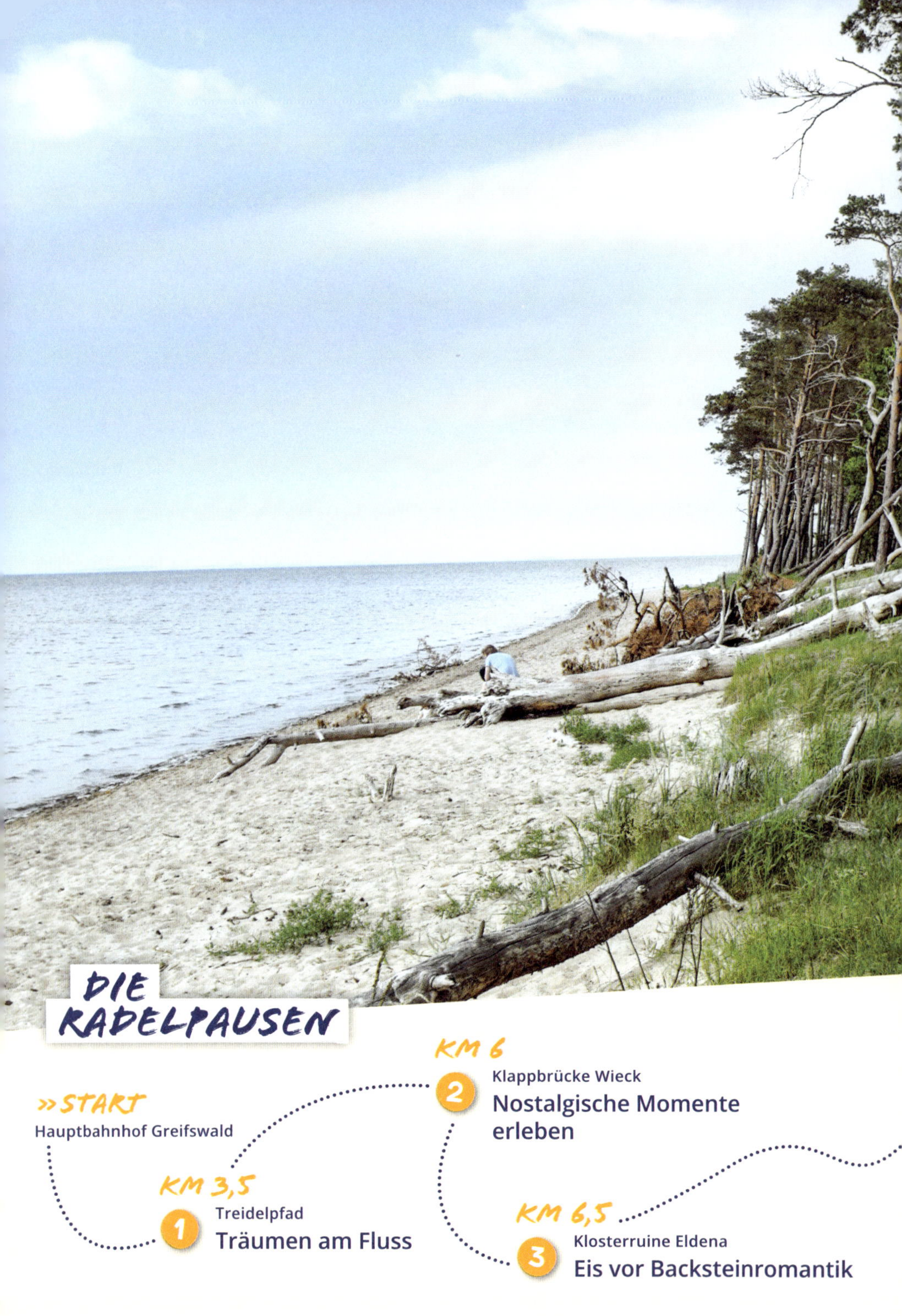
DIE RADELPAUSEN
» START
Hauptbahnhof Greifswald
KM 3,5
1
Treidelpfad
Träumen am Fluss
KM 6
2
Klappbrücke Wieck
Nostalgische Momente erleben
KM 6,5
3
Klosterruine Eldena
Eis vor Backsteinromantik

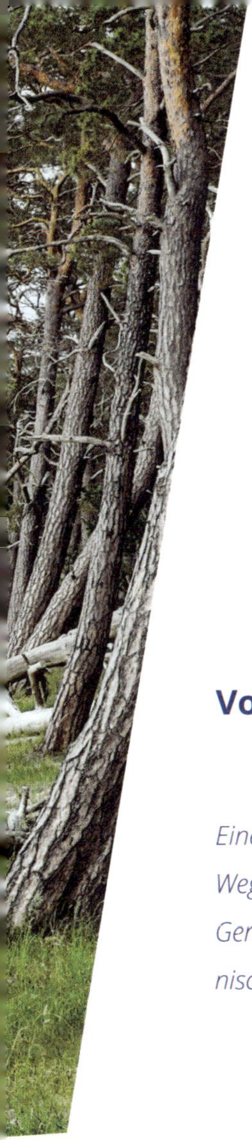

1 INS DRACHENREICH

Von Greifswald nach Ludwigsburg

Eine Lieblingstour voller zauberhafter Momente, die sich auf dem Weg zum schönsten Strand des Greifswalder Boddens ergeben. Blicke, Gerüche und Geräusche fügen sich ganz von selbst zu einer harmonischen Fluss-, Wald-, Strand-, Bodden-Collage aneinander.

KM 8
4
Elisenhain
Durchatmen im Wald
KM 11,5
5
Friedrichshagen
Kuchen essen in der Gartenoase
KM 21,5
6
Drachenreich Lanken
Einsamer Strand am Kiefernwald
KM 40 »ZIEL
Hauptbahnhof Greifswald

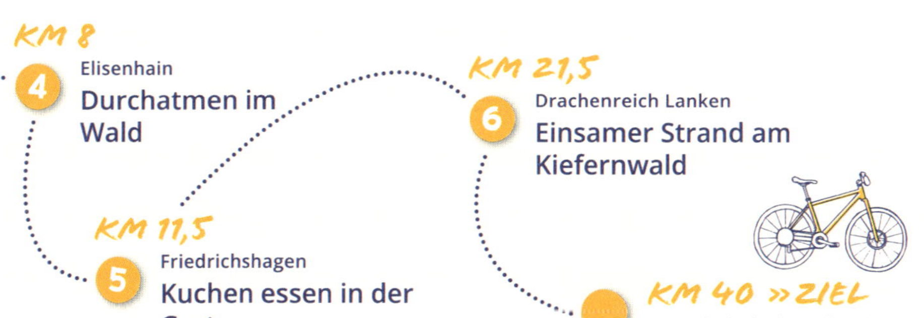

FERNWEH …

… lösen die vielen alten Segelschiffe aus, die schaukelnd im Wasser liegen. Am Greifswalder Hafen vorbei geht es auf den alten **Treidelpfad**, immer am Fluss entlang. Das Rad rollt über roten Schotter, links der Fluss, rechts Apfelbäume und ein Erlenbruchwald. Graureiher nisten am Fluss und von der anderen Seite hört man Wasservögel, die in den nassen Wiesen rasten: Enten, Schwäne, Gänse.

Hinter der letzten Kurve liegt der kleine Hafen von **Wieck** mit seiner historischen Holzklappbrücke. Vorbei an der **Klosterruine Eldena** geht es weiter in den **Elisenhain**. Jetzt wird es ein wenig holprig, der Weg führt über Baumwurzeln, kleine Hügel und Senken, bis man auf dem breiten Waldweg wieder gut vorwärtskommt. Der Elisenhain trägt ein Kuppeldach aus Buchen-, Ahorn- und Eichenkronen, man radelt durch das grün gefärbte Licht des Waldes. Im Frühling leuchten Tausende von Buschwindröschen unter den noch lichten Bäumen, im Herbst verschiebt sich das Farbspektrum ins Rotgoldene.

DER SCHÖNSTE MOMENT:
DAS DOPPELTE RAUSCHEN AM STRAND VON LUDWIGSBURG: VORNE DER WALD, HINTEN DIE WELLEN

Kaum ist man aufgetaucht aus dem Wald, wartet eine Kaffeepause am letzten Haus von **Friedrichshagen**, wo es im Garten einer kleinen Töpferwerkstatt Kaffee und Kuchen gibt.

Auf dem Radweg, der entlang der Bundesstraße und parallel zum Greifswalder Bodden führt, geht es nun richtig schnell voran. In Neuendorf biegt man Richtung Ludwigsburg ab, weiter auf einer zum Teil nicht befestigten Straße. Vorbei an Kornfeldern und zarten Birken, die sich im Wind biegen, geht es nach Ludwigsburg.

Und dann führt der Strandweg endlich zum Wasser. Eine Badepause am naturbelassenen Strand ist ein Muss, genauso wie eine Runde durch das **Drachenreich Lanken**, ein verwunschenes Naturschutzgebiet mit auf den Strand gestürzten Baumriesen. Die Kiefern duften, der Blick wandert ganz von alleine zum Horizont. «

RADELN & GENIEßEN

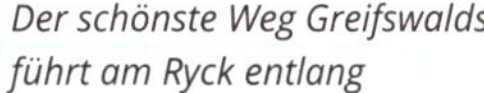

Der schönste Weg Greifswalds führt am Ryck entlang

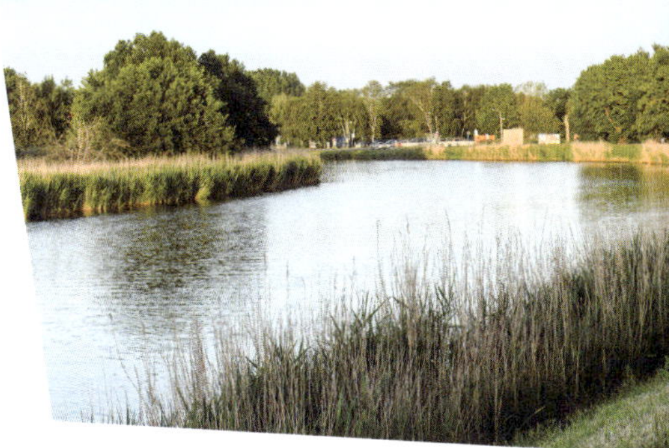

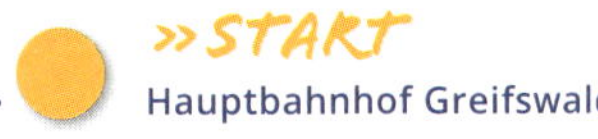

Hauptbahnhof Greifswald

Vom Hauptbahnhof geht es über die Credner Anlagen vorbei am Tierpark zum Hafen am Ufer des Ryck. Der Fluss bleibt immer an der linken Seite. Irgendwann endet die Bebauung und die Straße geht in den Treidelpfad über, der für Autos gesperrt ist.

KM 3,5

1 Treidelpfad

Träumen am Fluss

Bevor die Schiffe motorisiert waren, zogen Pferdegespanne die großen Segelschiffe aus dem Greifswalder Hafen bis nach Wieck. Heute ist der Treidelpfad der schönste Spazier-, Lauf- und Radweg Greifswalds. Am Wochenende und an Sommernachmittagen kann es hier voll werden, zu allen anderen Zeiten hat man die Aussicht auf den sanft gewundenen Fluss oft für sich. Auf einer der vielen Bänke am Flussufer kann man die vorbeifahrenden Schiffe und die vielen Wasservögel beobachten, mit etwas Glück schwimmt ein Biber vorbei.

Dem Treidelpfad weiter Richtung Wieck folgen.

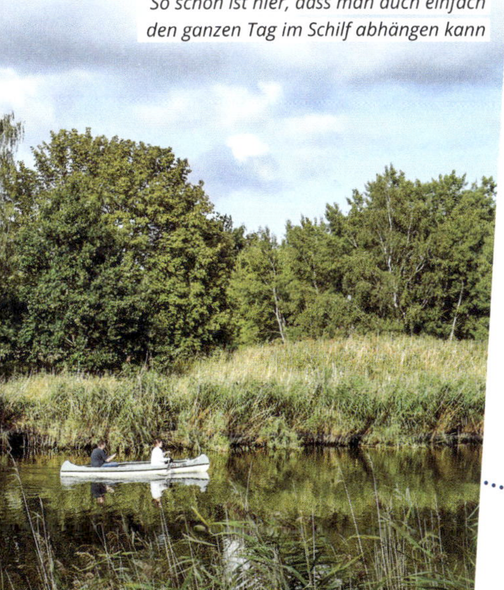

So schön ist hier, dass man auch einfach den ganzen Tag im Schilf abhängen kann

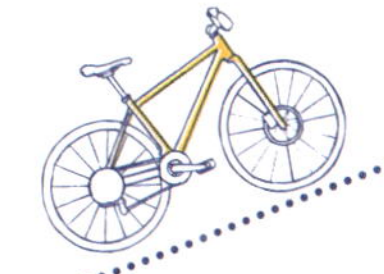

KM 6

2 Klappbrücke Wieck

Nostalgische Momente erleben

Die Wiecker Klappbrücke, 1887 gebaut, ist ein lebendes Denkmal. Einmal in der Stunde wird sie von Hand hochgekurbelt, damit die Segelschiffe passieren können. Alle, die zu Fuß oder mit dem Rad von Eldena nach Wieck wollen, müssen warten. Wie schön! Denn zu gucken gibt es hier genug: Vor der Brücke liegen einige der letzten Fischkutter des Boddens, hier kann man den Fischern dabei zusehen, wie sie ihren Fang anlanden, Netze sortieren oder Boote säubern. Wenn man die Brücke überquert hat, kann man im alten Fischerdorf Wieck eine kleine Runde drehen. Einige der alten Katen haben Reetdächer und Stockrosen vor dem Haus.

Von der Brücke aus ein kleines Stück zurück und dann links in den Studentensteig einbiegen. Auf der Wolgaster Straße rechts bis zur Klosterruine.

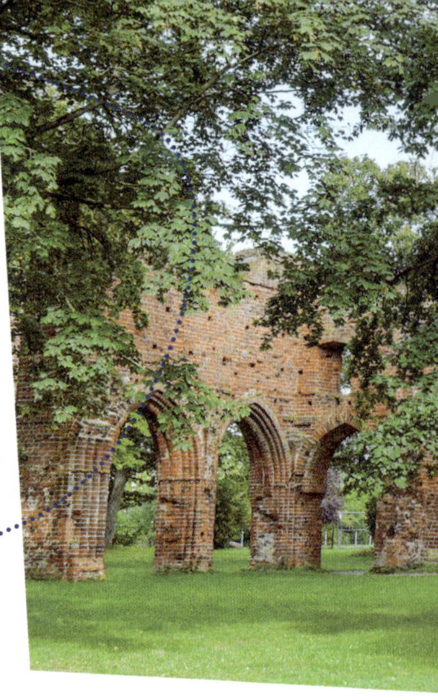

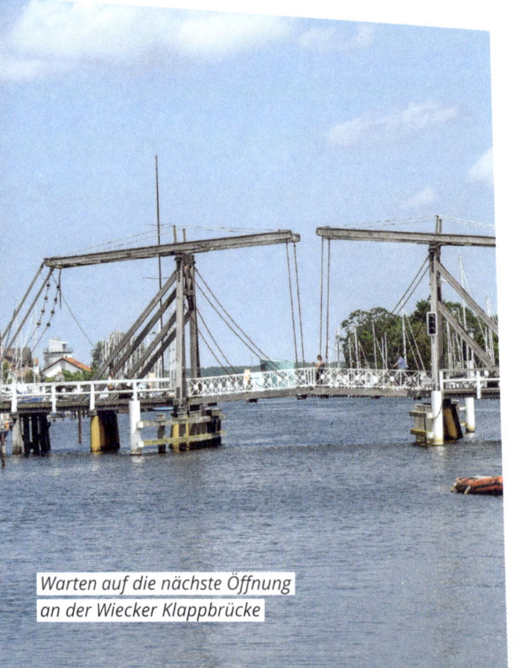

Warten auf die nächste Öffnung an der Wiecker Klappbrücke

KM 6,5

3 Klosterruine Eldena

Eis vor Backsteinromantik

Mit einer Kugel aus dem Eisladen direkt an der Klosterruine Eldena dreht man eine Runde durch den Park und zwischen den alten Säulen. In der Ruine, die auf vielen von Caspar David Friedrichs Bildern auftaucht, wachsen alte Eichen und Eschen zwischen Mauerresten aus dem 12. Jahrhundert. Nach der Reformation wurde das Kloster als Steinbruch genutzt, um Befestigungsanlagen und Gebäude in der Stadt auszubessern und neu zu bauen. Mithilfe eines Grundrisses auf einer Schautafel kann man nachvollziehen, wo sich die übrig gebliebenen Gebäudeteile des Klosters in der Gesamtanlage befunden haben.

Gegenüber in die Hainstraße einbiegen. An deren hinterem Ende liegt der Eingang zum Elisenhain. Einfach an der Schranke vorbeifahren und auf den Hauptweg einbiegen.

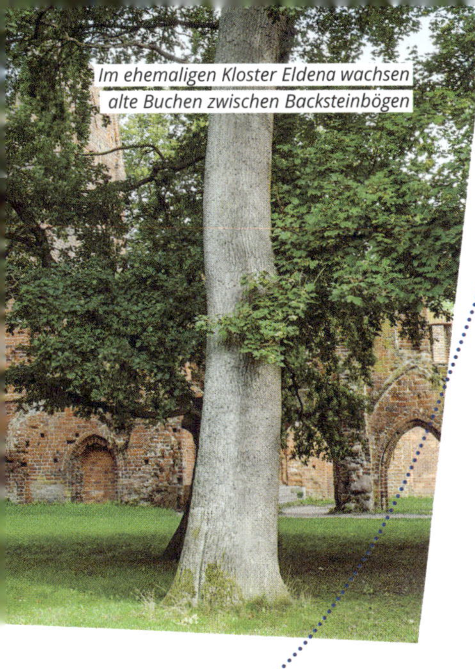

Im ehemaligen Kloster Eldena wachsen alte Buchen zwischen Backsteinbögen

KM 8

4 Elisenhain

Durchatmen im Wald

Der Wald steht unter Naturschutz, deshalb dürfen hier alle Prozesse des Entstehens, Wachsens und Vergehens ablaufen, inklusive umgefallener Baumriesen, die einfach zwischen blühenden Buschwindröschen liegen bleiben. Besonders sind auch die natürlichen Bachläufe die sich durch den Wald schlängeln, und Erlenbruchweiher mit gelb blühenden Schwertlilien am Rand, in denen im Frühjahr ein lautes Froschkonzert erschallt. Nicht einfach nur durchrauschen, im Elisenhain lohnt es sich abzusteigen, um all das wahrzunehmen. Gute Orte für ein Picknick sind die vielen Baumstämme, die den Weg säumen. Da raschelt im Laub eine Maus und klopft ein Specht oben am Stamm.

Dem Hauptweg durch den Wald folgen, bis ein hölzernes Schild an einer Abzweigung links nach »Friedrichshagen« weist. Jetzt ist es nicht mehr weit bis zum Dorf.

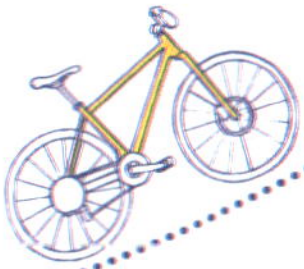

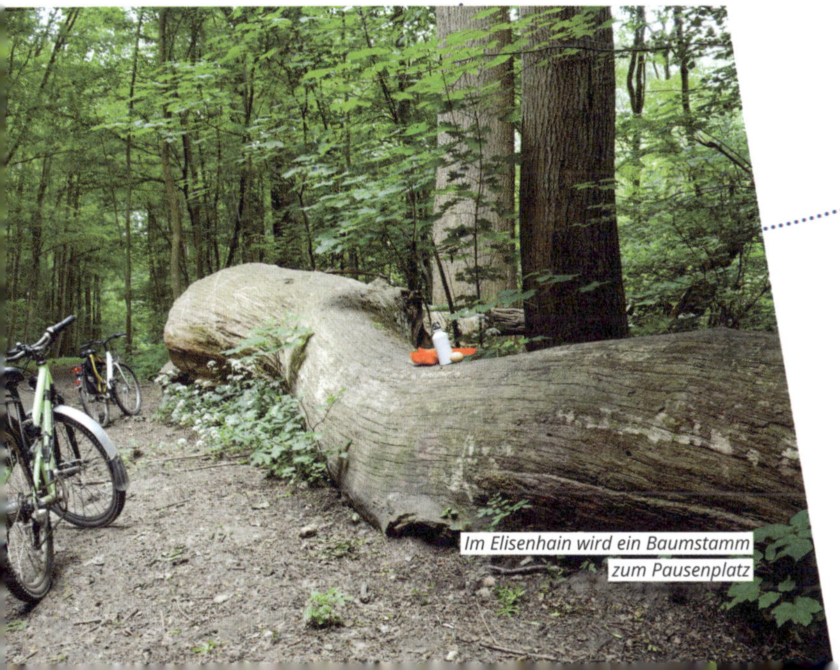

Im Elisenhain wird ein Baumstamm zum Pausenplatz

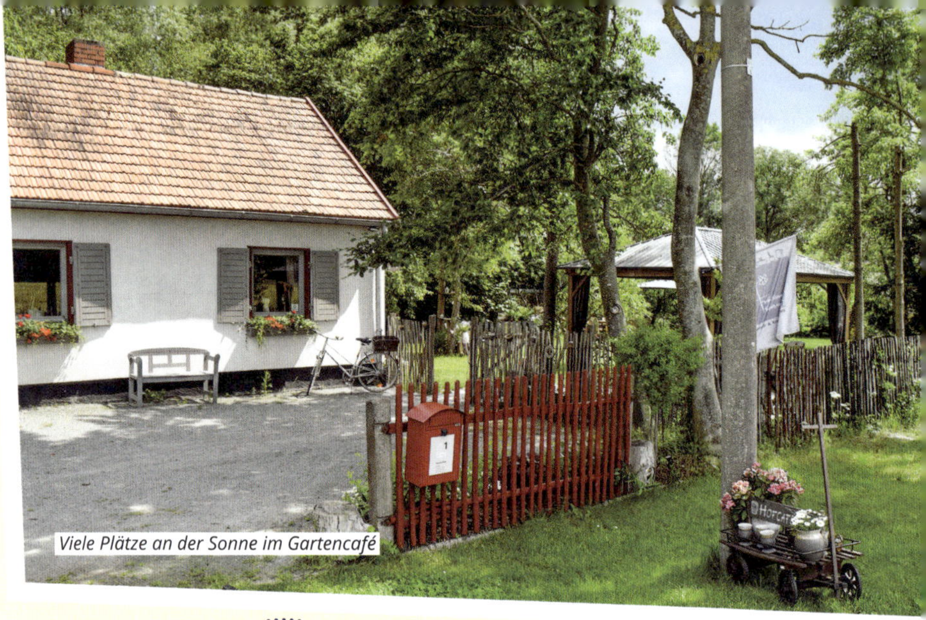

Viele Plätze an der Sonne im Gartencafé

KM 11,5

5

Friedrichshagen

Kuchen essen in der Gartenoase

Einmal in die Sonne blinzeln und durch das kleine Dorf in Richtung Bundesstraße fahren. Und dann ist da plötzlich dieses Café. Als hätte sich Franziska Roth vorgenommen, als Wunscherfüllerin den vorbeikommenden Radler:innen genau das anzubieten, was jetzt schön wäre: Irgendwo im Schatten sitzen und einen Kaffee trinken. Dabei ist ihr Garten der beste Platz, den man sich für diesen Zweck wünschen kann. Tische und Bänke stehen unter dichten Bäumen, das weiß lasierte Geschirr ist von ihr selbst getöpfert, der Kuchen frisch gebacken. Eine grüne Oase, in der man gerne noch für eine Limo oder einen zweiten Kaffee bleibt und dabei ihre Töpferwaren und Kunsthandwerk anderer Künstlerinnen und Künstler der Region anschauen kann (www.frohsinn-werkstatt.de, im Zweifel vorher anrufen).

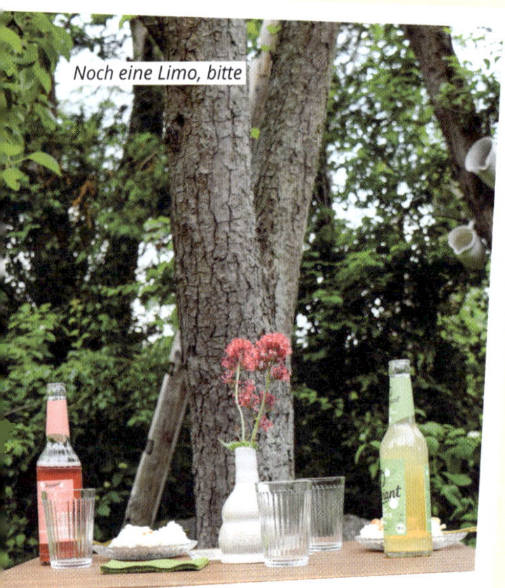

Noch eine Limo, bitte

An der Bundesstraße rechts abbiegen und Richtung Kemnitz fahren, in Kemnitz durch das Dorf, vorbei an der alten Kirche und schließlich die Bundesstraße nach Neuendorf überqueren. In Neuendorf die ausgeschilderte Abzweigung nach Ludwigsburg nehmen.

KM 21,5

6 Drachenreich Lanken

Einsamer Strand am Kiefernwald

Das Drachenreich Lanken zwischen Loissin und Ludwigsburg ist ein Kleinod, ein wunderschöner und außer im Hochsommer relativ ruhiger Ort. »Drachenreich« heißt er erst, seit die Greifswalder Succow-Stiftung das Naturschutzgebiet übernommen und einen Lehrpfad entwickelt hat, durch den über verschiedene Stationen ein Drache führt. Entwurzelte Baumstämme sind auf den Strand gekippt und laden zum Sitzen, Klettern und Trocknen von Badesachen ein. Das Schönste ist die Gleichzeitigkeit von Wald und Strand, Schatten und Sonne, Muscheln und Kiefern. Im Wasser dümpeln Schwäne, abends taumeln Fledermäuse über den Strand, und der feine Strandsand reicht bis zwischen die Wurzeln der Bäume. Der Geruch der sonnengewärmten Kiefern mischt sich mit dem Glucksen der Wellen.

Auf dem Rückweg diesmal an der Abzweigung nach Friedrichshagen vorbeifahren und der Bundesstraße bis nach Eldena folgen. Dort geht es über die Wolgaster Straße zur Europakreuzung und auf dem Wallanlagen zurück zum Bahnhof.

EXTRA INFOS:

Fisch von den Fischern der Wiecker Fischereigenossenschaft gibt es im ● **Restaurant Wie-05** (wiecker-fisch.de) und zum Mitnehmen im Fischladen daneben.

Das noch unsanierte ● **Renaissanceschloss** in Ludwigsburg ist mindestens einen Blick wert, es gehört mittlerweile dem Land Mecklenburg-Vorpommern, hier soll ein Museum entstehen.

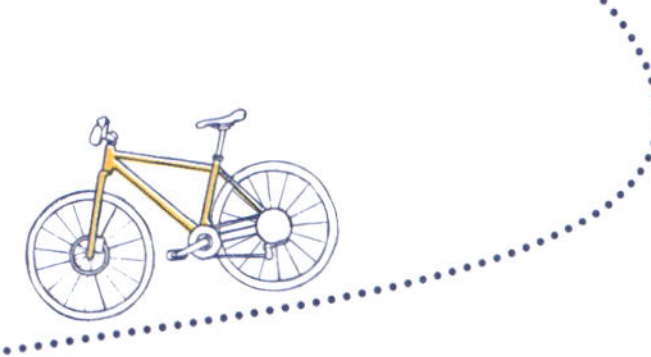

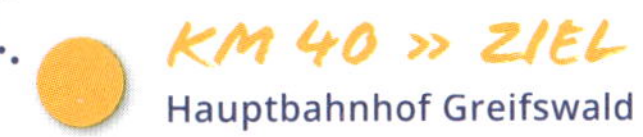

KM 40 » ZIEL

Hauptbahnhof Greifswald

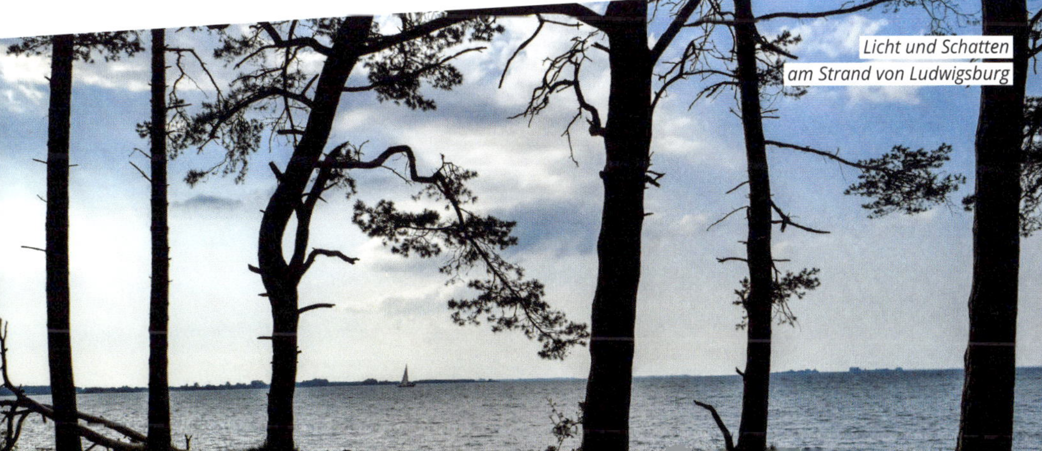

Licht und Schatten am Strand von Ludwigsburg

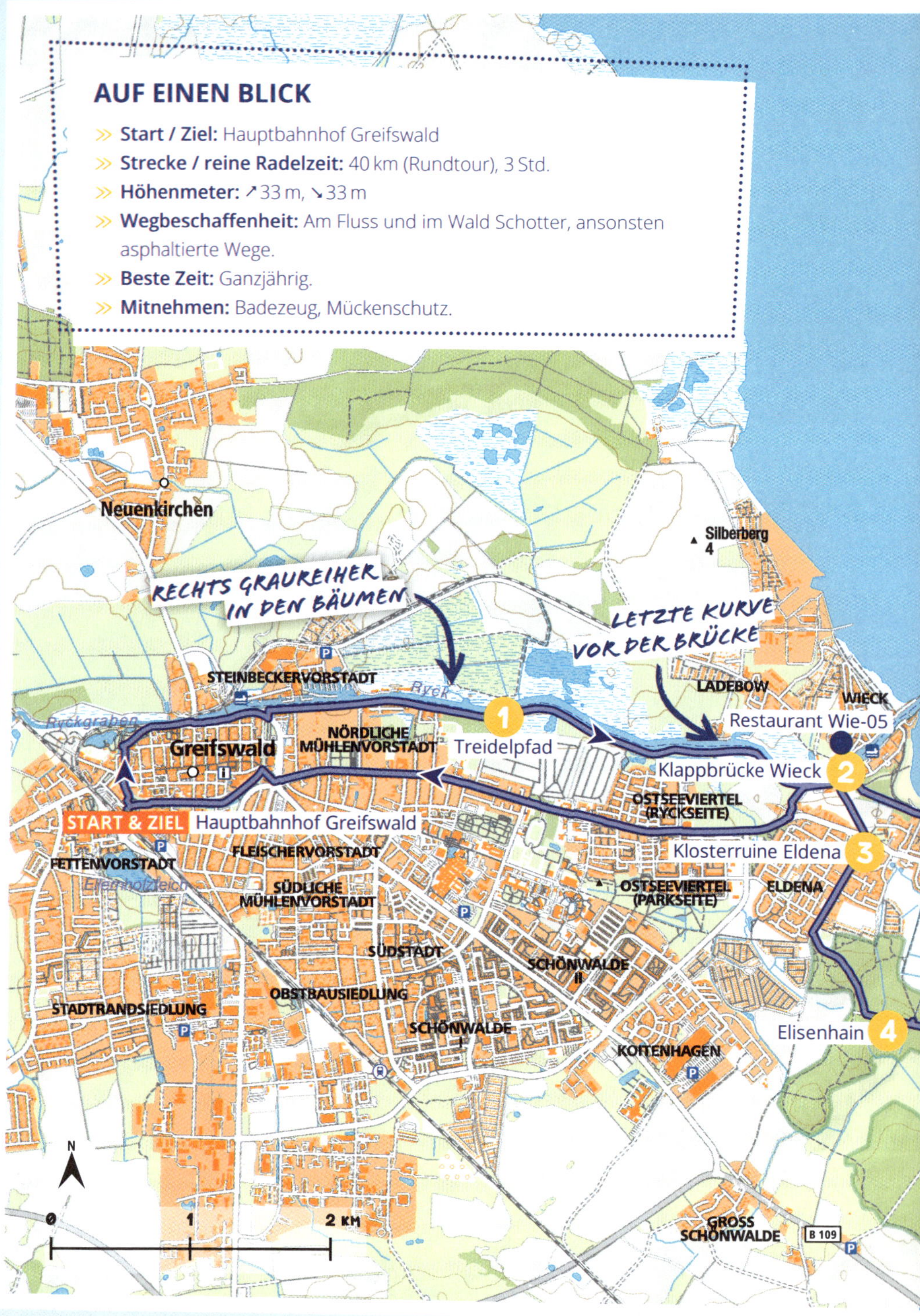
AUF EINEN BLICK
» Start / Ziel: Hauptbahnhof Greifswald
» Strecke / reine Radelzeit: 40 km (Rundtour), 3 Std.
» Höhenmeter: ↗ 33 m, ↘ 33 m
» Wegbeschaffenheit: Am Fluss und im Wald Schotter, ansonsten asphaltierte Wege.
» Beste Zeit: Ganzjährig.
» Mitnehmen: Badezeug, Mückenschutz.
Neuenkirchen
Silberberg 4
RECHTS GRAUREIHER IN DEN BÄUMEN
LETZTE KURVE VOR DER BRÜCKE
STEINBECKERVORSTADT
Ryck
Ryckgraben
LADEBOW
WIECK
Restaurant Wie-05
1 Treidelpfad
Greifswald
NÖRDLICHE MÜHLENVORSTADT
2 Klappbrücke Wieck
OSTSEEVIERTEL (RYCKSEITE)
START & ZIEL Hauptbahnhof Greifswald
3 Klosterruine Eldena
FETTENVORSTADT
FLEISCHERVORSTADT
SÜDLICHE MÜHLENVORSTADT
OSTSEEVIERTEL (PARKSEITE)
ELDENA
SÜDSTADT
SCHÖNWALDE II
STADTRANDSIEDLUNG
OBSTBAUSIEDLUNG
SCHÖNWALDE I
4 Elisenhain
KOITENHAGEN
N
0
1
2 KM
GROSS SCHÖNWALDE
B 109

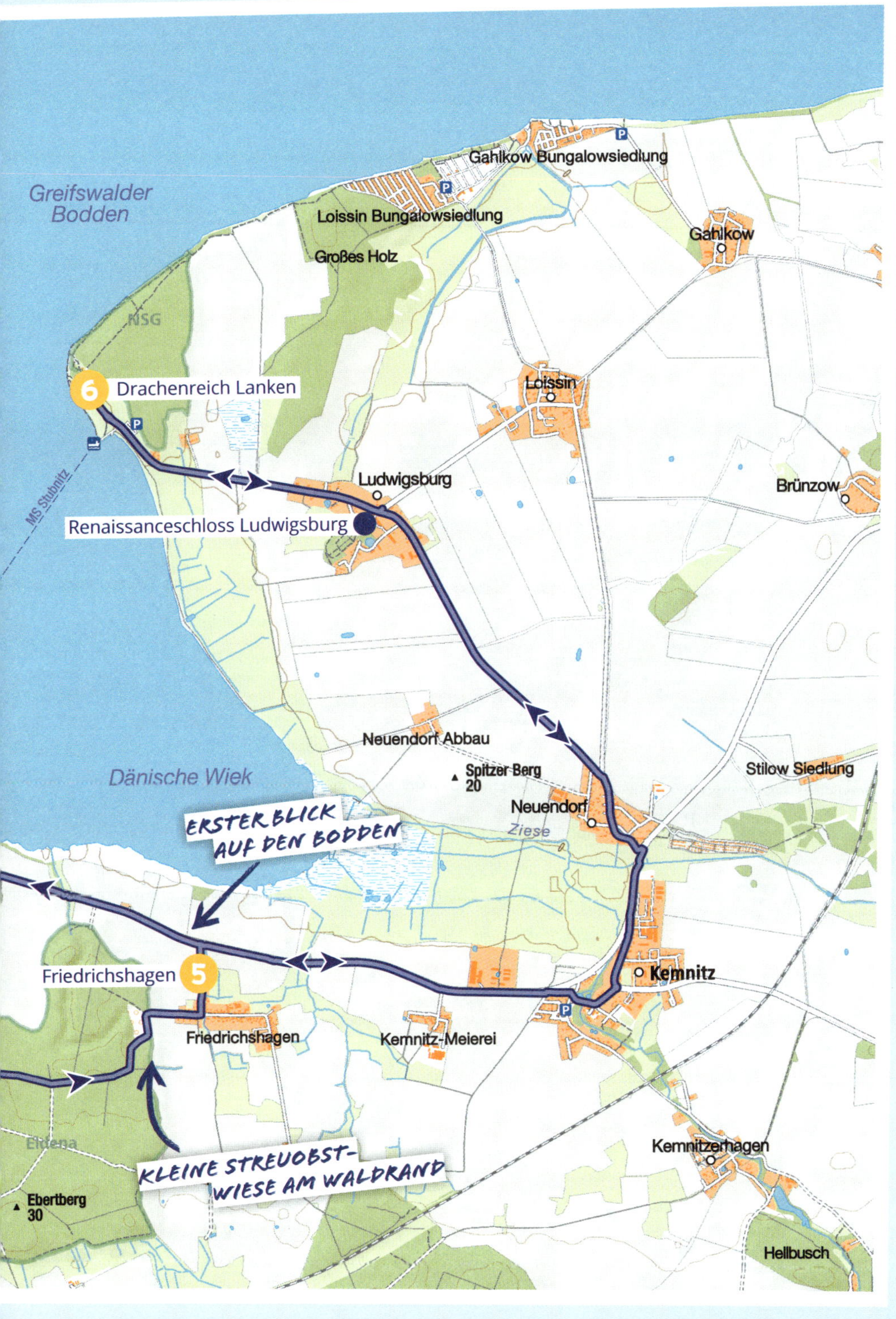

Greifswalder Bodden
Gahlkow Bungalowsiedlung
Loissin Bungalowsiedlung
Großes Holz
Gahlkow
NSG
6 Drachenreich Lanken
Loissin
MS Stubnitz
Ludwigsburg
Renaissanceschloss Ludwigsburg
Brünzow
Neuendorf Abbau
Spitzer Berg 20
Stilow Siedlung
Dänische Wiek
Neuendorf
Ziese
ERSTER BLICK AUF DEN BODDEN
Friedrichshagen 5
Kemnitz
Friedrichshagen
Kemnitz-Meierei
Eldena
Kemnitzerhagen
KLEINE STREUOBST-WIESE AM WALDRAND
Ebertberg 30
Hellbusch

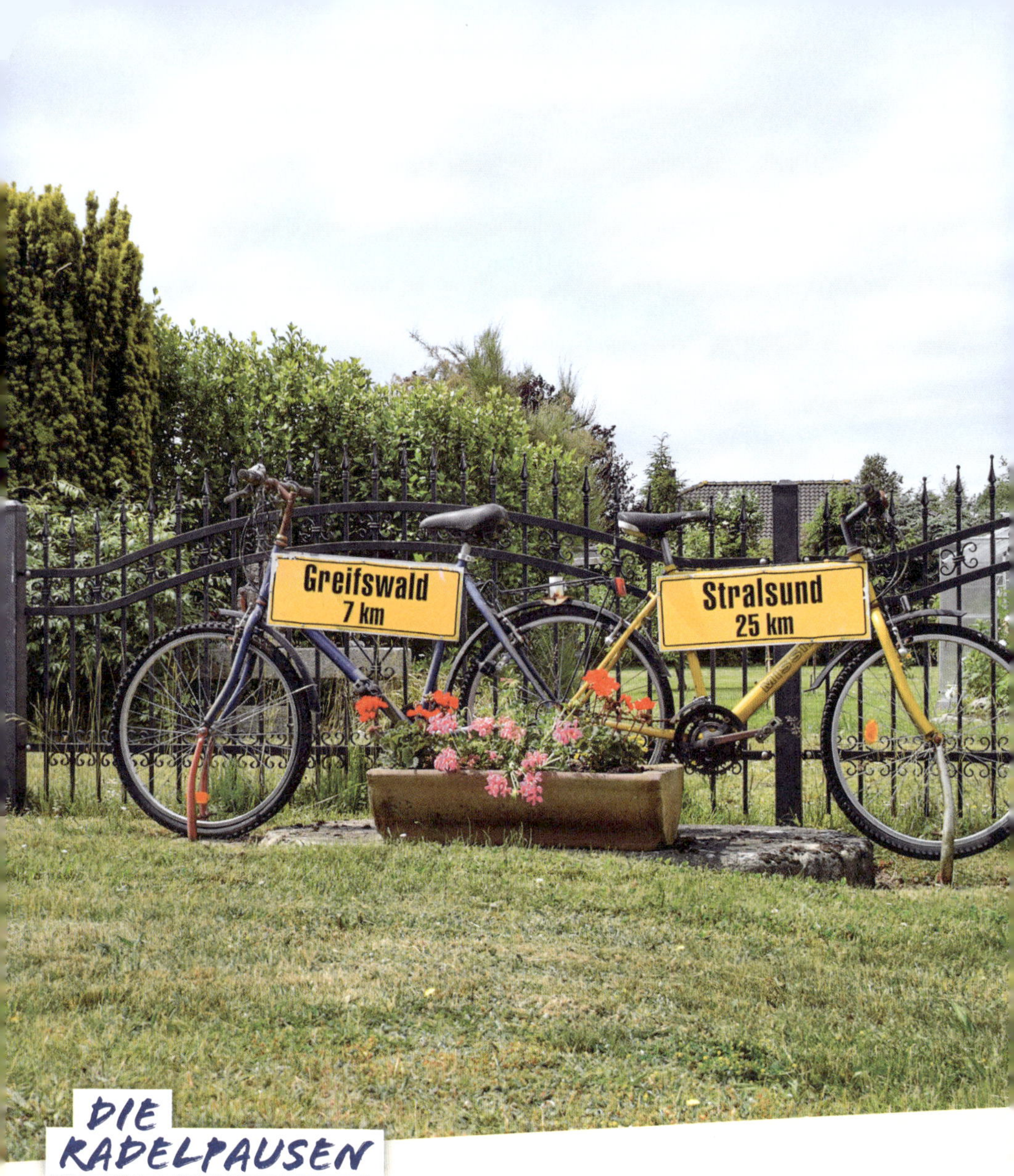

DIE RADELPAUSEN

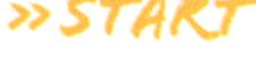

»START
Hauptbahnhof Greifswald

KM 9
1 Karrendorfer Wiesen
Kleine Vogelsafari

KM 18
2 Gristow
Toller Blick und frischer Fisch

KM 27
3 Hafen in Stahlbrode
Hafenstimmung einfangen

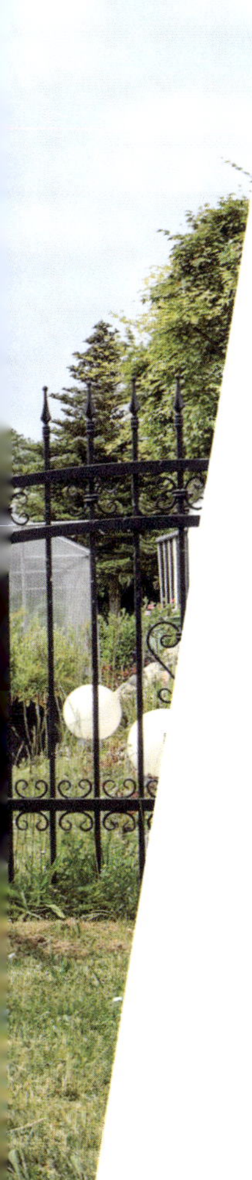

2 TRAMPELPFADE UND KORMORANE

Von Greifswald nach Stralsund

Der schnellere, aber auch entschieden langweiligere Weg nach Stralsund verläuft auf einer alten Fernstraße. Viel schöner ist es, rechts abzubiegen und sich dicht an der Küste, immer am Sund entlang, durchzuschlängeln.

KM 35

4 Kormorankolonie Niederhof

Hier herrschen die Vögel

KM 45

5 Deviner Haken

Spazieren zwischen Blumen und Kräutern

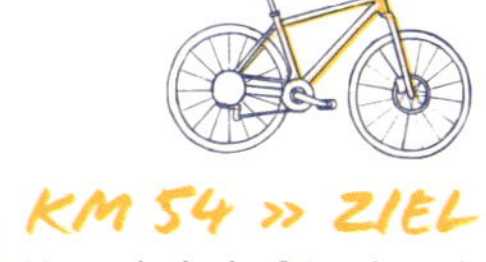

KM 54 » ZIEL

Hauptbahnhof Stralsund

DREI TÜRME UND DIE WIESEN VOR DER STADT

Der Caspar-David-Friedrich-Blick liegt direkt hinter Greifswald. Wer die Stadt gerade hinter sich gelassen hat, sollte sich beim Radeln also ab und zu mal umschauen. Genau diesen Anblick hat der berühmte Maler in seinem Gemälde »Wiesen bei Greifswald« verewigt. Dann geht es weiter über einsame Landstraßen nach Leist und **Karrendorf,** und dann weiter nach **Gristow**. Vom Kirchturm im Ort hat man einen weiten Blick über den Bodden, am Hafen gibt es in einer eigenwilligen Gaststätte frischen Fisch.

DER SCHÖNSTE MOMENT: VOR NIEDERHOF – EINE BRÜCKE IM SCHILF, DAS SCHULTERHOCH IN ALLE RICHTUNGEN WÄCHST

Dann kommt das schönste Stück der Strecke: Große Silberpappeln stehen märchenhaft in skurrilen Formationen. Eichen lassen ihre Äste waagerecht über den Weg wachsen und berühren das Boddenröhricht, sodass man meint, sich beim Hindurchfahren an ihnen den Kopf stoßen zu müssen. Zwischendrin duftende Rosen- und Holunderbüsche. Rechts blitzt immer wieder der Sund durch die Bäume, und auch an den Schilfinseln im Gebüsch deutet sich die nahe Küste an. Vor **Stahlbrode**, wo die Fähren nach Rügen fahren, öffnet sich der Weg ein wenig. Hin und wieder fährt man durch eine kleine Ostseedüne, und am Wegrand leuchten die blaugrünen Blätter des Strandhafers. Auf dem Sund segelt ein Boot. Eine Rohrammer singt.

Auf dem schmalen Pfad, der von Stahlbrode aus nach Norden führt, gibt es immer wieder schöne Blicke auf den Strelasund, die Meerenge zwischen Rügen und dem Festland. Große und kleine Jachten und Segelboote ziehen vorbei. Hinter Stahlbrode wird es dann so richtig einsam – und ein bisschen holprig.

Irgendwann steht man vor einer Brücke, die über einen kleinen Bach führt, in alle Richtungen nichts als Schilf. Der Weg ist nun nur noch ein schmaler Trampelpfad, der bei **Niederhof** in einem Buchenwald mit wunderschönen großen Bäumen mündet. Dann wird das Licht fahler, der Wald licht. Überall stehen tote Bäume, und es wird laut: Rund 2000 Kormorane und einige Grau- und Silberreiher nisten in den Kronen der Bäume.

Bevor Stralsund erreicht ist, kommen noch die sandigen Hügel der **Halbinsel Devin,** ein von Schafen gepflegtes Naturschutzgebiet. Ein wunderbarer Ort, um noch mal vom Sattel zu steigen und zu Fuß eine Runde bis zum Sund zu drehen, bevor man schließlich bis nach Stralsund rollt.

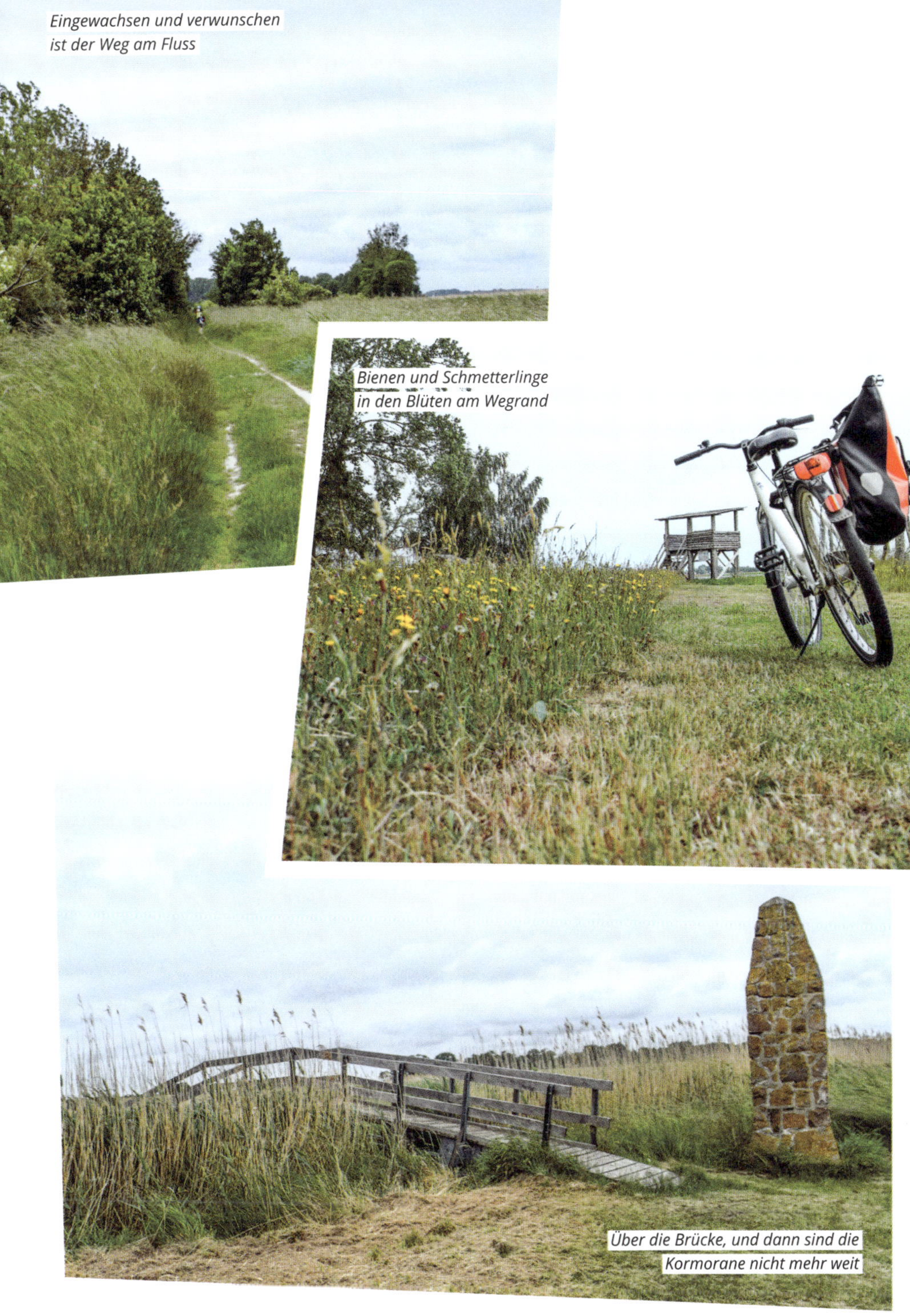

Eingewachsen und verwunschen ist der Weg am Fluss

Bienen und Schmetterlinge in den Blüten am Wegrand

Über die Brücke, und dann sind die Kormorane nicht mehr weit

RADELN & GENIEẞEN

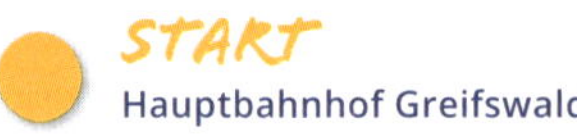

START
Hauptbahnhof Greifswald

Vom Bahnhof aus fährt man über die Stralsunder Straße nach Norden aus der Stadt und biegt in Neunkirchen ab. Durch das Dorf fahren und dann den Wegweisern nach Leist und Karrendorf folgen.

KM 9

1 Karrendorfer Wiesen

Kleine Vogelsafari

Die nassen Salzwiesen von Karrendorf sind voller Vögel. Auf einem Rundgang über die Wege oder vom Aussichtsturm aus entdeckt man Flussuferläufer und Brachvögel, Seeschwalben, Gänse und Enten auf dem Grasland. Im Herbst landen jeden Abend Hunderte Kraniche, im Winter spiegelt sich der Himmel in den zugefrorenen Pfützen. Um das Salzgrasland zu erhalten, wird es von Wasserbüffeln beweidet – und das Röhricht wird von einer Firma aus der Umgebung für die traditionellen Reetdächer geschnitten und geerntet.

Weiter geht es auf der Landstraße nach Mesekenhagen und dann für ein paar Kilometer auf der alten B 96, einer perfekt aufgebauten Fahrradstraße, bis der Weg rechts nach Gristow abbiegt.

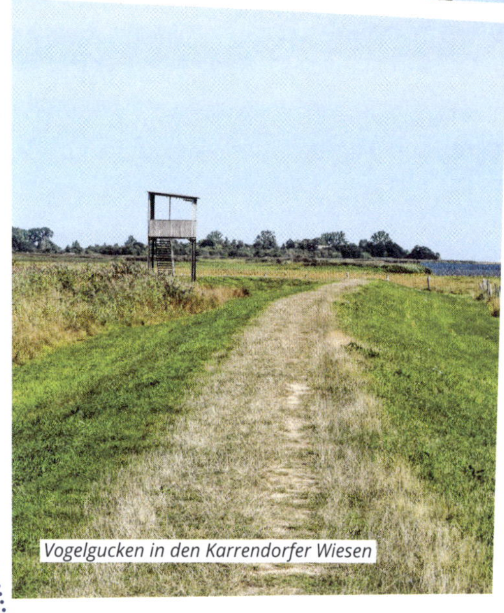

Vogelgucken in den Karrendorfer Wiesen

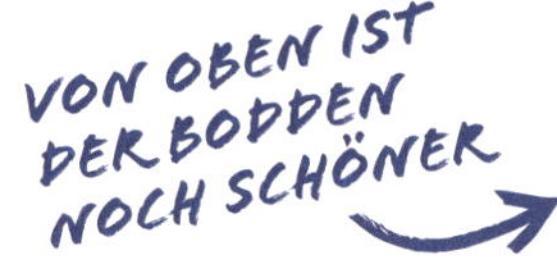

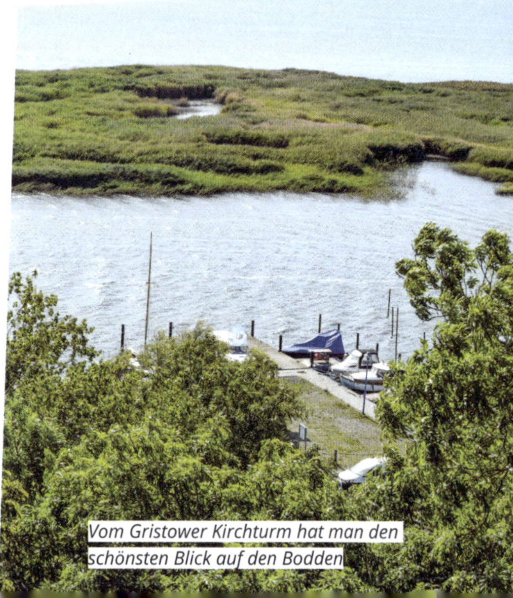

Vom Gristower Kirchturm hat man den schönsten Blick auf den Bodden

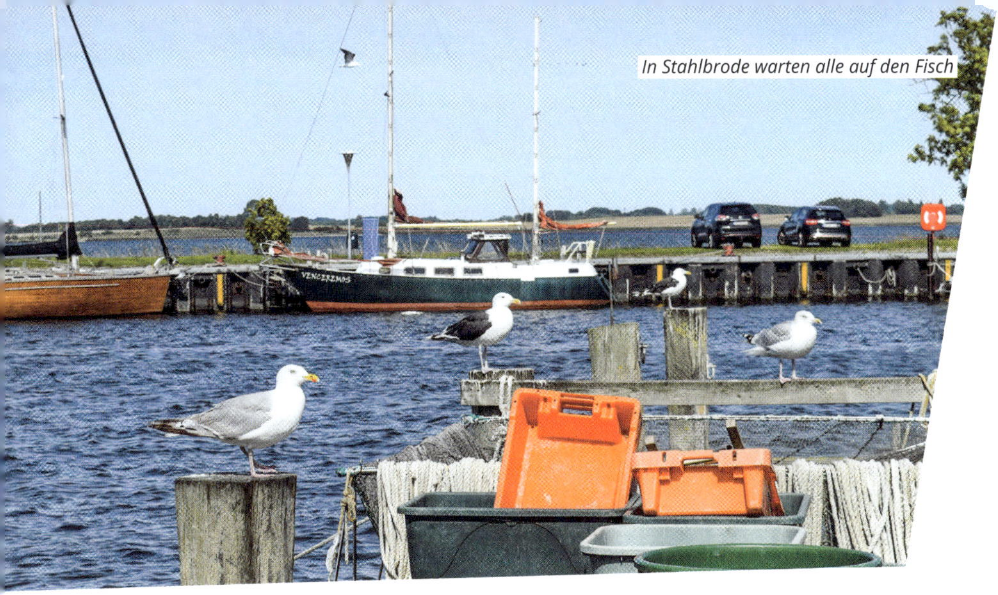

In Stahlbrode warten alle auf den Fisch

KM 18

2 Gristow
Toller Blick und frischer Fisch

Gristow ist ein kleiner Ort mit gotischer Kirche und einem fantastischen Ausblick vom Kirchturm, 141 Stufen über dem Meer. Man schaut weit über den Bodden und unten auf den verträumten Hafen, wo ein paar wenige Fischer- und Segelboote im Wasser schaukeln. Hier unten gibt es beim Fischer un sin Fru (www.fischer-gristow.de) den authentischsten Fisch im Umkreis. Den hat der Fischer (teilweise) selbst gefangen und seine Frau hat ihn gekocht. Die urige Gaststätte ist bei Einheimischen beliebt und eigentlich immer voll besetzt. Zum Fisch gibt es grundsätzlich und ausschließlich Bratkartoffeln.

In Gristow Richtung Siedlung Kalkvitz und dann immer an der Küste entlang auf unbefestigten Wegen Richtung Norden, nach Stahlbrode, weiterfahren.

KM 27

3 Hafen in Stahlbrode
Hafenstimmung einfangen

Im Sommerhalbjahr pendeln zwei Fähren vom Stahlbroder Hafen nach Glewitz auf Rügen. Aber der Hafen ist nicht nur wegen der Fähren voller Leben: Hier wird Fisch geräuchert, laufen Freizeitkapitän:innen und -skipper:innen mit ihren Jachten ein, brechen Angler:innen zu einer Tour auf. Es gibt ein Restaurant bzw. Café und einen kleinen Imbiss. Bei einem Hafenspaziergang kann man dem Gewusel zuschauen, auf einen der Stege hinauslaufen, sich die aufgebockten Schiffe ansehen, ein Eis gönnen oder ein Fischbrötchen mitnehmen.

Am Nordrand des Hafens einfach wieder auf den Sundweg fahren und auf diesem bleiben. Wenn das Wasser längere Zeit außer Sichtweite ist, ist etwas schiefgelaufen. Bei Niederhof mündet der Weg in den Kormoranwald.

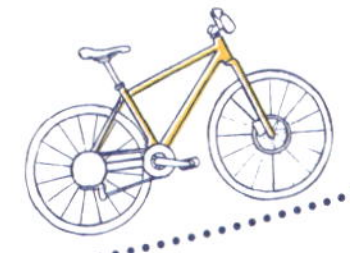

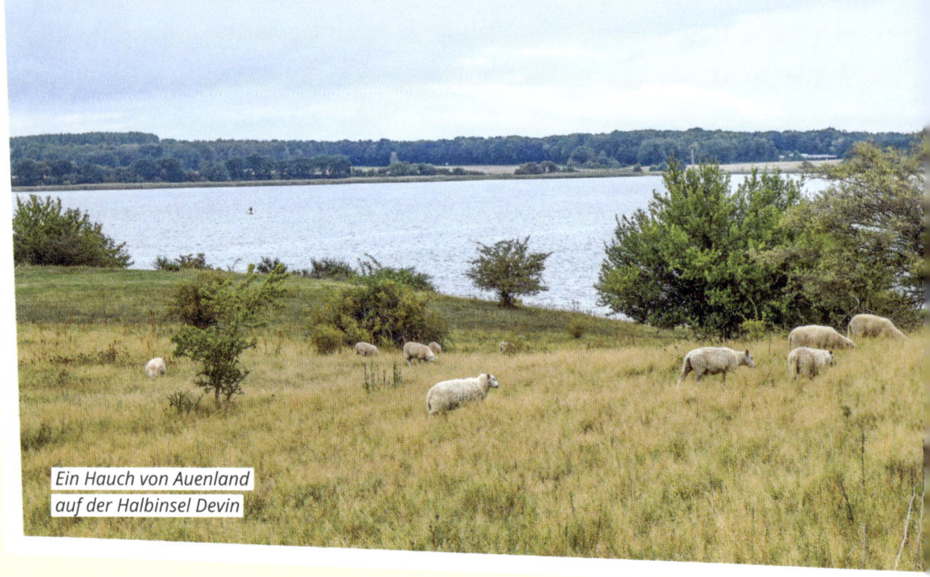
Ein Hauch von Auenland auf der Halbinsel Devin

KM 35

Kormorankolonie Niederhof

Hier herrschen die Vögel

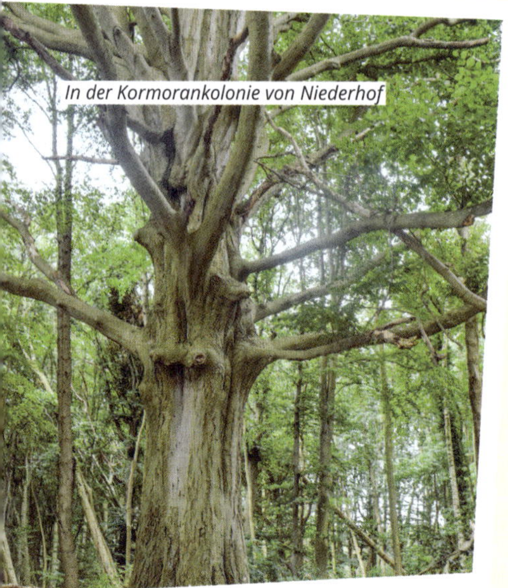
In der Kormorankolonie von Niederhof

Beeindruckend, wie Tausende Kormorane und Reiher in den Baumkronen sitzen, Jungvögel kreischen, der ganze Wald eine einzige Nist- und Aufzuchtkolonie ist. Die Kormorankolonie von Niederhof ist die zweitgrößte in Mecklenburg-Vorpommern. Die Atmosphäre hat etwas Geisterhaftes, die toten Bäume, das Kreischen, der Geruch nach dem hier tausendfach verfütterten Fisch. Im Frühsommer kann man den Vögeln vom Weg aus direkt in die Nester hineinschauen. Und das ganze Jahr über ist der Buchen- und Eschenwald mit vielen alten, hohen Bäumen auch ohne Kormorane einen Besuch wert.

Wenn man sich im Wald eher links hält und durch die Kormorankolonie gefahren ist, führt der Hauptweg wieder aus dem Wald hinaus und nach Brandshagen, wo es weiter über den Radweg entlang der B 96 geht – bis zum Abzweig nach Devin. Nachdem man durch den Ort gefahren ist, führt ein holpriger Plattenweg zum Parkplatz am Naturschutzgebiet.

KM 45

Deviner Haken

Spazieren zwischen Blumen und Kräutern

Sandige Hügel, auf denen Schafe grasen, bilden das Naturschutzgebiet am Deviner Haken, der sich in den Strelasund hineinzieht. Der letzte Stopp vor Stralsund ist eine Runde wert. Das Rad kann auf dem Parkplatz warten. Der Rundweg bietet wundervolle Blicke auf den Sund, üppig blühende Büsche und wegen der Hügel und Schafe einen Hauch von Mittelerde. Auf dem Trockenrasen blühen Orchideen, Kräuter und Blumen. Schmetterlinge und Bienen überall. Im Spätsommer lassen sich Brombeeren, im Herbst Mirabellen ernten.

Von hier aus ist es nicht mehr weit nach Stralsund, der Weg führt am Sund über die südlichen Ausläufer von Stralsund und dann durch die Stadt bis zum Bahnhof.

EXTRA INFOS:

Auf der Strecke zwischen Stahlbrode und dem Kormoranwald gibt es kleine sandige **Badestellen**, die sich zwischen dem Schilf öffnen. Auch ein guter Ort für ein Picknick.

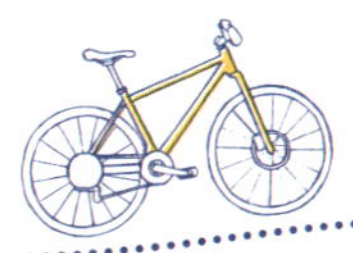

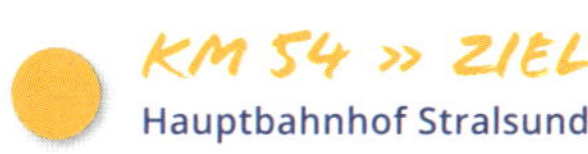

Hauptbahnhof Stralsund

JETZT IST STRALSUND NICHT MEHR WEIT

Kirchtürme und Werft: der Blick auf Stralsund

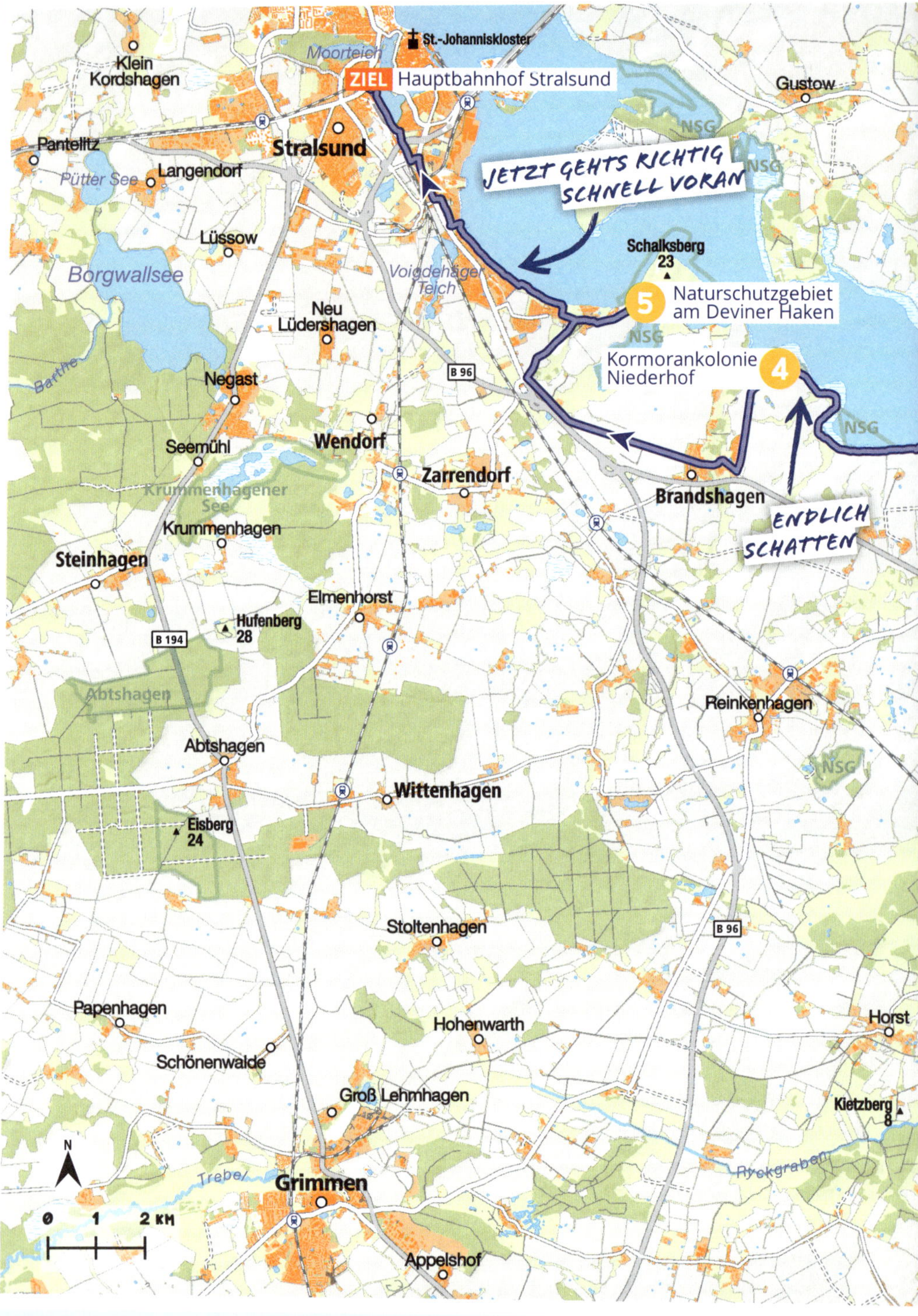

ZIEL Hauptbahnhof Stralsund
St.-Johanniskloster
Stralsund
JETZT GEHTS RICHTIG SCHNELL VORAN
5 Naturschutzgebiet am Deviner Haken
4 Kormorankolonie Niederhof
ENDLICH SCHATTEN
Schalksberg 23
Gustow
Klein Kordshagen
Pantelitz
Pütter See
Langendorf
Lüssow
Borgwallsee
Voigdehäger Teich
Moorteich
Neu Lüdershagen
Negast
Barthe
Wendorf
Zarrendorf
Brandshagen
Seemühl
Krummenhagener See
Krummenhagen
Steinhagen
Elmenhorst
Hufenberg 28
B 194
B 96
Abtshagen
Wittenhagen
Eisberg 24
Reinkenhagen
NSG
Stoltenhagen
Papenhagen
Hohenwarth
Schönenwalde
Horst
Groß Lehmhagen
Kietzberg 8
Trebel
Ryckgraben
Grimmen
Appelshof
N
0 1 2 KM

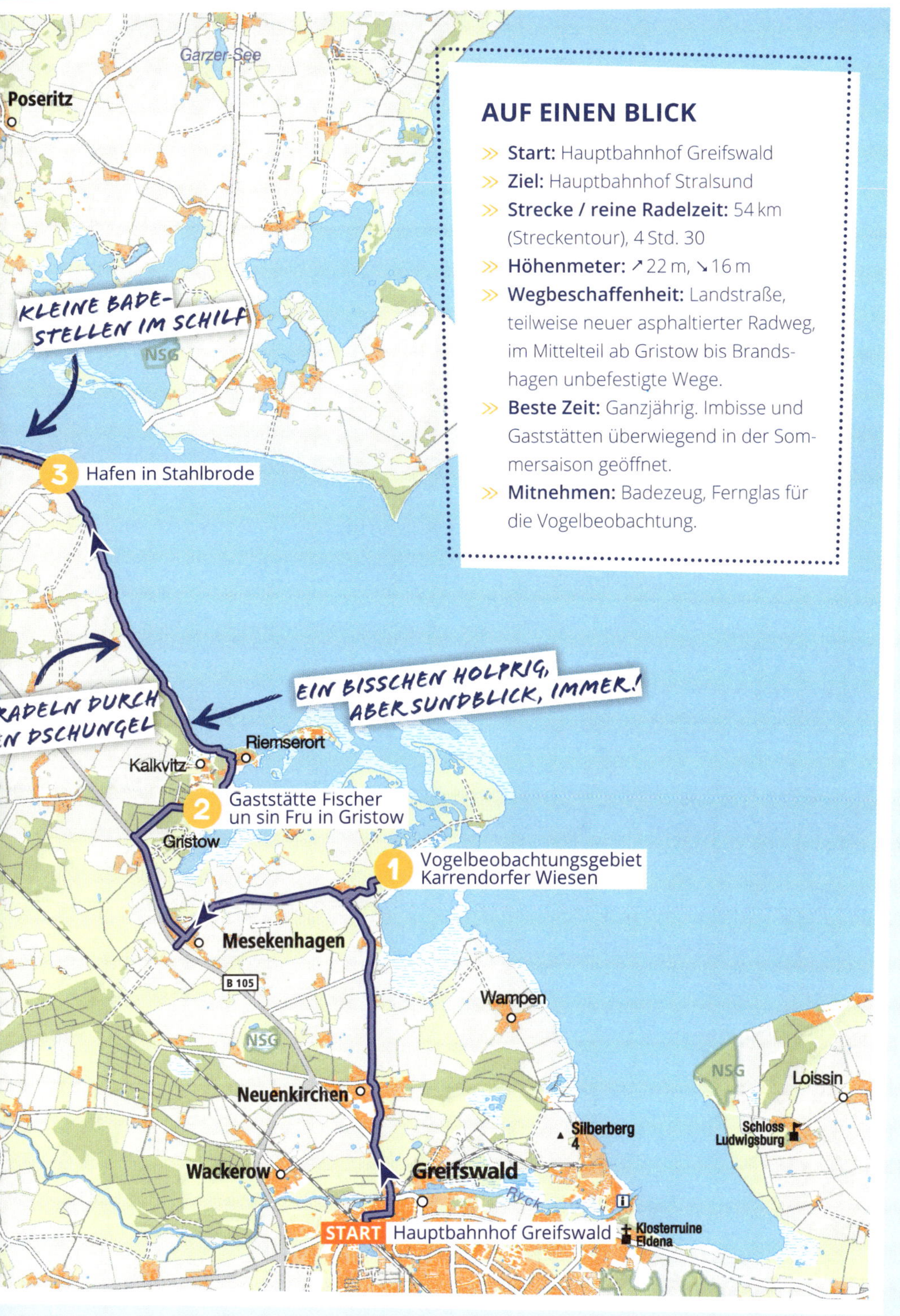

AUF EINEN BLICK

- » **Start:** Hauptbahnhof Greifswald
- » **Ziel:** Hauptbahnhof Stralsund
- » **Strecke / reine Radelzeit:** 54 km (Streckentour), 4 Std. 30
- » **Höhenmeter:** ↗ 22 m, ↘ 16 m
- » **Wegbeschaffenheit:** Landstraße, teilweise neuer asphaltierter Radweg, im Mittelteil ab Gristow bis Brandshagen unbefestigte Wege.
- » **Beste Zeit:** Ganzjährig. Imbisse und Gaststätten überwiegend in der Sommersaison geöffnet.
- » **Mitnehmen:** Badezeug, Fernglas für die Vogelbeobachtung.

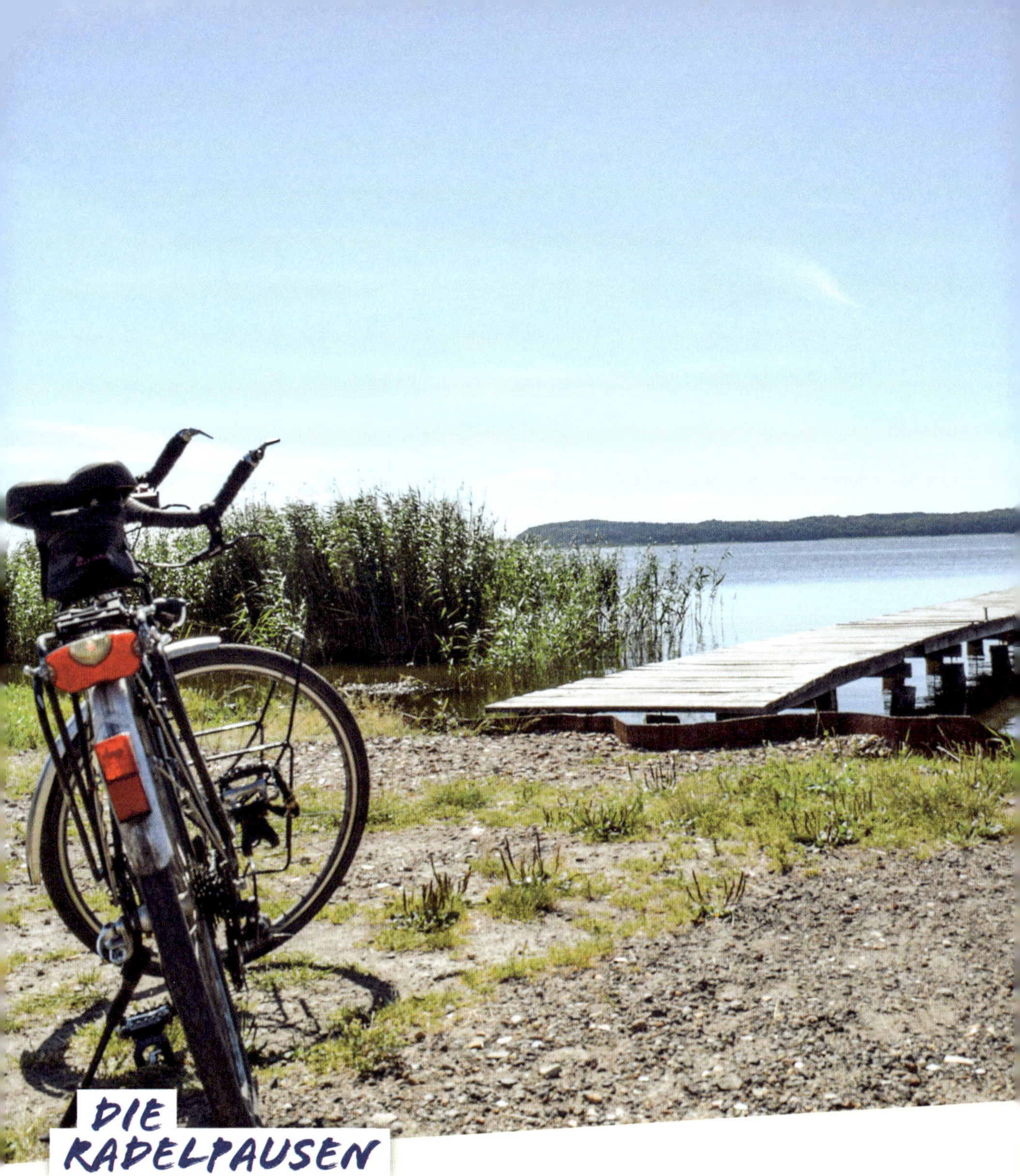

DIE RADELPAUSEN

» START
Bahnhof Lietzow

KM 1
1 Strand von Lietzow
Den Zauber der Bodden verstehen

KM 5
2 Feuersteinfelder
Glückssucher werden

KM 7

Naturstrand
Abgelegener Badestopp

3

SCHMETTERLINGE UND JAGDFIEBER

Rund um Rügens größtes Seebad Binz

Zwischen Lietzow und Granitz liegen viele verschiedene Welten: Vom Ufer des Jasmunder Boddens über den sogenannten Koloss von Prora und die Strandpromenade von Binz führt der Weg hoch bis zum Jagdschloss Granitz.

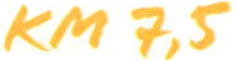

4 Prora
Historisches erleben

KM 16,5

5 Seebad Binz
In Nostalgie eintauchen

KM 21,5

6 Jagdschloss Granitz
Fast ganz Rügen von oben sehen

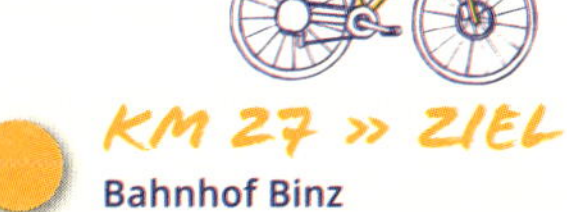

KM 27 » ZIEL
Bahnhof Binz

HUMMELN UND BIENEN SUMMEN …

… und ein Bläuling taumelt über den Weg entlang der Bahngleise: Der erste Streckenteil führt von **Lietzow** am Fuß eines Trockenhangs entlang, auf dem Oregano und Luzerne wachsen, Wicken und Königskerze. Farben, Gerüche und der Blick über den Kleinen Jasmunder Bodden, alles könnte kaum schöner sein.

Wird es aber: Der Weg führt in den Wald, vorbei an kopfhoch wachsendem Baldrian, hoch auf den Hang, sodass die Boddenblicke vorbei an Baumstämmen und Totholz spektakulär werden. Landschaftlich ist das definitiv der schönste Teil der Strecke, doch man muss auch ein bisschen was dafür tun. Wegen der Steigungen und sandigen Abschnitte heißt es stellenweise: Absteigen und Schieben. Aber wer hat es auf dieser Tour schon eilig? Und so sieht man auch viel mehr: Schmetterlinge und skurrile Baumformationen, zwischen den Bäumen immer wieder der Jasmunder Bodden. Nach einigen Hundert Metern führt der Weg wieder nach unten und das Rad rollt wie von selbst, auf Höhe der Bahngleise, vorbei an den **Feuersteinfeldern**.

DER SCHÖNSTE MOMENT: VOM TURM DES JAGDSCHLOSSES BODDEN, OSTSEE UND SEEN BLAU ZWISCHEN FELDERN UND WÄLDERN GLITZERN SEHEN

Als hätte man ein anderes Programm eingeschaltet, brummt nur ein paar Kilometer später die gut geölte Tourismusmaschine von Rügen. Auf dem asphaltierten »Fahrradhighway« sind richtig viele Menschen unterwegs, manche nur mit einem Handtuch auf dem Gepäckträger auf dem Weg zur **Badestelle**, andere voll bepackt auf Fahrradtour. Es riecht nach Urlaub. Und nach den Kiefern im Strandwald.

Nach der Badepause ist da dieses Gebäude: Der Koloss von **Prora** will gar kein Ende nehmen und begleitet einen über 2,5 Kilometer. Schließlich kommt man in **Binz** an. Jetzt muss wieder geschoben werden, diesmal auf der Strandpromenade von Binz, auf der Radfahren verboten ist und auch gefährlich wäre. Auf der anderen Seite von Binz radelt man entlang des Schmachter Sees: Der Radweg führt anfangs noch durch eine Art Park, mit Hortensien bepflanzt, später wird das hügelige Ufer wilder. Noch mal etwas in die Pedale treten für die Auffahrt zum **Jagdschloss Granitz**: Das liegt 107 Meter hoch auf dem Tempelberg, und bei der Auffahrt durch den Wald wächst das Mitleid mit den Pferden, die früher die Kutschen zum Jagdschloss ziehen mussten. Umso schöner ist das Runtersausen!

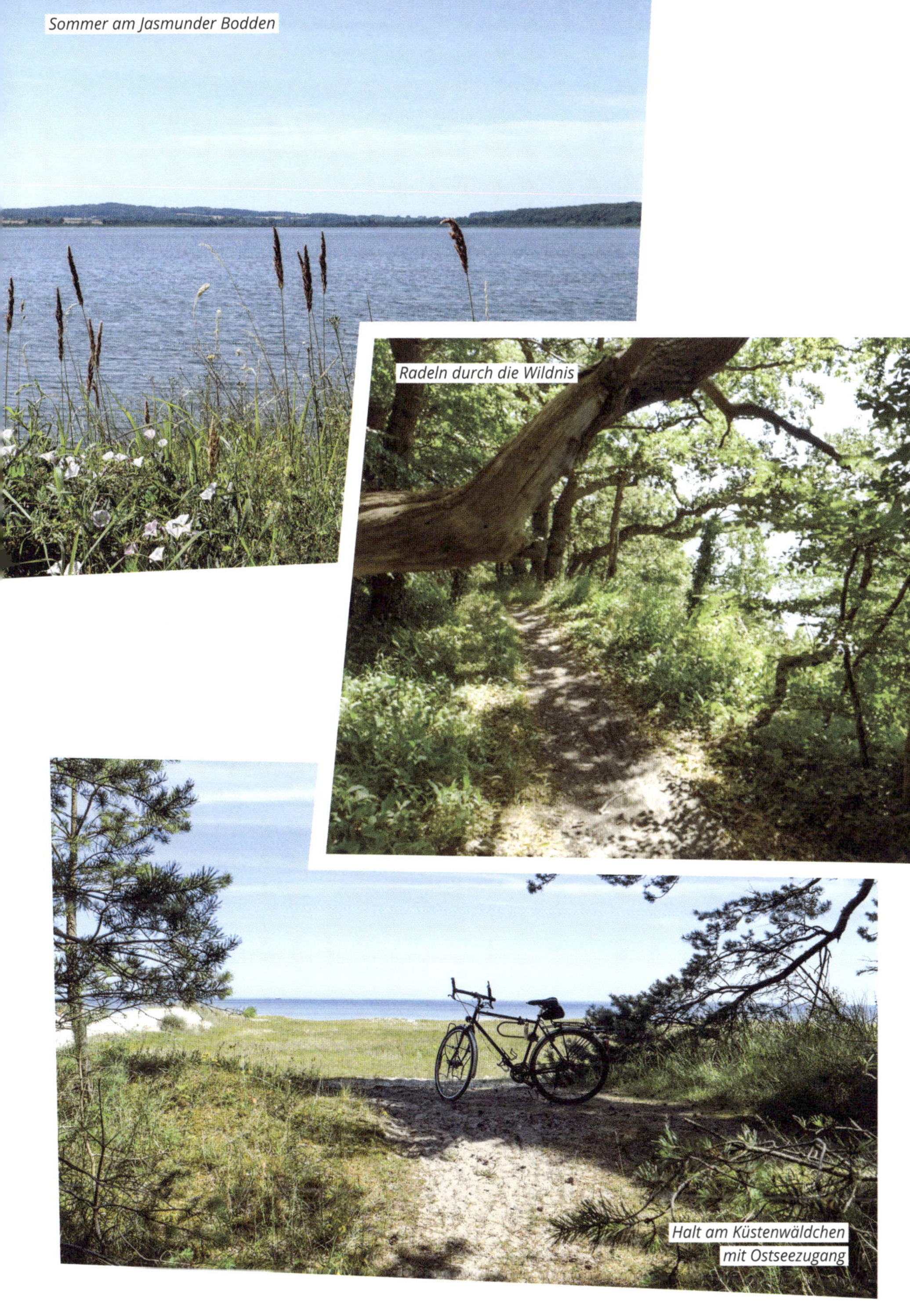

Sommer am Jasmunder Bodden

Radeln durch die Wildnis

Halt am Küstenwäldchen mit Ostseezugang

RADELN & GENIEßEN

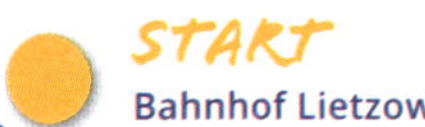

START

Bahnhof Lietzow

Vom Bahnhof Lietzow zur Boddenstraße fahren, diese an der Ampel überqueren, sich rechts halten und dann dem Weg bis zum Strand folgen. Vom Strand aus wieder die Boddenstraße überqueren und der Ausschilderung zur Traditionsräucherei folgen.

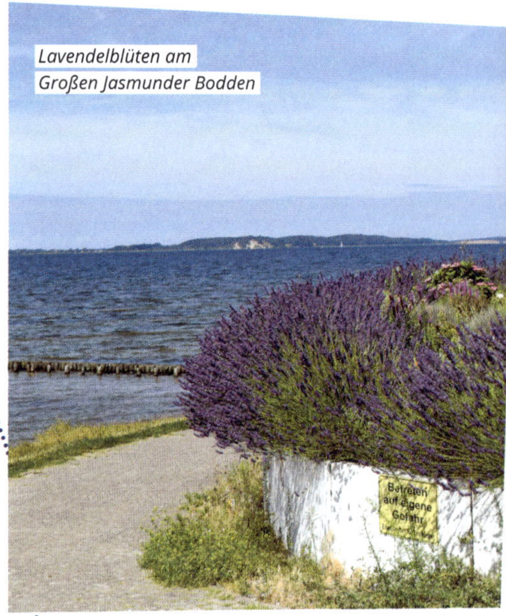

Lavendelblüten am Großen Jasmunder Bodden

KM 1

1 **Strand von Lietzow**

Den Zauber der Bodden verstehen

Der Große und der Kleine Jasmunder Bodden sehen mit ihren bewaldeten Hängen ein bisschen aus wie Seen, sind aber Meerwasserbuchten mit schwach salzigem Wasser. Und mittendrin auf einer Landzunge liegt der Ort Lietzow, an dessen Strand man sich angesichts der bewaldeten Ufer der Bodden gerade bei verhangener Sicht auch wie in einer Feen- oder Elfengeschichte fühlen kann. Hier kann man im Großen Jasmunder Bodden baden oder auf einem SUP ein paar Runden paddeln.

In Lietzow dem Weg parallel zu den Bahnschienen zum Spitzer Ort folgen, und bevor der Weg endet die Schienen überqueren. An der ersten Abzweigung im Wald dann rechts halten. Dem sich schlängelnden Weg die Hänge hoch folgen, auf Ausschilderungen zu den Feuersteinfeldern achten.

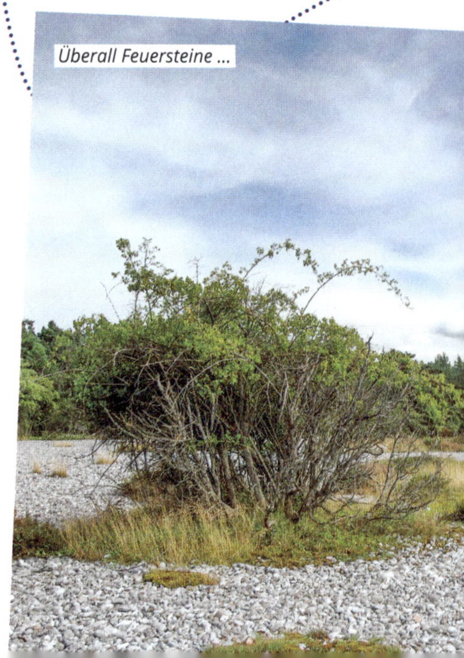
Überall Feuersteine …

KM 5

Feuersteinfelder
Glückssucher werden

Mitten im Wald, parallel zur Küstenlinie, liegen die Feuersteinfelder, die umrahmt vom Grün der Kiefern und Wacholderbüsche aussehen wie ein langer weiß-schwarzer Steinfluss. Die Steine sind etwa 150 Millionen Jahre alt und stammen aus der Jura- und Kreidezeit, wurden aber erst vor etwa 4000 Jahren bei einer Sturmflut von der Kreideküste bei Mukran abgetragen und hier angespült. Unter den vielen Steinen finden sich auch sogenannte Hühnergötter, Feuersteine mit natürlich entstandenem Loch. In den Steinen zu wühlen bringt Spaß, durch sie durchzuschauen angeblich Glück.

Von den Feuersteinfeldern dem Weg zum Parkplatz folgen und dann links abbiegen, Richtung Prora zum Küstenradweg, parallel zum Ostseestrand.

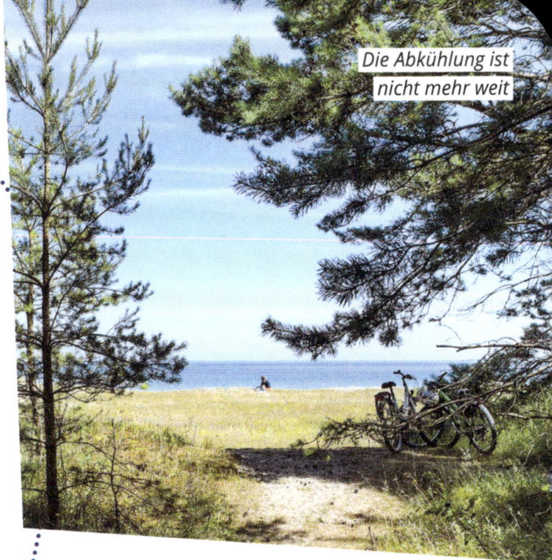

Die Abkühlung ist nicht mehr weit

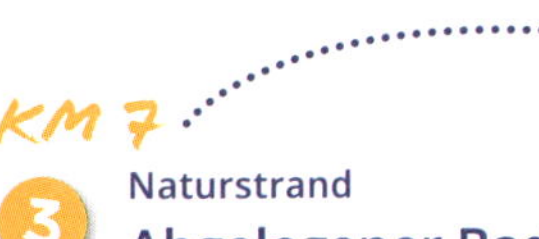

KM 7

Naturstrand
Abgelegener Badestopp

Zwischen Mukran und Prora gibt es schönen Naturstrand, zum Beispiel beim Strandaufgang 66. Das Gebiet ist ein Naturschutzgebiet, in dem die Wege betreten werden dürfen und Baden erlaubt ist. Im Strandwäldchen leuchten gelb die Sandstrohblumen, der Blick aus dem Wäldchen über die Dünen ist atemberaubend schön. Noch schöner ist das Bad im kühlen Wasser. Man steigt über eine Schicht aus Feuersteinen. Im klaren Wasser schwimmen kleine Heringe. In der Einfahrt vom Fährhafen Mukran kann man vielleicht eine der Bornholmfähren manövrieren sehen, rechts liegen Prora, Binz und die Granitz.

Nach Prora kommt man vom Badestrand ganz von alleine – einfach immer geradeaus, dem Weg entlang der Küste nach Südosten folgen.

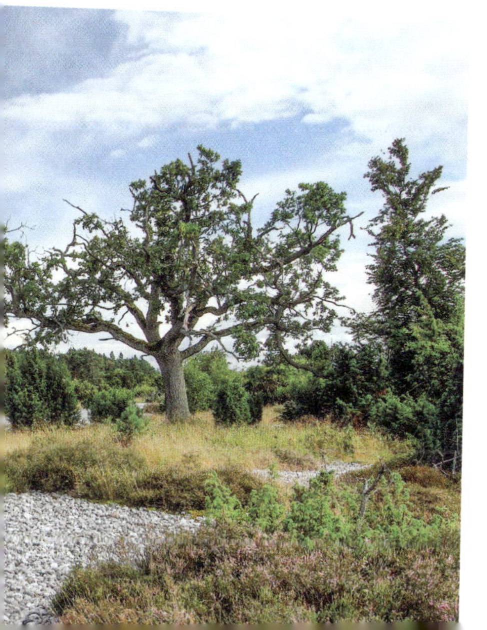

KM 7,5

4

Prora

Historisches erleben

Im Unrechtsregime der Nazis gebaut, in der DDR-Zeit als Kaserne genutzt, heute blöckeweise Ferienwohnungen: Prora will gar kein Ende nehmen. Wegen seiner Geschichte geht Befremden, wegen seiner schieren Größe und Ausdehnung auch Faszination von dem kilometerlangen Gebäude aus. Das Dokumentationszentrum Prora (www.proradok.de) zeigt die Dauerausstellung MACHTUrlaub, sie erklärt, was Prora mit der nationalsozialistischen Gesellschaftspolitik zu tun hatte. Abstand zur Geschichte bekommt man auf dem Baumwipfelpfad (baumwipfelpfade.de/nezr), bis zu 17 Meter hoch läuft man über dem Meer auf Baumkronenhöhe.

Einfach immer weiter am Strand entlang …

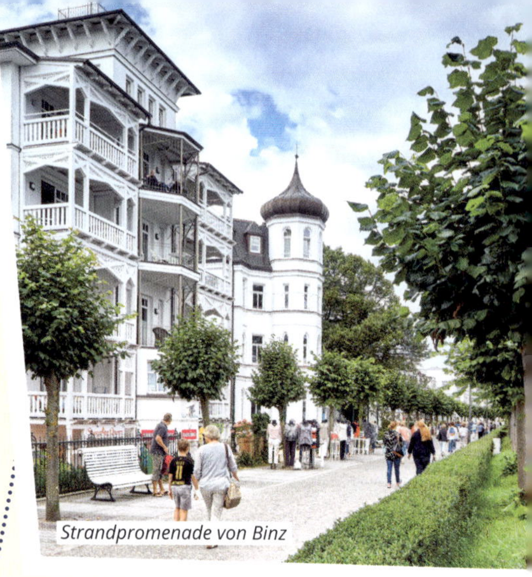

Strandpromenade von Binz

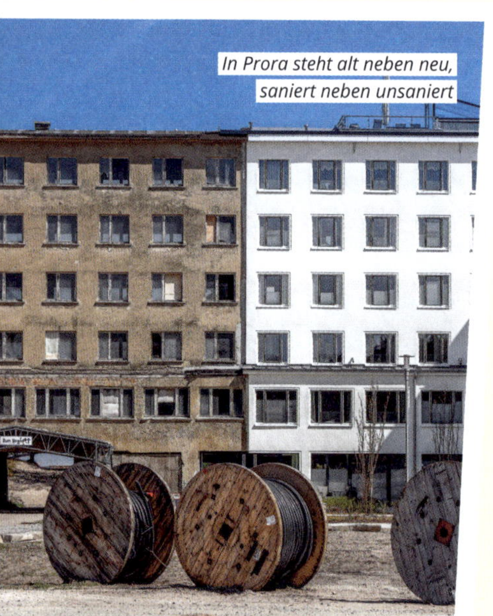

In Prora steht alt neben neu, saniert neben unsaniert

KM 16,5

5

Seebad Binz

In Nostalgie eintauchen

Auf der Promenade von Rügens bekanntestem Seebad Binz muss man schieben. Trotzdem lohnt sich der Umweg, weil man einmal kurz in den Seebadtourismus eintaucht und bei einem Kaffee in einem der Cafés an der Promenade zusehen kann, wie andere Leute Urlaub machen. Unbedingt sollte man einmal auf die Seebrücke spazieren und das Land vom Meer aus ansehen. Und: Binz ist voller Villen mit Bäderarchitektur aus dem 19. und frühen 20. Jahrhundert. Überall weiße Fassaden mit Zierelemeten, massive Säulen, verspielte Holzschnitzereien, Balkone und Erker. Auf der anderen Seite des Ortes, am Schmachter See, ist die Atmosphäre ruhiger: Wenn man auf der Brücke auf den stillen, bewaldeten See hinausläuft,, scheint sich der Trubel an der Küste in einer anderen Welt abzuspielen.

Südlich an den Ausläufern von Binz auf dem Granitzhof, bis zur Bahnhofstraße, die überqueren und dann den Berg hoch, bis zum Jagdschloss.

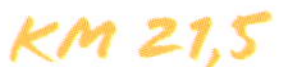

6

Jagdschloss Granitz

Fast ganz Rügen von oben sehen

Vielleicht kann man Rügens Schönheit nirgends so gut auf einen Blick erfassen wie auf dem Turm des Jagdschlosses. Im Norden die flache Küste an der Proraer Wieck und eine Ecke der Kreidefelsen von Rügen, im Osten die Mönchgut-Halbinsel mit den Zickerschen Bergen, die vielen Hügel und Felder, Wälder und überall das Blau des Wassers. Das Jagdschloss thront auf dem Tempelberg und ist vom Meer aus in alle Richtungen weit zu sehen. Fürst Malte zu Putbus, dessen Architekturträume überall auf der Insel verwirklicht sind, hat es errichten lassen. Von seinem Fürstengeschlecht, dem Schloss und der Jagd erzählt eine Ausstellung im Schloss (www.jagdschlossgranitz.de).

Jetzt nur noch entspannt den Berg runterrollen und zurück nach Binz.

Jagdschloss Granitz: elegant und machtbewusst

EXTRA INFOS:

In der ● **Traditionsräucherei in Lietzow** gibt es einen (Fisch-)Imbiss. Hier wird noch selbst geräuchert!

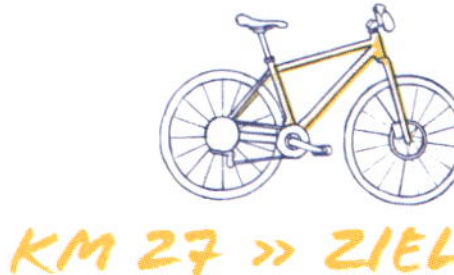

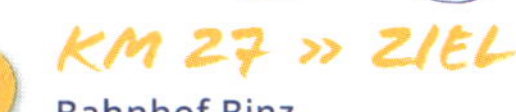

Bahnhof Binz

ALLES GANZ FRIEDLICH HIER

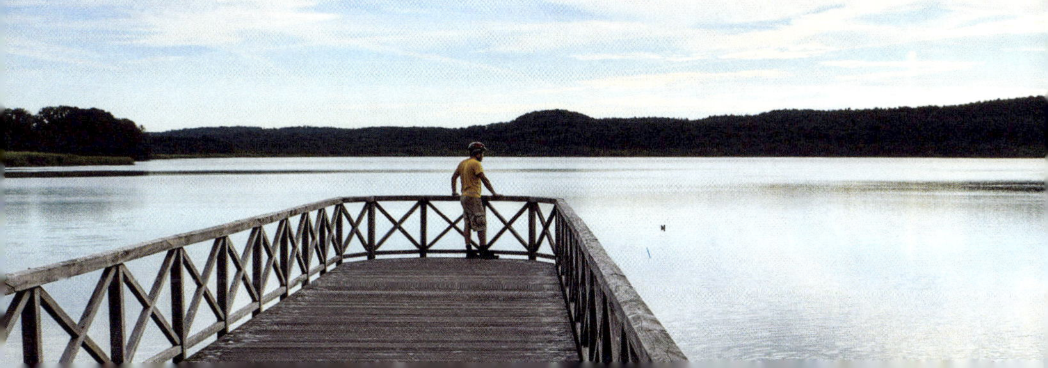

Abendstimmung am Schmachter See

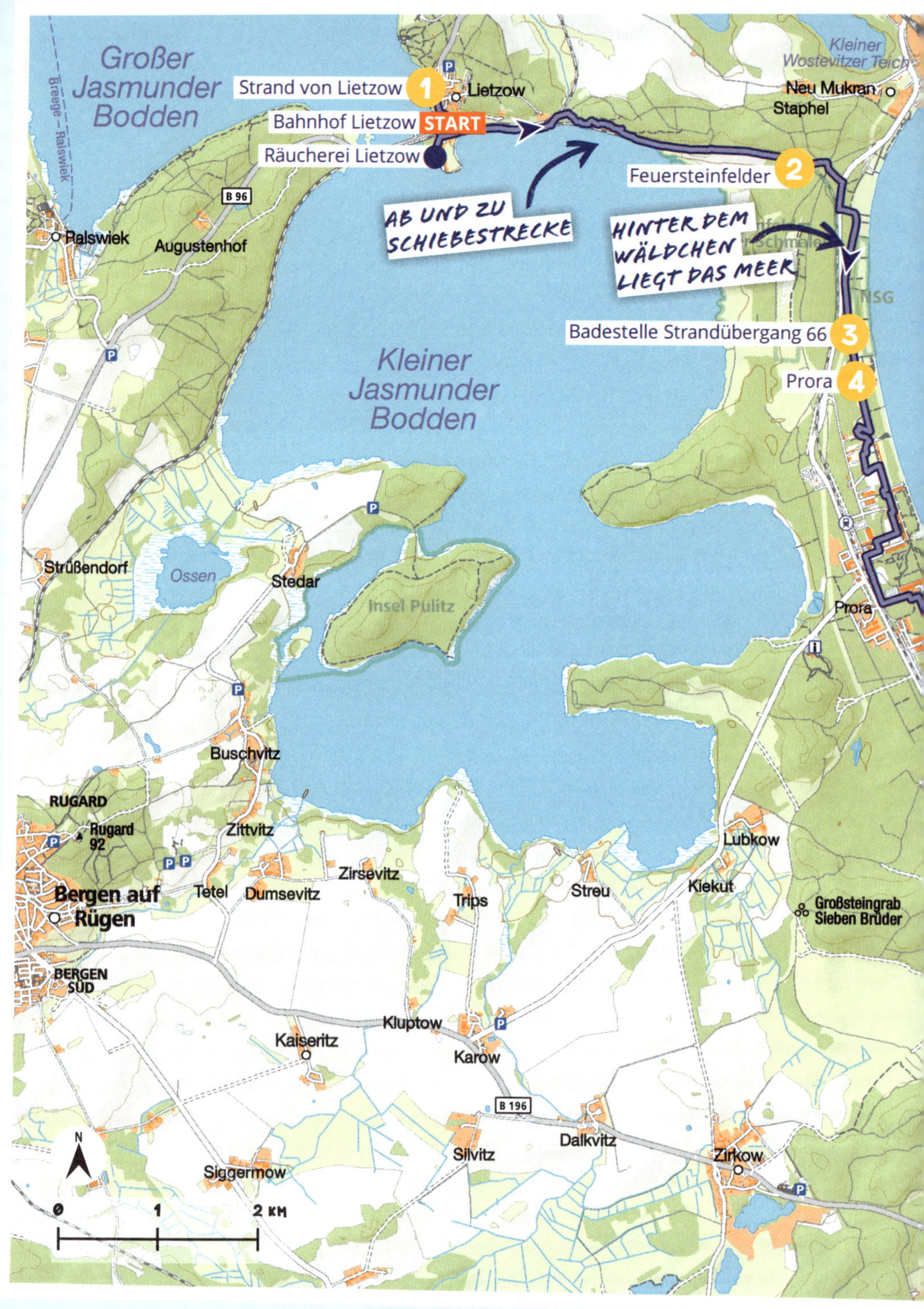

Großer Jasmunder Bodden
Breege–Ralswiek
Strand von Lietzow 1
Lietzow
Bahnhof Lietzow START
Räucherei Lietzow
Kleiner Wostevitzer Teich
Neu Mukran
Staphel
Feuersteinfelder 2
AB UND ZU SCHIEBESTRECKE
HINTER DEM WÄLDCHEN LIEGT DAS MEER
B 96
Ralswiek
Augustenhof
Badestelle Strandübergang 66 3
Prora 4
NSG
Kleiner Jasmunder Bodden
Strüßendorf
Ossen
Stedar
Insel Pulitz
Prora
Buschvitz
RUGARD
Rugard 92
Zittvitz
Lubkow
Zirsevitz
Kiekut
Bergen auf Rügen
Tetel
Dumsevitz
Trips
Streu
Großsteingrab Sieben Brüder
BERGEN SÜD
Kluptow
Kaiseritz
Karow
B 196
Dalkvitz
Silvitz
Zirkow
Siggermow
N
0
1
2 KM

AUF EINEN BLICK

- **Start:** Bahnhof Lietzow
- **Ziel:** Bahnhof Binz
- **Strecke / reine Radelzeit:** 27 km (Streckentour), 3 Std.
- **Höhenmeter:** ↗ 106 m, ↘ 104 m
- **Wegbeschaffenheit:** Teilweise schwer befahrbare Wald- und Sandwege, die z. T. auch Schieben erfordern.
- **Beste Zeit:** Die Sommermonate.
- **Mitnehmen:** Badesachen.

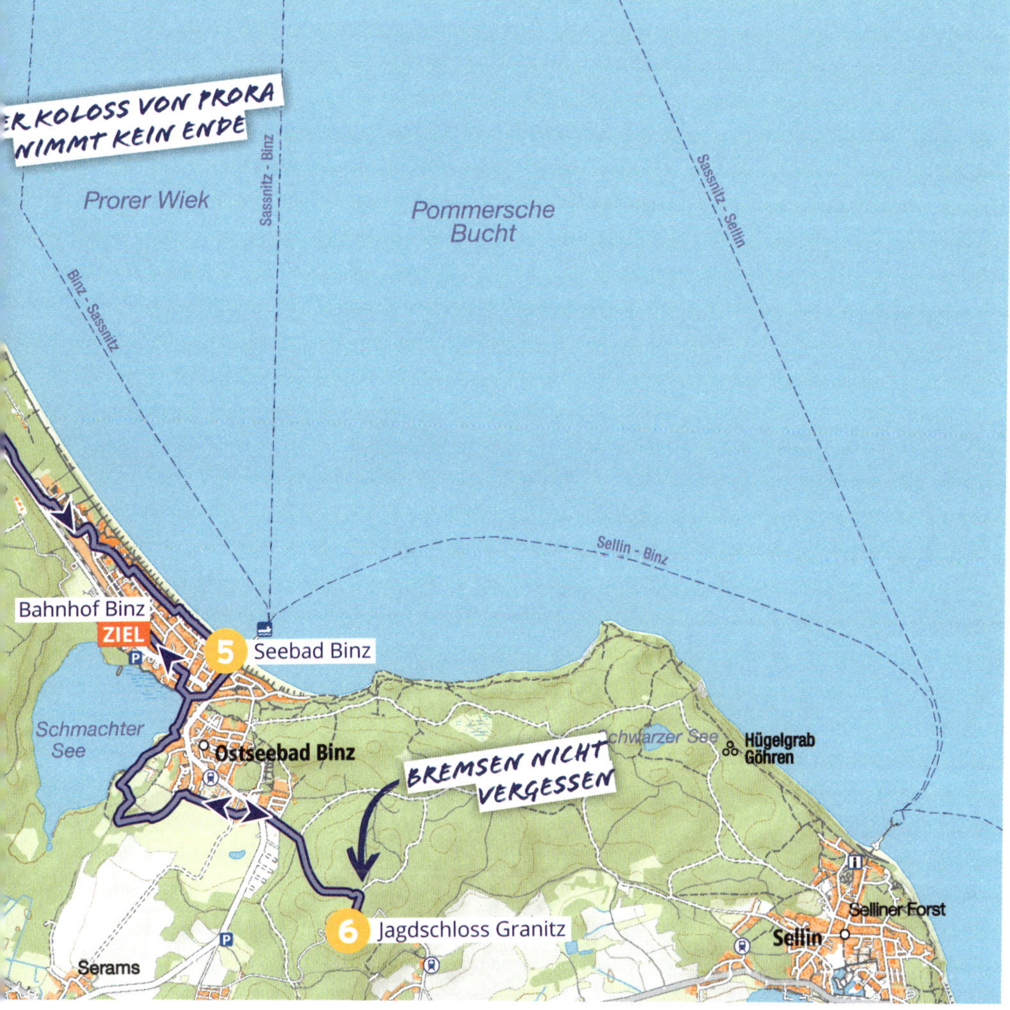

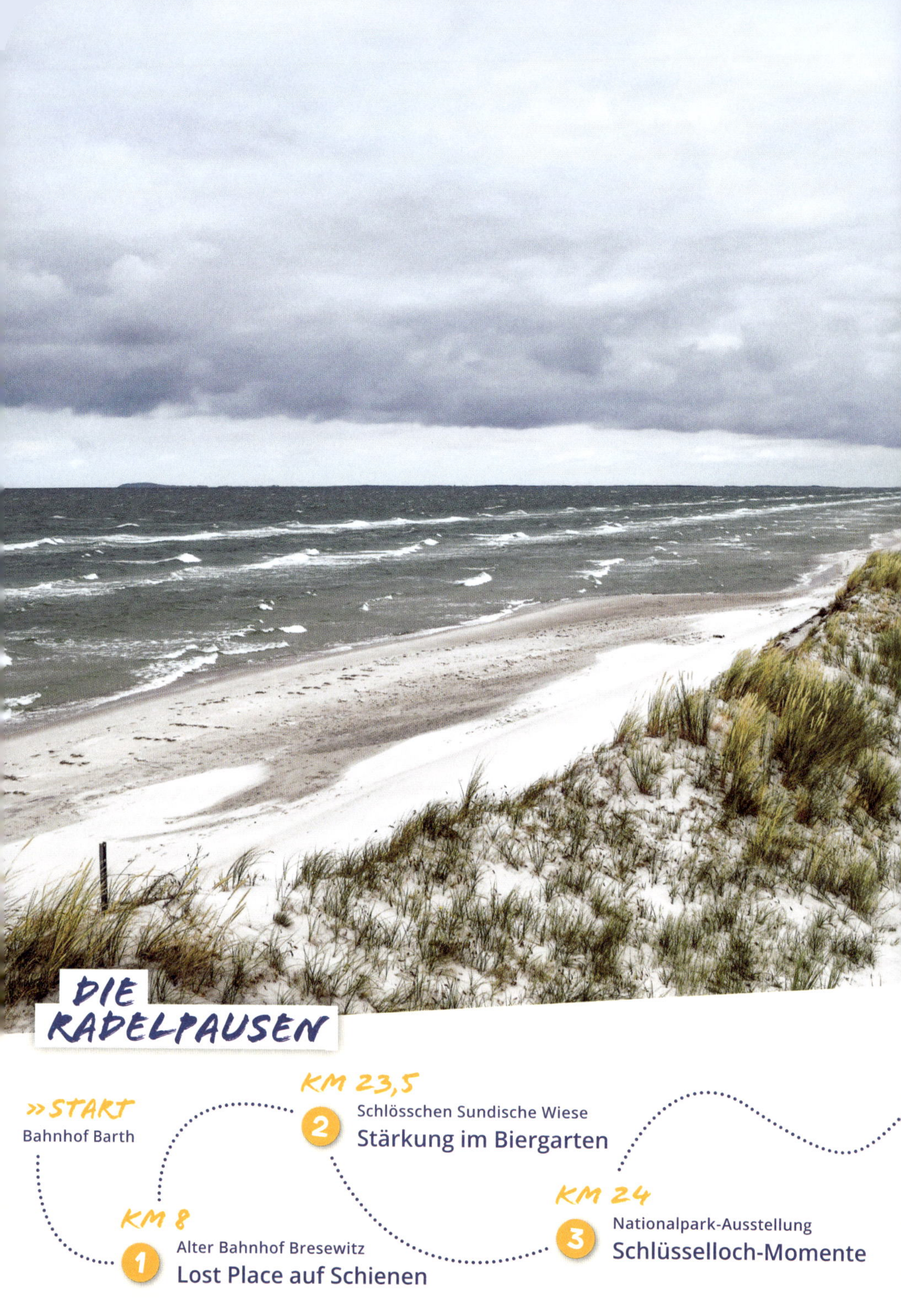

DIE RADELPAUSEN

>> START
Bahnhof Barth

KM 8
1 Alter Bahnhof Bresewitz
Lost Place auf Schienen

KM 23,5
2 Schlösschen Sundische Wiese
Stärkung im Biergarten

KM 24
3 Nationalpark-Ausstellung
Schlüsselloch-Momente

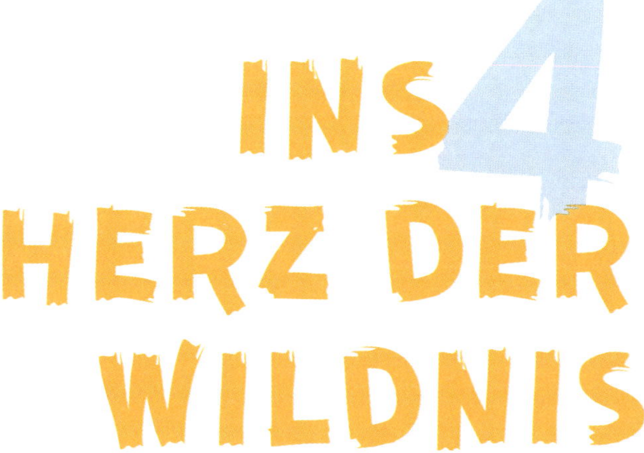

Unterwegs im Nationalpark Vorpommersche Boddenlandschaft

Horizont und Wasser gibt es auf dieser Radtour reichlich zu sehen: Der Hinweg führt vorbei an sanften Wiesen- und Schilflandschaften auf dem Deich des Bodders, auf dem Rückweg warten wilde Wellen, Dünen und Wind.

KM 32

4 Rundweg Hohe Düne
Fenster zum Nationalpark

KM 42

5 Badepause
Spaziergang am einsamen Strand

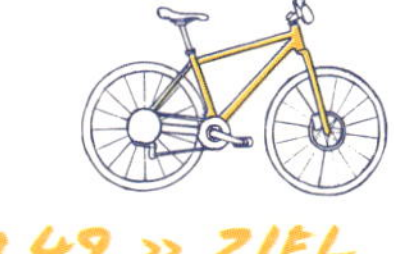

KM 49 » ZIEL

Bushaltestelle Zingst Zentrum

KURVIG UND SCHATTIG ...

... ist der Beginn der Tour: Von Barth aus führt der Weg entlang der alten Bahnstrecke der Darßbahn, vorbei an Brombeerhecken, kleinen Eichen und Kiefern, Feldern und Wäldchen. Nach dem Ort Pruchten geht es weiter Richtung Zingst nach **Bresewitz,** vorbei an dessen ehemaligem Bahnhof bis zur Meiningenbrücke. Man kann das Rad kurz an die Seite stellen und über den Barther Bodden schauen.

DER SCHÖNSTE MOMENT: AUF DEM WEG ZUM PRAMORT, UNTEN AM BODDEN, DIE SCHAFE AM DEICH SEHEN

Blauer Himmel und Wasser, grün-braunes Schilf, so geht es weiter, wenn der Weg nach der Überquerung der Barther Straße auf dem Deich am Zingster Strom entlangführt. Im Oktober fliegen hier in der Dämmerung viele Kranichfamilien ein, die nachts im flachen Wasser rasten. Gegenüber des Zingster Hafens liegt die Kirr, eine kleine Insel im Strom, auf der die Zingster Familien traditionell ihre Kühe weiden ließen. In der Ferne sieht man hinter all den wogenden Schilflandschaften den Kirchturm von Barth. Neben dem Deich grasen Kühe und Schafe, immer wieder fliegen Schwalben auf.

Nach einer kurzen Pause im **Schlösschen Sundische Wiese** und der **Nationalpark-Ausstellung** führt der Weg schnurgerade durch den Nationalpark, bis nach Pramort, zur Spitze der Halbinsel Zingst. Je nach Wetterlage gibt es entweder auf dem Hin- oder dem Rückweg eigentlich immer Gegenwind, wenn er nicht von der See her weht, lohnt es sich, auf den Weg direkt neben dem Deich auszuweichen. Aber von oben kann man natürlich weiter schauen. Ab und zu sieht man auch ein bisschen Meer, vor allem aber die buschige Landschaft des Nationalparks und durch Wiedervernässung abgestorbene Wäldchen.

Auf dem Rückweg von Pramort kann man das Rad für einen Spaziergang in den Nationalpark am **Rundwanderweg Hohe Düne** abstellen. Wenn auf dem Hinweg der Wind von vorne kam, geht es anschließend umso schneller. Diesmal führt der Weg Richtung Zingst an der Seeseite entlang, nach einem **Badestopp**, Muschelsuchen und Fernweh geht es weiter auf dem Deich. Beim Fahren öffnet sich der Kiefernküstenwald immer wieder für die vielen Strandaufgänge und ermöglicht so kurze Sehnsuchtsblicke auf Wasser, Himmel und Horizont. Über den Kirchweg führt der Weg ins alte Zentrum von Zingst, wo die Fahrt an der Bushaltestelle vor dem Max-Hünten-Haus endet. «

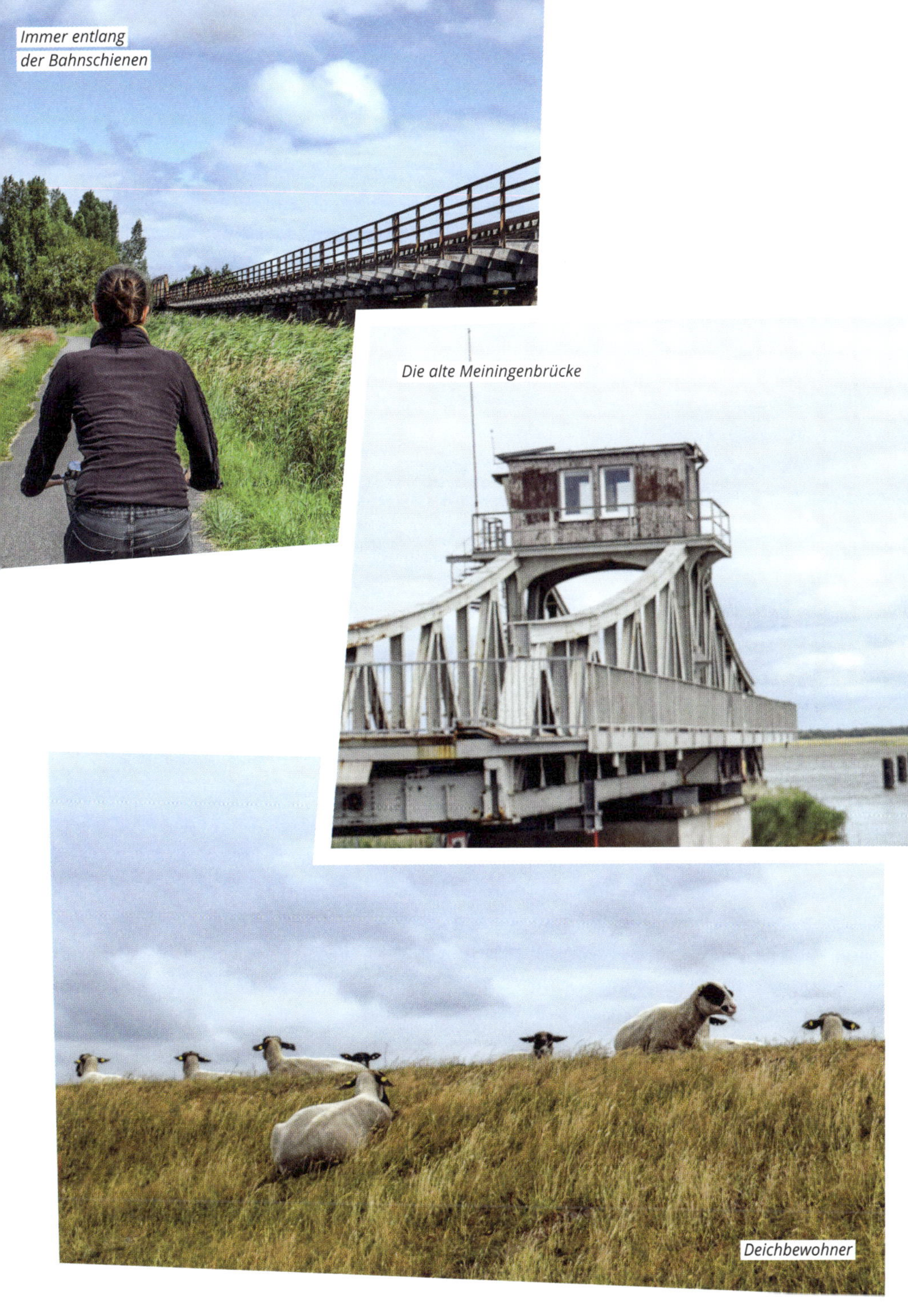

Immer entlang der Bahnschienen

Die alte Meiningenbrücke

Deichbewohner

RADELN & GENIEẞEN

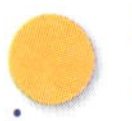

»START

Bahnhof Barth

Barth in Richtung Zingst nach Westen verlassen. Wenn die Autos rechts nach Zingst abbiegen, noch ein paar Meter geradeaus fahren und bei der Wanderkarte die Straße überqueren. Und jetzt immer geradeaus. Der Weg führt parallel zu den Schienen und der Bundesstraße nach Norden.

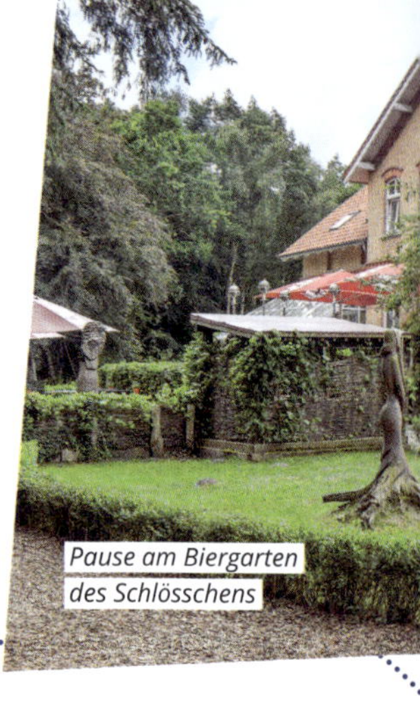

Pause am Biergarten des Schlösschens

KM 8

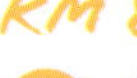

Alter Bahnhof Bresewitz

Lost Place auf Schienen

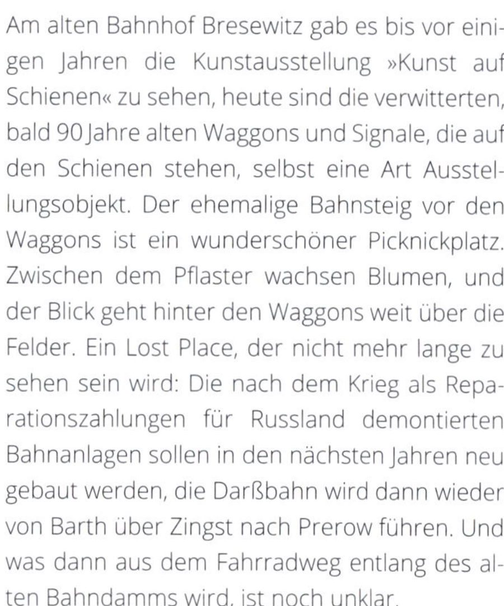

Am alten Bahnhof Bresewitz gab es bis vor einigen Jahren die Kunstausstellung »Kunst auf Schienen« zu sehen, heute sind die verwitterten, bald 90 Jahre alten Waggons und Signale, die auf den Schienen stehen, selbst eine Art Ausstellungsobjekt. Der ehemalige Bahnsteig vor den Waggons ist ein wunderschöner Picknickplatz. Zwischen dem Pflaster wachsen Blumen, und der Blick geht hinter den Waggons weit über die Felder. Ein Lost Place, der nicht mehr lange zu sehen sein wird: Die nach dem Krieg als Reparationszahlungen für Russland demontierten Bahnanlagen sollen in den nächsten Jahren neu gebaut werden, die Darßbahn wird dann wieder von Barth über Zingst nach Prerow führen. Und was dann aus dem Fahrradweg entlang des alten Bahndamms wird, ist noch unklar.

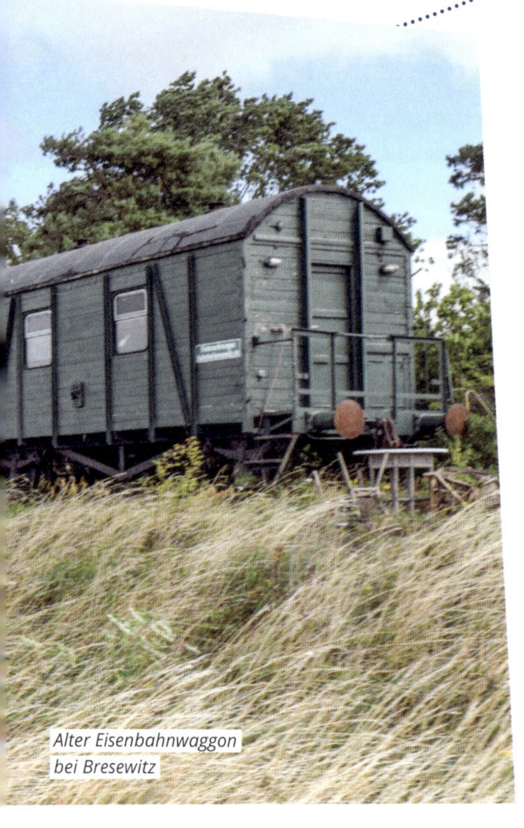

Alter Eisenbahnwaggon bei Bresewitz

Jetzt über die Meiningenbrücke, ein kurzes Stück auf der Bundesstraße nach Prerow, und dem Radweg geradeaus auf dem Deich folgen. Nach etwas mehr als einem Kilometer nach rechts Richtung Bodden abbiegen. Einfach auf dem Deich bleiben, Schilf und Bodden rechts, Wiesen links, vorbei am Zingster Hafen und Müggenburg, bis zur Sundischen Wiese. Das Schlösschen ist gut ausgeschildert.

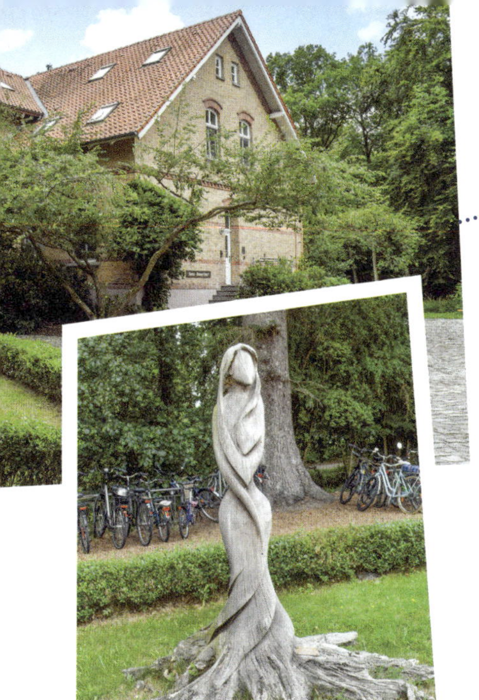

KM 23,5

Schlösschen Sundische Wiese
Stärkung im Biergarten

Biergärten sind in Norddeutschland nicht allzu verbreitet. Am Eingang des Nationalparks, vor dem Schlösschen aber, einem Herrenhaus vom Anfang des 20. Jahrhunderts, gibt es einen. Oft windumpustet, kann man sich dort je nach Jahreszeit und Wetter in die Sonne oder in den Schatten setzen und eine Suppe, eine Bratwurst oder Kaffee und Kuchen holen (hotelschloesschen.de). Dann einmal durchatmen vor den letzten Kilometern bis nach Pramort, der Spitze der Halbinsel Zingst.

Vom Schlösschen kurz vor dem Nationalpark bis zur Nationalpark-Ausstellung direkt dahinter ist es nur ein Katzensprung, einfach der ausgeschilderten Straße folgen und links das Häuschen der Ausstellung nicht übersehen.

KM 24

3 Nationalpark-Ausstellung
Schlüsselloch-Momente

Der Nationalpark Vorpommersche Boddenlandschaft ist wunderschön – aber das Konzept meint auch Wildnis: Menschen müssen leider draußen bleiben. Um trotzdem eine Vorstellung vom Leben abseits der erlaubten Wege zu bekommen und die Prozesse zu verstehen, die hier stattfinden, lohnt sich der Besuch der Nationalpark-Ausstellung. Die Schautafeln vermitteln Wissen rund um Bodden und Küste, Tier- und Pflanzenwelt. Wo wird der Sand abgetragen, wo lagert er sich an? Warum rasten so viele Kraniche im Nationalpark? Und im Nebenraum zeigt eine Fotoshow Nahaufnahmen von all den Tieren, die für Besucher leider nicht aus der Nähe zu sehen sind. Diese Bilder auf dem Weg durch den Park im Kopf dabeizuhaben, vervollständigt das Bild, das sich radelnd ergibt.

Einfach immer weiter nach Osten fahren. Bei Wind zwischen Nord und Ost hilft es, den Deich zu verlassen und auf dem Weg unterhalb des Deiches zu fahren. Ganz am Ende der Strecke kommt der Aussichtspunkt Pramort, an dem man kurz anhalten kann, bzw. der Rundweg Hohe Düne.

Der Nationalpark
Natur Natur sein lassen
Röhricht, Moor, Heide: 3 %
Offenland: 5 %
Wald: 8 %
Wasser und Watt: 84 %

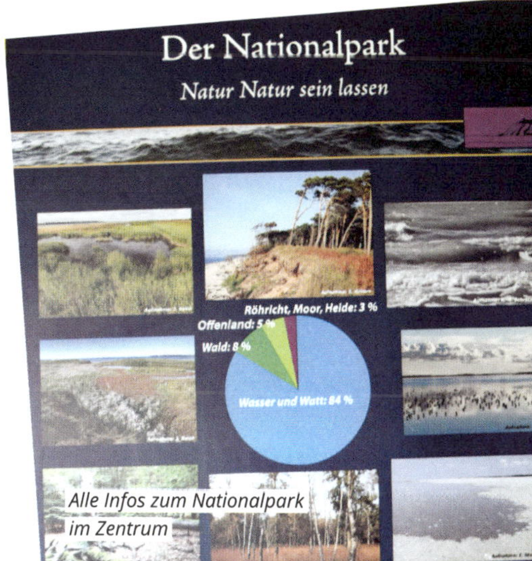

Alle Infos zum Nationalpark im Zentrum

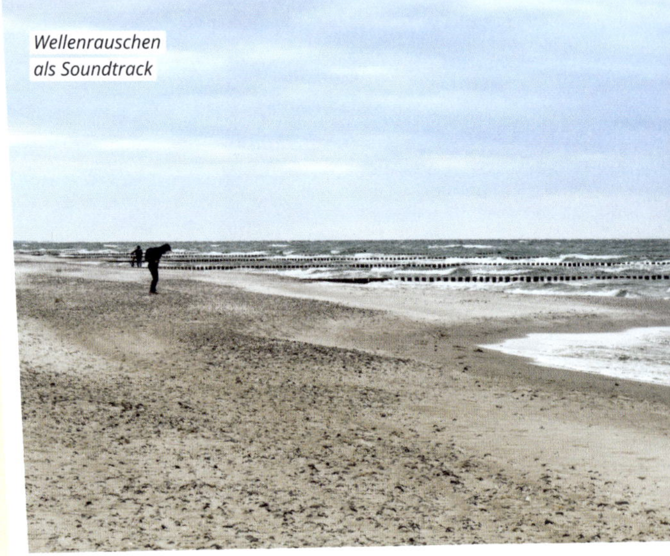
Wellenrauschen als Soundtrack

KM 32

4

Rundweg Hohe Düne

Fenster zum Nationalpark

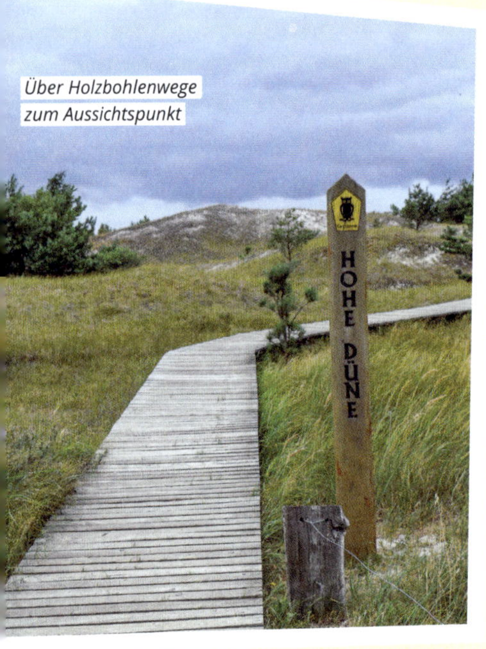

Über Holzbohlenwege zum Aussichtspunkt

Räder am Stellplatz stehen lassen und dem Rundweg bis zur Aussichtsplattform am Strand folgen. Nach den vielen Kilometern auf dem asphaltierten Weg, immer geradeaus auf dem Deich, ist schon der Fußweg zum Strand eine Abwechslung: Links und rechts wachsen Brombeerbüsche, Birken und Eichen, ein Holzbohlenweg führt bis zum Strand. Die Aussichtsplattform ist wie ein Fenster zum Nationalpark, und der Blick von hier oben über den menschenleeren Strand, die Dünen und das weite Wasser ist zum Niederknien schön. Am liebsten würde man runterklettern und den weiten Strand entlangwandern. Weil das aber die Unberührtheit zerstören würde (und außerdem verboten ist), bleibt man ehrfürchtig stehen und lässt den Blick immer wieder über Wasser, Himmel und Sand schweifen.

Bis zum Schlösschen ist der Rückweg gleich dem Hinweg. Vor dem Schlösschen diesmal rechts abbiegen und, wann immer möglich, rechts halten, bis man auf dem Deich vor der Küste und dem ersten Strandaufgang ankommt.

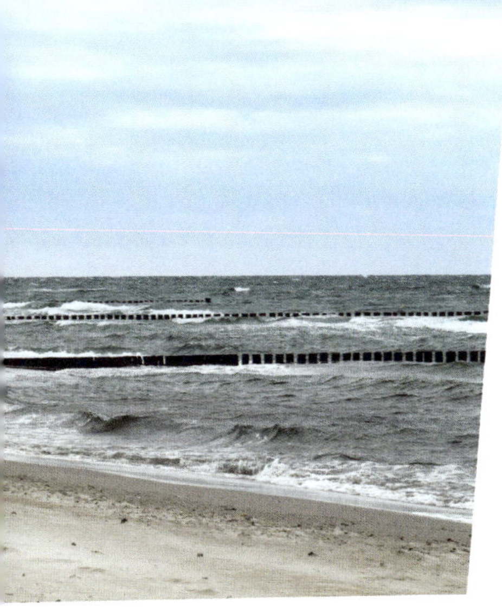

EXTRA INFOS:

Auch der ● **Osterwald**, das einzige Regenmoor in Deutschland, ist einen kleinen Spaziergang wert. Dafür das Rad an der Schutzhütte im Dreiländereck zwischen Stopp 4 und 5 abstellen und in den Wald hineinlaufen.

Im ● **Café Rosengarten** (wechselnde Öffnungszeiten, caferosengarten.net) in Zingst sitzt man im Sommer zwischen Blüten der Saison und im Winter am Ofen.

KM 42

5

Badepause

Spaziergang am einsamen Strand

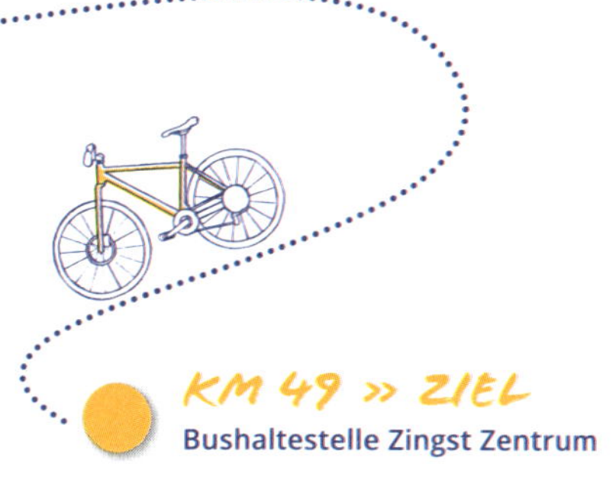

KM 49 » ZIEL

Bushaltestelle Zingst Zentrum

Die Stopps dieser Tour sind gut choreografiert: In der Ausstellung wird die Sehnsucht geweckt, auf der Aussichtsplattform wird sie verstärkt. Und hinter dem ersten Strandaufgang nach dem Nationalpark endlich auch erfüllt. So weit weg von der Zingster Seebrücke wie nur möglich, trifft man an den meisten Tagen nur wenige Strandbesucher. So kann man sich der Illusion der Einsamkeit hingeben und vor allem endlich Teil der wunderschönen Wasser-Himmel-Sand-Landschaft werden. Ein Picknick am Strand machen, Muscheln suchen, eine kleine Strandburg bauen. Und je nach Lust und Wetter auch baden gehen.

Bis zum Strandaufgang 19 auf dem Deich bleiben, dann in den Kirchweg einbiegen, an der Kirche vorbei schieben, rechts auf die Lindenstraße, dann links in den Max-Hünten-Weg einbiegen und bis zur Haltestelle vor dem Max-Hünten-Haus fahren.

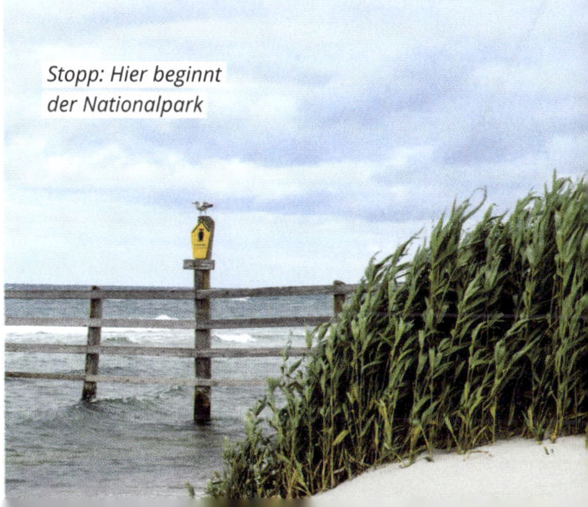

Stopp: Hier beginnt der Nationalpark

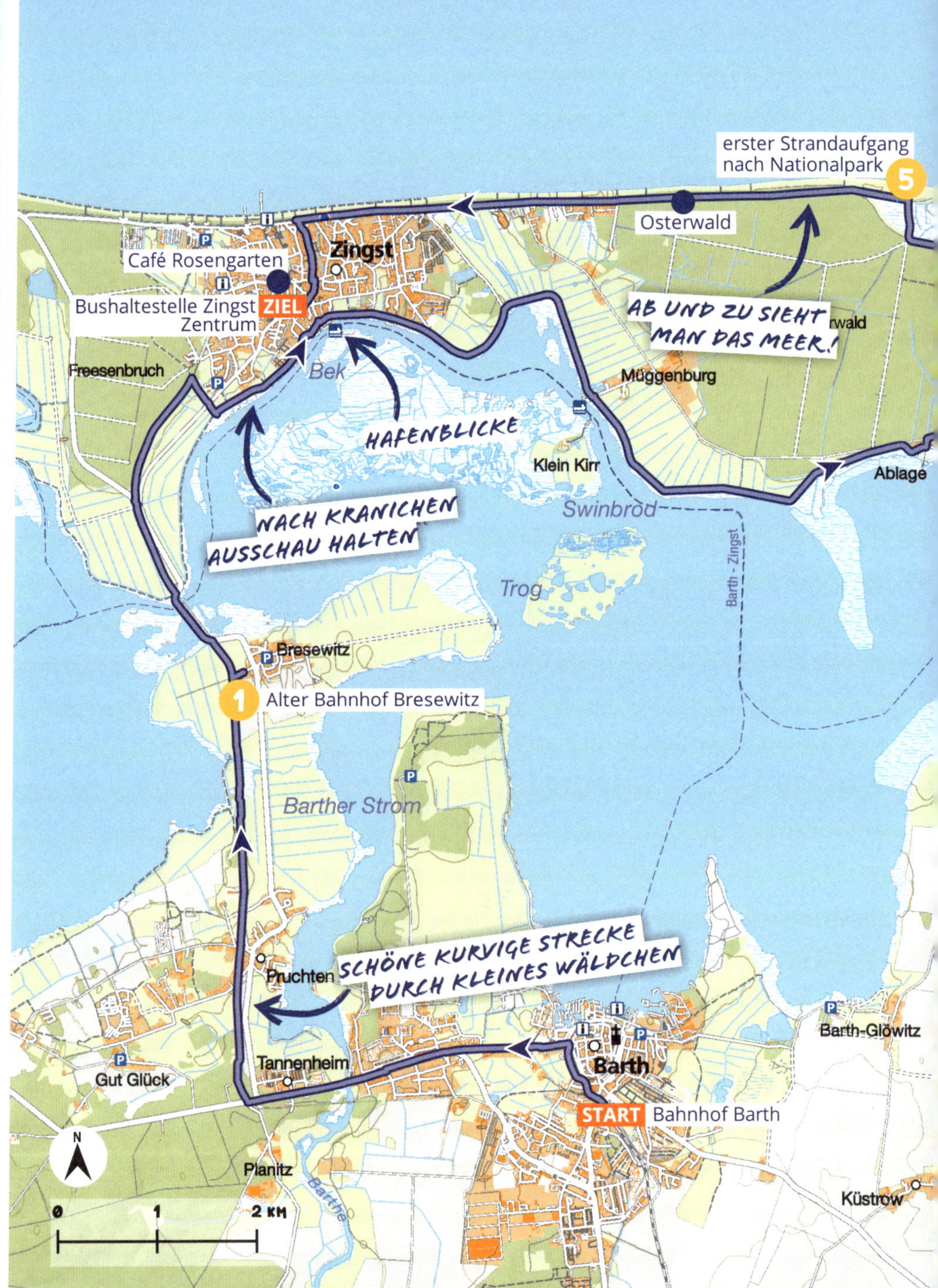
erster Strandaufgang
nach Nationalpark
5
Osterwald
Zingst
Café Rosengarten
Bushaltestelle Zingst
Zentrum
ZIEL
AB UND ZU SIEHT
MAN DAS MEER!
Freesenbruch
Bek
Müggenburg
HAFENBLICKE
Klein Kirr
Ablage
NACH KRANICHEN
AUSSCHAU HALTEN
Swinbröd
Trog
Barth - Zingst
Bresewitz
1
Alter Bahnhof Bresewitz
Barther Strom
SCHÖNE KURVIGE STRECKE
DURCH KLEINES WÄLDCHEN
Pruchten
Barth-Glöwitz
Tannenheim
Barth
Gut Glück
START
Bahnhof Barth
N
Planitz
Barthe
Küstrow
0
1
2 KM

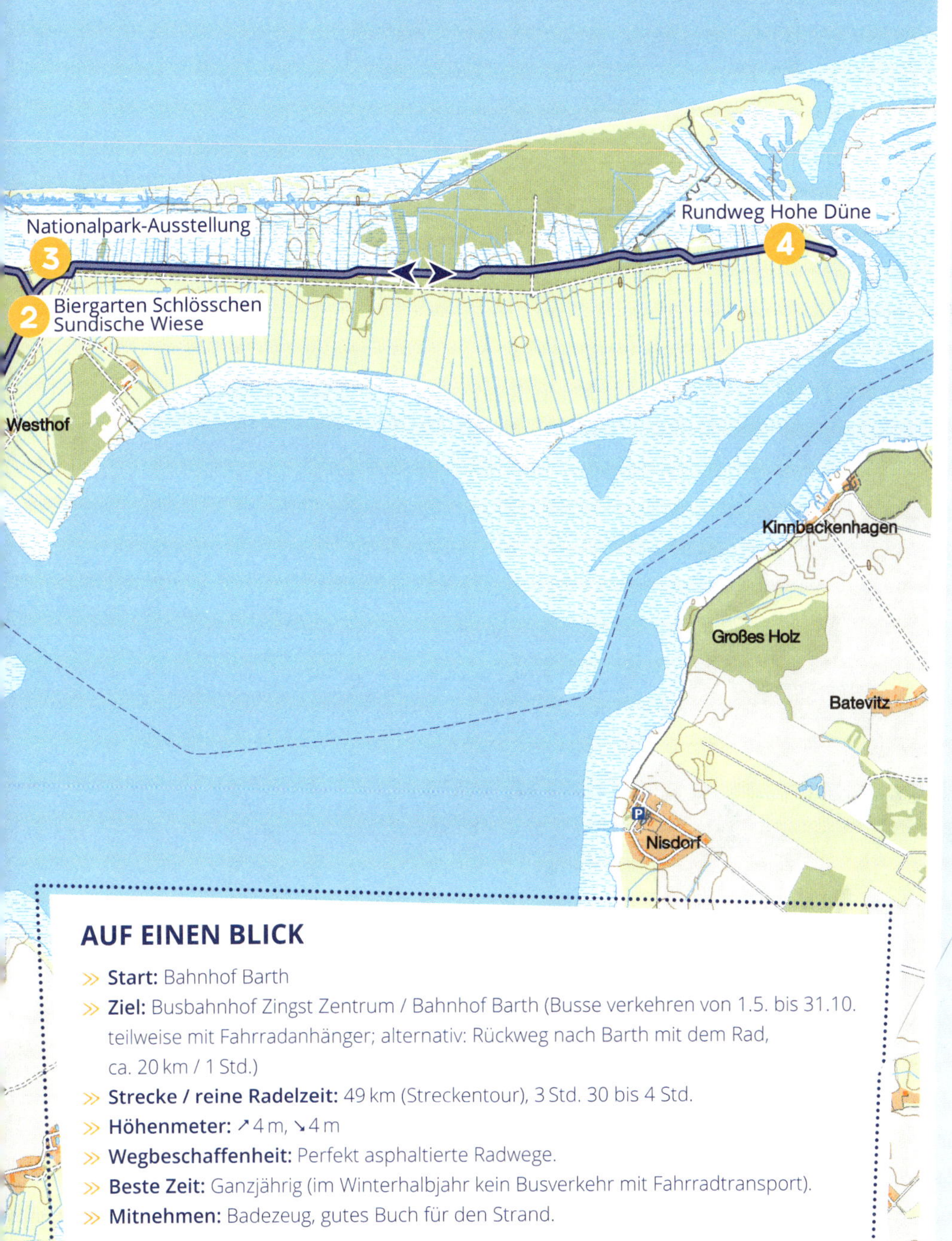

AUF EINEN BLICK

- **Start:** Bahnhof Barth
- **Ziel:** Busbahnhof Zingst Zentrum / Bahnhof Barth (Busse verkehren von 1.5. bis 31.10. teilweise mit Fahrradanhänger; alternativ: Rückweg nach Barth mit dem Rad, ca. 20 km / 1 Std.)
- **Strecke / reine Radelzeit:** 49 km (Streckentour), 3 Std. 30 bis 4 Std.
- **Höhenmeter:** ↗ 4 m, ↘ 4 m
- **Wegbeschaffenheit:** Perfekt asphaltierte Radwege.
- **Beste Zeit:** Ganzjährig (im Winterhalbjahr kein Busverkehr mit Fahrradtransport).
- **Mitnehmen:** Badezeug, gutes Buch für den Strand.

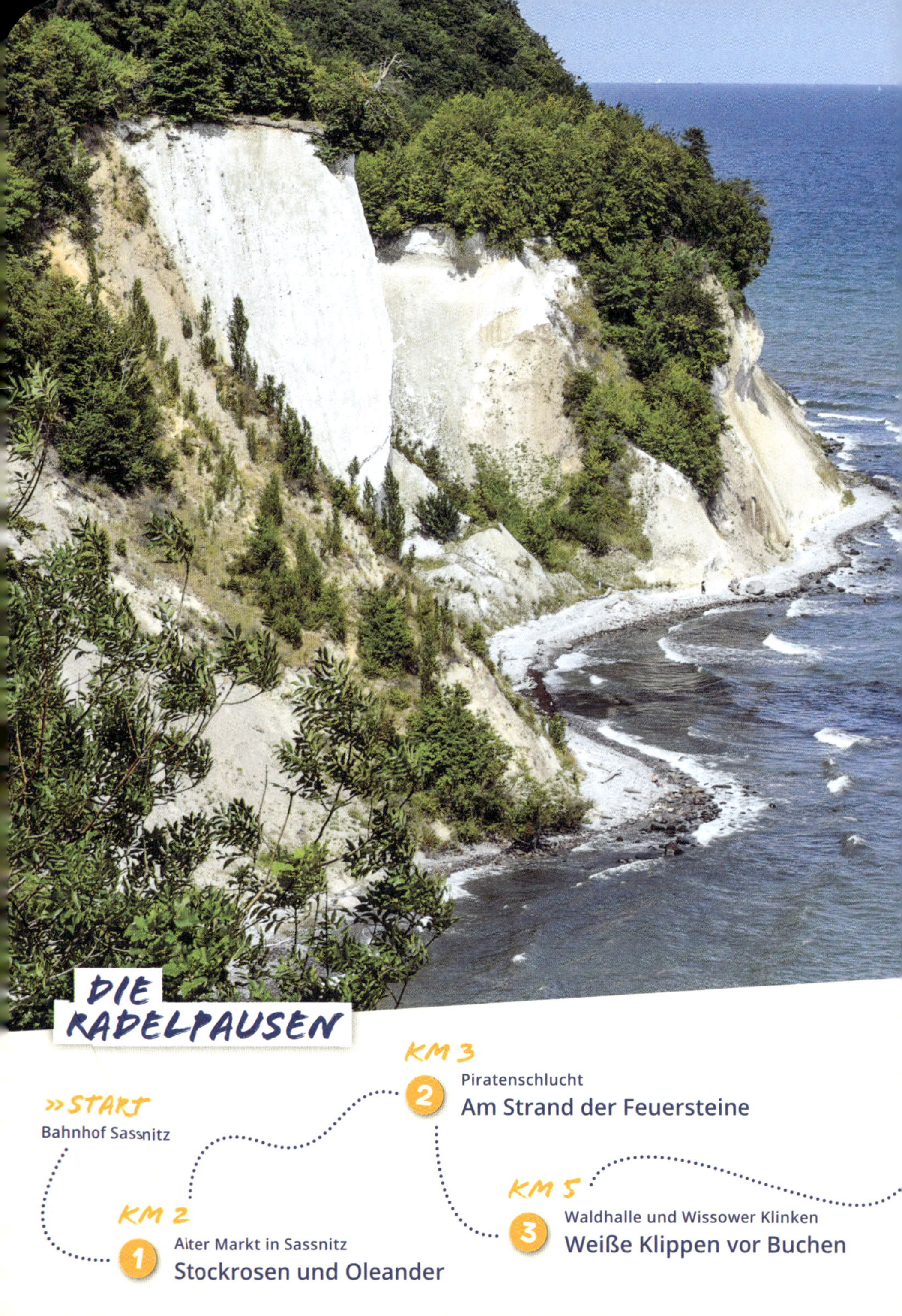

DIE RADELPAUSEN

» START
Bahnhof Sassnitz

KM 2
1 Alter Markt in Sassnitz
Stockrosen und Oleander

KM 3
2 Piratenschlucht
Am Strand der Feuersteine

KM 5
3 Waldhalle und Wissower Klinken
Weiße Klippen vor Buchen

5 KREIDE-GESCHICHTEN

Durch den Nationalpark und die Halbinsel Jasmund

Buchenwald und hügelige Landschaft, Fahrtwind und Kreidespuren. Gekrönt wird die Tour durch Deutschlands kleinsten Nationalpark und die vielen Meerblicke von ganz weit oben von der höchsten Erhebung der Küste.

KM 7
4
Weiher Werder
Picknick am See
KM 19
5
Café Niedlich
Pause mit Meerblick
KM 27
6
Kleiner Königsstuhl
Kreidespaziergang
KM 31,5 » ZIEL
Bahnhof Sagard

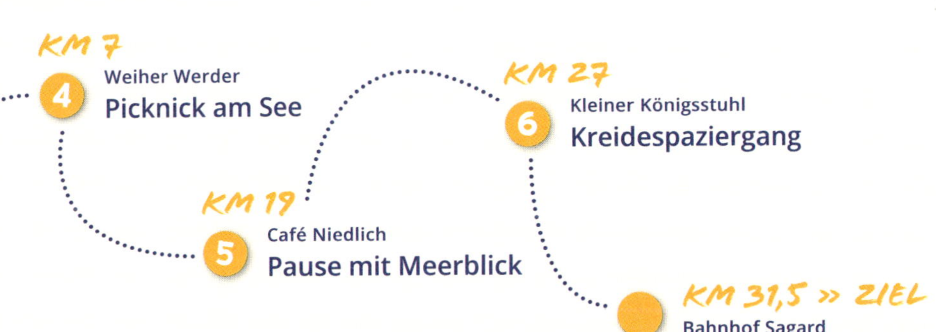

SASSNITZ THRONT ÜBER DER OSTSEE

Kaum ist man aus dem Zug gestiegen, sieht man schon das Meer. Tiefblau und weit. Durch den als Weltnaturerbe ausgezeichneten Nationalpark fährt man von **Sassnitz** aus unter schattigen Buchen.

Nach einem Stopp an der **Piratenschlucht** und dann **an der Waldhalle und den Wissower Klinken** fährt man über immer einsamer werdende Waldwege. Der gute Schotterboden gleicht die leichten Steigungen aus, der Buchenwald ist hoch und licht, und man überquert ein gewundenes Bachbett. Dann ändert sich der Bewuchs, die jungen Stämme stehen dicht an dicht, alle etwa gleich alt. Der Weg schlängelt sich wie in einem Bergwald. Es gibt kein Unterholz, und der Blick schweift zwischen den Stämmen weit in den hügeligen Wald hinein wie in eine riesige Halle. Eine Brise vom Meer lässt die Buchenwipfel rauschen. Alles andere ist still.

DER SCHÖNSTE MOMENT: WENN MAN DEN ANSTIEG HINTER LOHME GESCHAFFT HAT, SICH UMDREHT UND DAS TIEFBLAUE MEER SIEHT

Plötzlich ist der Wald einer großen Lichtung gewichen. Zwischen Wiesen, die der Natur überlassen wurden, liegt ein Tümpel. Nach einem Picknick hier am **Werder** geht es weiter durch den Wald. Zwischen die Buchen mischen sich jetzt Erlen und dann auch Moorwiesen. Auf denen blühen aufs Schönste Gilbweiderich, Mädesüß und Blutweiderich. Und man kann kleine Waldhimbeeren pflücken. Die Steigungen nehmen zu, man rollt weit und schnell hinunter und kämpft sich langsam, zum Gipfel hin ganz schön strampelnd, die Hänge hinauf.

Hinter **Lohme** kommt der Abschnitt mit den schönsten Ausblicken: Je höher man fährt, desto weiter wird das Meer. Über viele Kilometer schaut man von etwa 150 Metern Höhe aufs Wasser. Kühe stehen auf hügeligen Weiden mit struppigen Büschen, sodass man kurz an die Bretagne denkt. Blumen an den Wegrändern, dicke Bäume mit tief hängenden Ästen, ein kleiner See. Und wieder der nächste Meeresblick. Nicht nur der ist weit – es ist fast, als könnte man über ganz Rügen schauen. Im Süden sieht man den Jasmunder Bodden, im Südosten das Jagdschloss und im Osten den Wald des Nationalparks.

Dann geht es durch hügeliges Ackerland und auf einer praktisch autofreien Straße bis zum **Kleinen Königsstuhl** und weiter bis nach Sagrad. Ohne Autolärm hört man eine Grauammer ihre quirligen Strophen schmettern. «

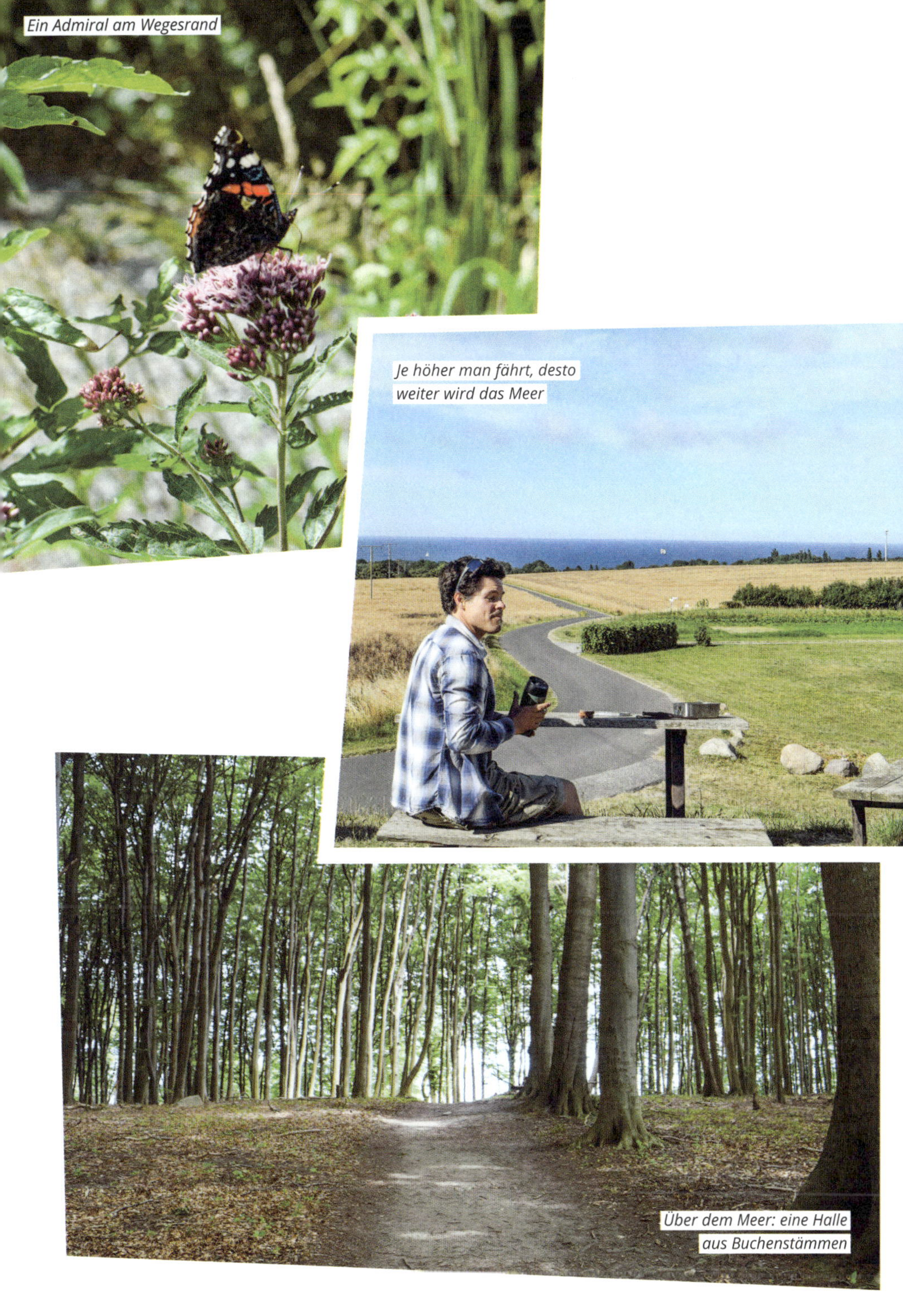

Ein Admiral am Wegesrand

Je höher man fährt, desto weiter wird das Meer

Über dem Meer: eine Halle aus Buchenstämmen

RADELN & GENIEẞEN

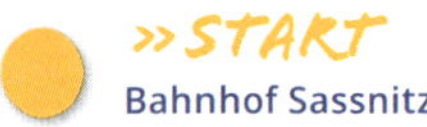

Bahnhof Sassnitz

Vom Bahnhof aus auf der Hauptstraße links abbiegen, dann liegt die Altstadt am Fuße des Berges.

KM 2

1 Alter Markt in Sassnitz

Stockrosen und Oleander

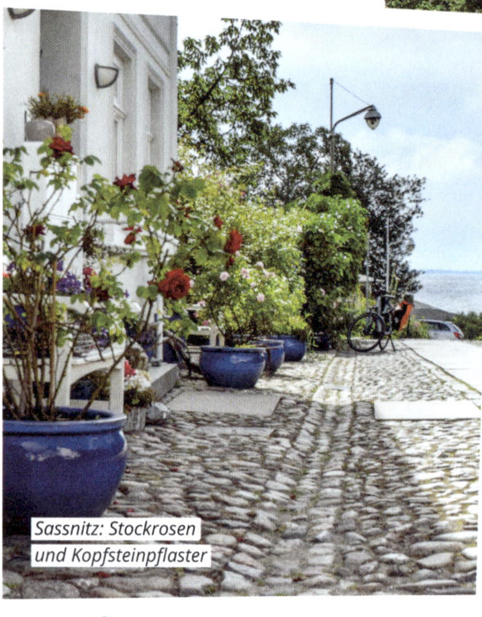

Sassnitz: Stockrosen und Kopfsteinpflaster

Vom Alten Markt in Sassnitz gehen kleine Kopfsteinpflastergassen ab, Treppenstufen führen steil zur Strandpromenade hinunter. Morgens parkt nur ein einziges Auto am Marktplatz, der Fahrer beliefert eines der Cafés mit Lebensmitteln. Vor den mit Holzschnitzereien verzierten Villen blühen Oleander und Stockrosen, und unten leuchtet das Meer sehr blau. Während die Stadt langsam erwacht, gibt es nach einem Spaziergang rund um den Alten Markt und über die Bachpromenade bei der Bäckerei Peters unterhalb der Altstadt den ersten Kaffee des Tages. An einem windigen Tag kriegt man einen Spritzer Salzwasser aus der Gischt in den Kaffeebecher.

Jetzt zurück den Berg hoch in die Altstadt und dann Richtung Nordosten zum Eingang in den Nationalparkwald.

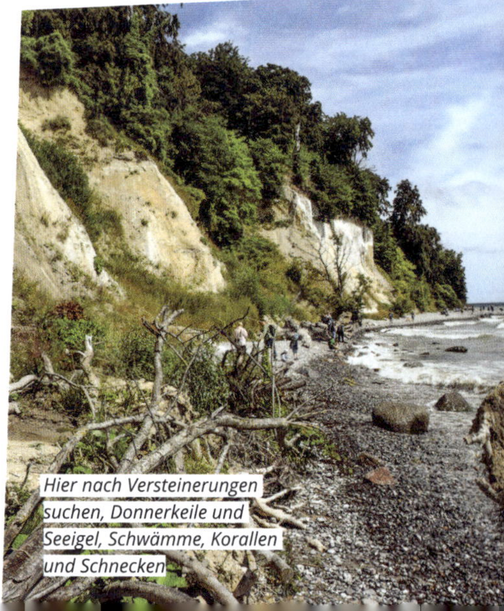

Hier nach Versteinerungen suchen, Donnerkeile und Seeigel, Schwämme, Korallen und Schnecken

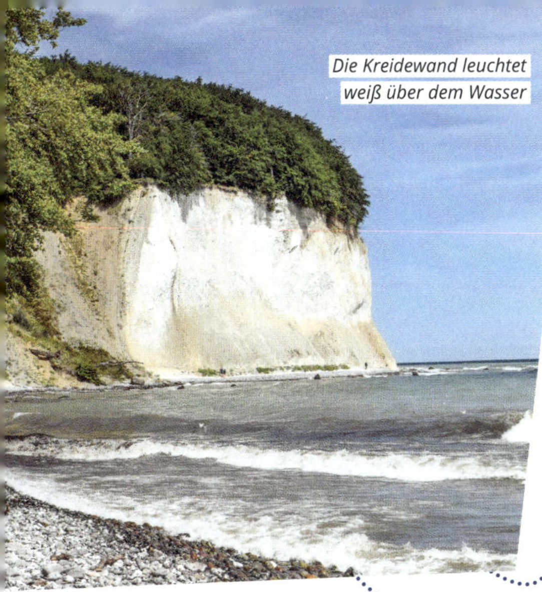

Die Kreidewand leuchtet weiß über dem Wasser

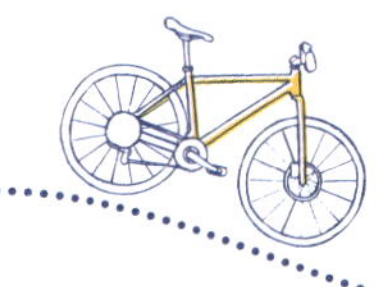

WALD, STEINE, MEER – UND KREIDE

KM 3

2 Piratenschlucht
Am Strand der Feuersteine

Geschwungene Wege und Holzstufen führen steil hinab zum Strand, vorbei an alten windschiefen Buchen. Dann plötzlich taucht man aus dem Wald auf an den steinigen Strand. Auf violett blühendem Wasserdost sitzt ein Admiral, daneben wächst wilder Oregano. Nicht schwer, sich vorzustellen, wie Störtebeker und Co. hier ihre Schätze angelandet haben könnten. Wenn man am Strand ein Stück nach links geht, breitet sich schnell die volle Pracht der Kreideküste aus. Steil ragen die Kreidefelsen empor, und eingeschlossen in der Kreide entdeckt man lange Bänder von Feuersteinen. Zwischen den Steinen findet man mit ein bisschen Geduld auch Versteinerungen wie Donnerkeile und Seeigel. Und es riecht nach Urlaub.

Wieder zurück zum Hauptweg, diesem weiter folgen, dann überquert man ein Bachbett, nach ungefähr zwei Kilometern trifft man auf einen für Autos geschotterten Weg und ist nach 200 Metern an der Waldhalle.

KM 5

3 Waldhalle und Wissower Klinken
Weiße Klippen vor Buchen

In dem ehemaligen Restaurant Waldhalle gibt es eine Ausstellung zum Buchenwald im Nationalpark zu sehen. Der Wald ist als UNESCO-Weltnaturerbe ausgezeichnet. Die Ausstellung kann man sich angucken, aber es ist auch einfach schön, auf der Lichtung, umgeben von Kirschbäumen und Buchen, an einem der Tische zu sitzen. Ein kleiner Ort der Ruhe mitten im Wald. Noch schöner ist es 300 Meter weiter, an der Kliffkante. Hier sind die Wissower Klinken, beziehungsweise das, was von ihnen übrig geblieben ist. Vor fast 20 Jahren ist ein großes Stück der Klippen abgebrochen. Die Sonne reflektiert immer noch von der strahlend hellen Kreide, dazu leuchtet der grüne Wald und das Meer wirkt dort, wo der Kalk sich mit dem blauen Wasser trifft, fast türkis. Von unten hört man die Brandung.

Wieder dem ausgeschilderten Hauptweg Richtung Werder folgen, etwa fünf Kilometer durch den Wald.

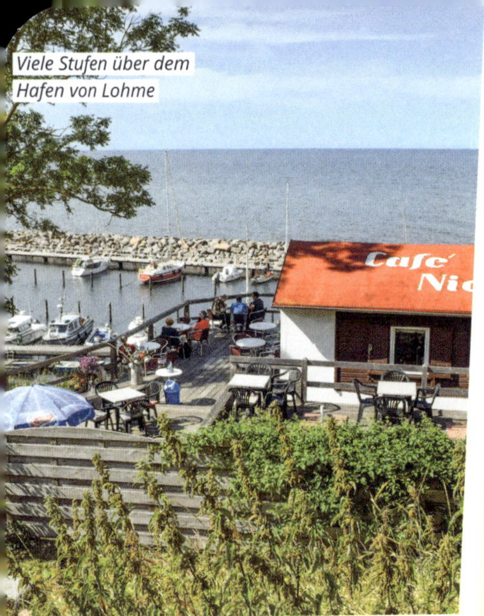

Viele Stufen über dem Hafen von Lohme

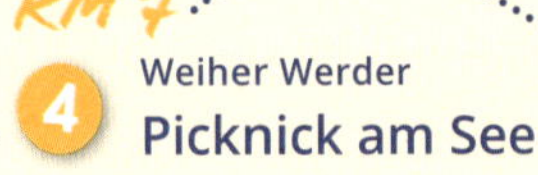

KM 7

4 Weiher Werder
Picknick am See

Wilde Wiesen auf einer großen Lichtung und mittendrin ein großer Tümpel, der mit seltenen Wasserpflanzen zugewuchert ist. Zeit für eine Picknickpause. Schwalben taumeln über das Wasser, ein Zwergtaucher füttert seine Küken. Frösche am Ufer, hinter dem Tümpel dunkle Fichten, die an einen schwedischen Wald erinnern. Bis vor Kurzem wurden diese Wiesen regelmäßig gemäht, weil sie mitten im Nationalpark liegen, wurde ihre Nutzung aber aufgegeben. Hier lässt sich beobachten, wie sich die Natur die Wiesen zurückerobert.

Dem Weg folgen und die Straße zwischen Sassnitz und dem Königsstuhl überqueren. Dann geradeaus weiter leicht bergauf. Keine Sorge, das Kopfsteinpflaster endet nach 200 Metern. An der Kreuzung rechts in den Wald abbiegen und ab jetzt den Hinweisschildern nach Lohme folgen.

KM 19

5 Café Niedlich in Lohme
Pause mit Meerblick

Auf halbem Weg runter zum Hafen liegt das Café Niedlich, das über einen Fahrstuhl beliefert werden muss, weil der Zugang so steil ist. An diesem Ort könnte man verkaufen, was man wollte, allein die Lage ist prädestiniert für eine Pause. Auch wenn sich nicht gerade ein Buckelwal an die Küste vor Lohme verirrt hat, wie an einem Sommertag 2008 geschehen, könnte man Stunden auf der Terrasse sitzen und auf das Meer schauen. Ansonsten gibt es in Lohme einige schöne Villen in Bäderhausarchitektur, die mit Blick aufs Meer am Steilhang stehen.

In Richtung Salitz aus dem Ort hinaus und vom Meer weg den Berg hinauffahren. Am Parkplatz nach links auf die Hauptstraße einbiegen und 50 Meter fahren, dann scharf rechts abbiegen. An der Kreuzung dann links Richtung Neddesitz. Ab Neddesitz der Ausschilderung nach Gummanz folgen.

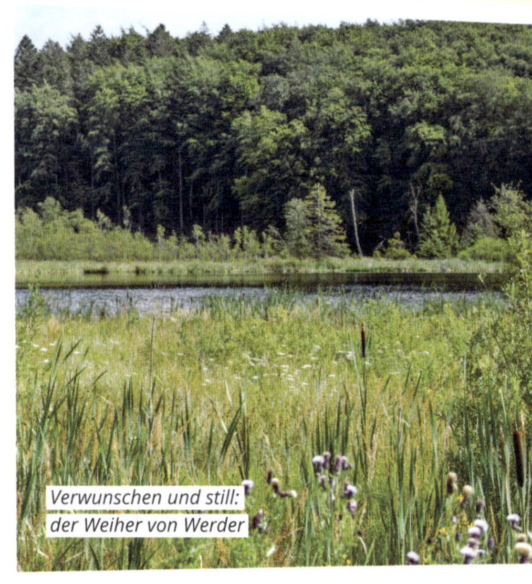

Verwunschen und still: der Weiher von Werder

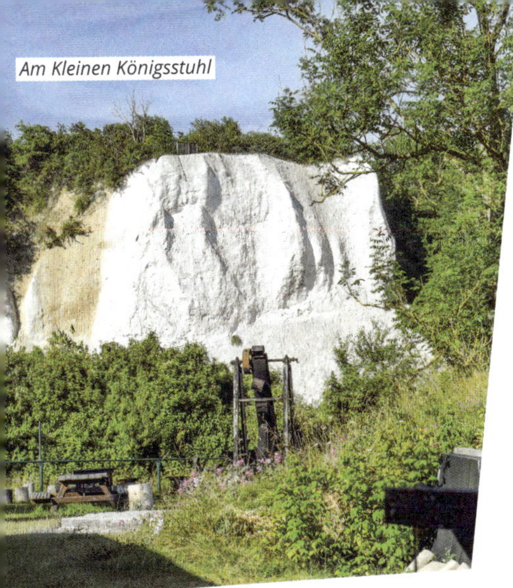
Am Kleinen Königsstuhl

EXTRA INFOS:

Sagard ist ein auf Hügeln gebautes Städtchen, einige Restaurants laden auf schattigen Terrassen zum Abendessen ein, bevor man am Bahnhof wieder in den Zug einsteigt.

FAST SO SCHÖN WIE DER GROSSE: DER KLEINE KÖNIGSSTUHL

KM 27

6 Kleiner Königsstuhl

Kreidespaziergang

Das Schönste am Kreidemuseum ist das Außengelände, dessen Landschaft und ausgestellte Maschinen und Gerätschaften auch ohne jede weitere Information schon viel über die Geschichte des Kreideabbaus erzählen. Besonders zu empfehlen ist ein zehnminütiger Spaziergang zum Kleinen Königsstuhl. Den kann man auch machen, wenn das Museum geschlossen hat. Der Königsstuhl ist von außen zu sehen, er thront 60 Meter über der stillgelegten Kreidegrube. Dort oben gibt es eine Kanzel, eine Aussichtsplattform. Unten flattern Bläulinge umher. Mit kleinen Apfelbäumen, Weidengebüsch, Oregano und wilden Blumen bewachsen, ist der ehemalige Kreidebruch wie eine kleine Oase für Vögel, Schmetterlinge und Eidechsen.

Von hier geht es über eine kleine Straße vier Kilometer geradeaus bis nach Sagard.

KM 31,5 » ZIEL

Bahnhof Sagard

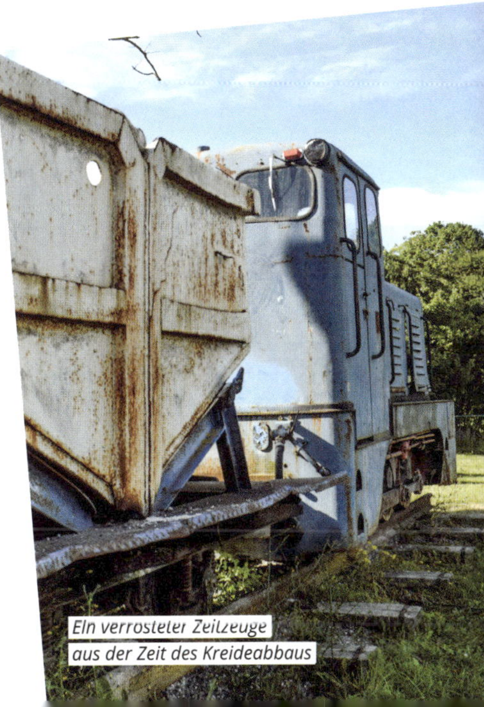
Ein verrosteter Zeitzeuge aus der Zeit des Kreideabbaus

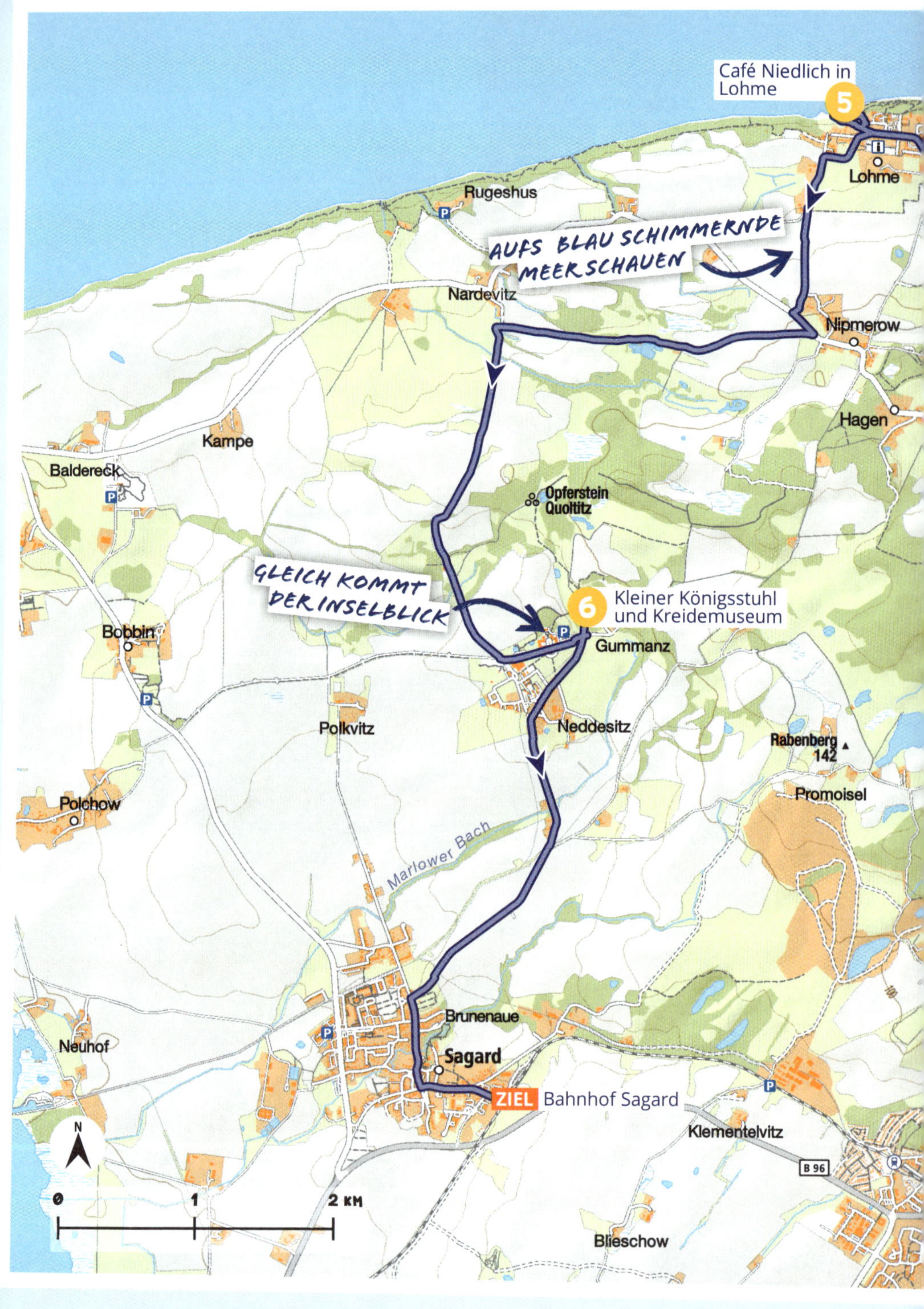
Café Niedlich in Lohme
5
Lohme
Rugeshus
AUFS BLAU SCHIMMERNDE MEERSCHAUEN
Nardevitz
Nipmerow
Hagen
Kampe
Baldereck
Opferstein Quoltitz
GLEICH KOMMT DER INSELBLICK
6
Kleiner Königsstuhl und Kreidemuseum
Gummanz
Bobbin
Polkvitz
Neddesitz
Rabenberg 142
Promoisel
Polchow
Marlower Bach
Brunenaue
Neuhof
Sagard
ZIEL
Bahnhof Sagard
Klementelvitz
B 96
Blieschow
N
0
1
2 KM

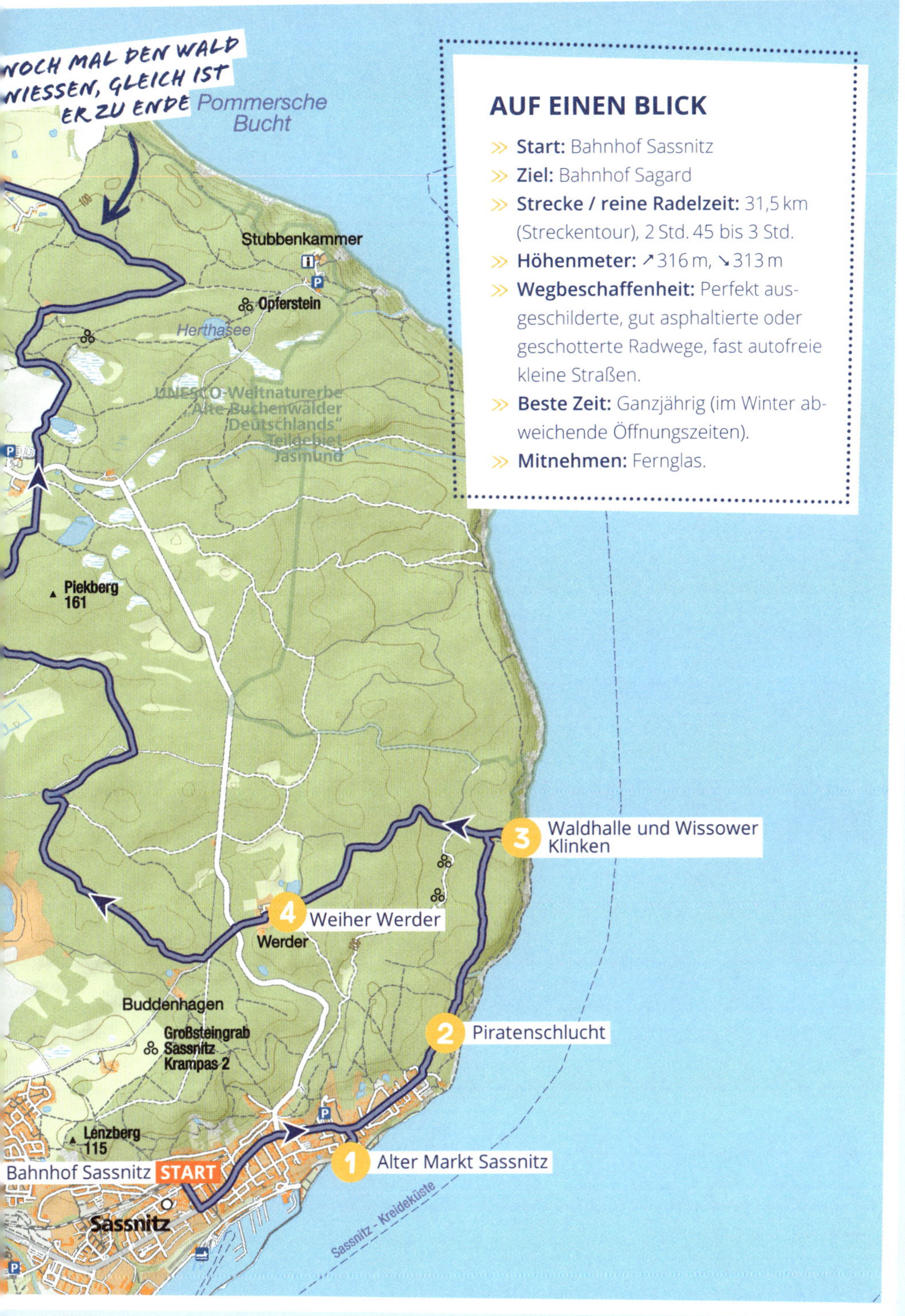

AUF EINEN BLICK

» **Start:** Bahnhof Sassnitz
» **Ziel:** Bahnhof Sagard
» **Strecke / reine Radelzeit:** 31,5 km (Streckentour), 2 Std. 45 bis 3 Std.
» **Höhenmeter:** ↗ 316 m, ↘ 313 m
» **Wegbeschaffenheit:** Perfekt ausgeschilderte, gut asphaltierte oder geschotterte Radwege, fast autofreie kleine Straßen.
» **Beste Zeit:** Ganzjährig (im Winter abweichende Öffnungszeiten).
» **Mitnehmen:** Fernglas.

DIE RADELPAUSEN

»START
Bahnhof Miltzow

KM 4
1 Kirche Reinberg
Besuch bei einem Methusalem

KM 7,5
2 Hafen von Stahlbrode
Fisch und Fähre

KM 11,5
3 Losentitz
Bummeln im Gutshaus-Park

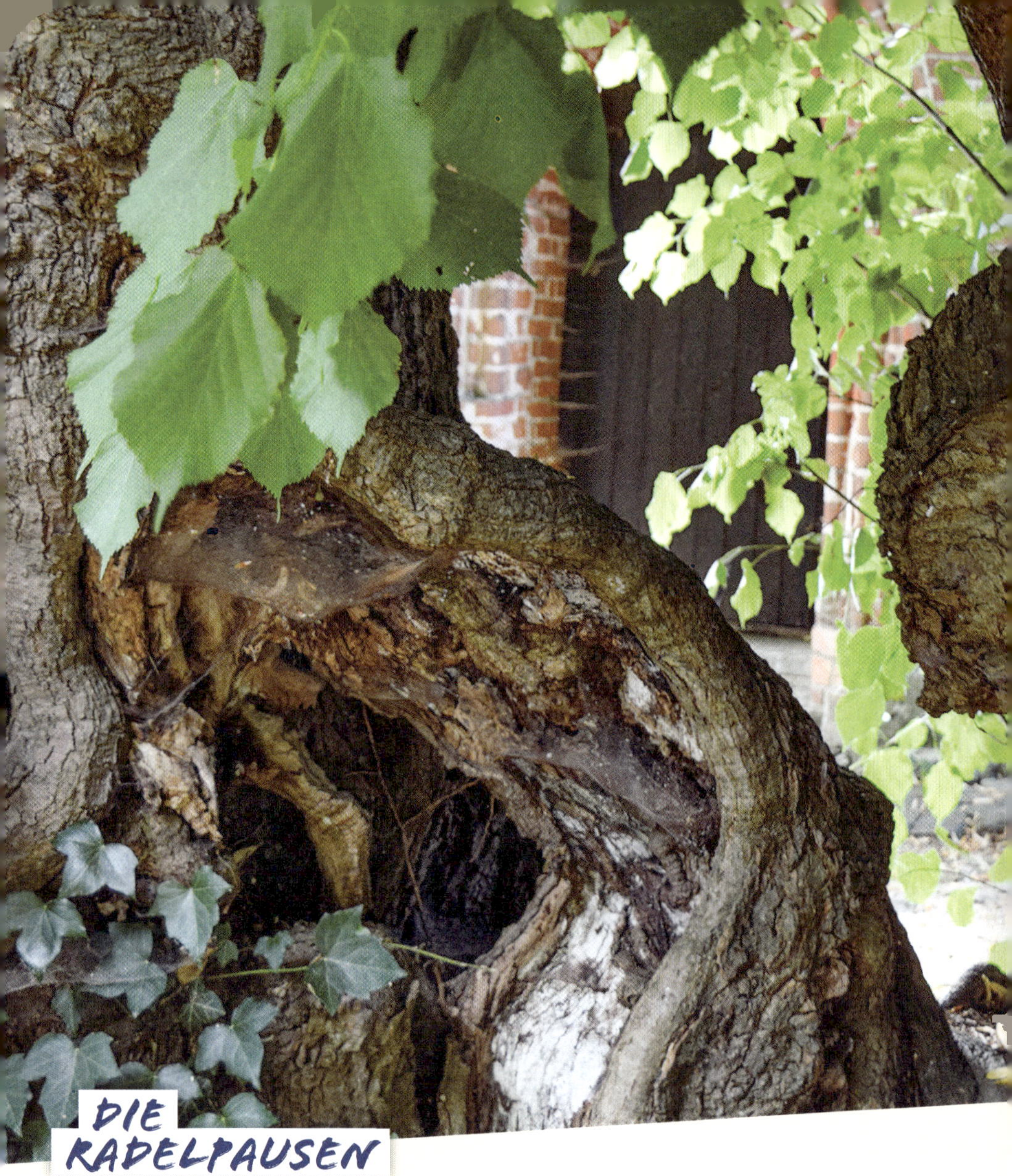

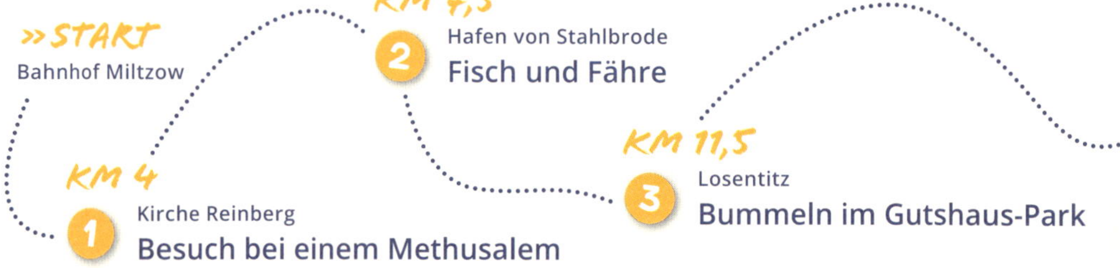

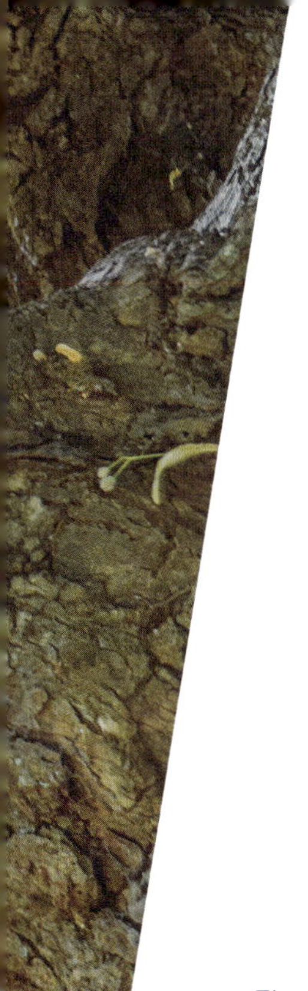

6 UNTER LINDEN

In Rügens Süden

Ziemlich abwechslungsreich ist diese Tour: Mit einer Fährfahrt über den Sund und Radeln auf einer stillgelegten Kleinbahnstrecke. Mit Stopps in einem Gutspark mit Pflanzen aus aller Welt, zum Baden, für Pizza und Milchshakes und an naturnahen Oasen.

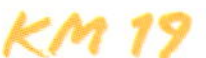

KM 19

4 Mellnitz-Üselitzer Wiek

Innehalten statt meditieren?

KM 38

6 Badestelle Gustower Wiek

Planschen, fast allein

KM 27,5

5 Milchladen & Café in Poseritz

Sich einen Milchbart holen

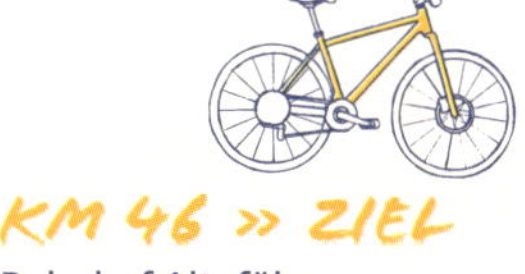

KM 46 » ZIEL

Bahnhof Altefähr

GROSSE ALTE BÄUME ...

... säumen die Lindenallee, auf der man von Miltzow aus der Sonne entgegenfährt. Nachdem man in **Reinberg** eine 1000 Jahre alte Linde bewundert hat, geht es weiter nach **Stahlbrode** und mit der Fähre über den Sund nach Rügen. Bis nach **Losentitz** führt ein sehr glatter, neuer Radweg, auf dem das Fahren großen Spaß macht. Zumal die Straße baumbestanden ist, wieder eine Lindenallee, sodass die Sonne von den großen Bäumen abgemildert wird. Hinter Losentitz rauscht man weiter auf Asphalt, leider ohne Schatten.

DER SCHÖNSTE MOMENT: WENN AUF EINER ANHÖHE HINTER DEM GUSTOWER WIEK PLÖTZLICH STRALSUND AM HORIZONT ERSCHEINT

Erlösung findet man nach der Abzweigung nach Puddemin. Unter den tief hängenden Zweigen einer Lindenallee fährt es sich behütet. Und der Blick hinunter zur Puddeminer Wieck ist toll. In Puddemin fährt man am Hafen vorbei und dann wieder ungeschützt auf einem neu angelegten Radweg, der einen großen Ackerschlag in zwei Teile teilt.

Nach dem Stopp in **Mellnitz** geht es weiter. Vor Glutzow Hof hat ein Landwirt den Acker in ein Blütenmeer verwandelt, und Heuschrecken zirpen in der Sommerwärme. Der Abstecher nach **Poseritz** lohnt sich nicht nur wegen des Milchladens und Cafés, sondern auch, weil man auf einer stillgelegten Kleinbahnstrecke fährt. Plötzlich fährt man hinunter, in eine grüne Höhle aus Schlehen, Kirsch- und Apfelbäumen, und rauscht auf bestem Untergrund dahin.

Nach einigen Kilometern intensiver Landwirtschaft wird es in der Niederung bei Sissow wieder schön: Wiesen und Bäume, und die Grashüpfer zirpen wieder. Dann durch einen feuchten Wald, der Pirol ruft und kleine schwarze Rinder ruhen im Schatten.

Über einer Moorniederung kreist ein Seeadler, und hinter dem **Gustower Wiek** sieht man auf einer Anhöhe das erste Mal Stralsund: zwei große mittelalterliche Kirchen, überragt von der riesigen Halle der Werft und den Stützen der Rügenbrücke.

Auf dem abgeernteten Rapsfeld streiten zwei Rotmilane und ein Mäusebussard um Beute. Schließlich, fast schon in Altefähr angekommen, bieten sich am Sund hinter der Grählerfähre noch einmal großartige Blicke vom Hochufer über den Strelasund auf Stralsund.

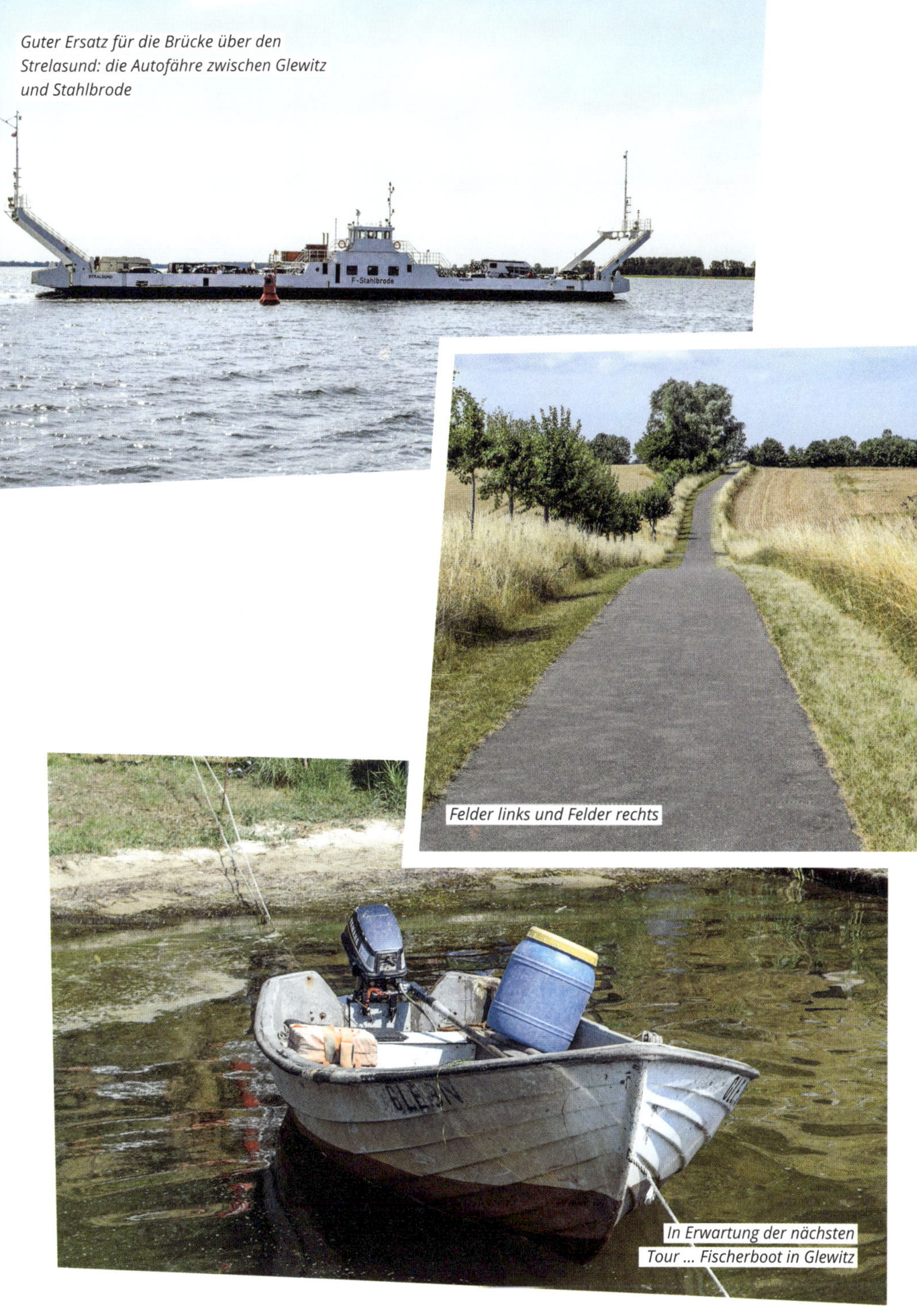

Guter Ersatz für die Brücke über den Strelasund: die Autofähre zwischen Glewitz und Stahlbrode

Felder links und Felder rechts

In Erwartung der nächsten Tour ... Fischerboot in Glewitz

RADELN & GENIEẞEN

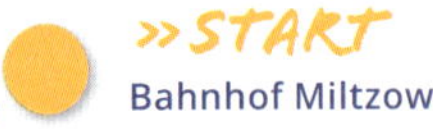

Bahnhof Miltzow

Von Miltzow auf dem Radweg der Grimmener Straße bis nach Reinberg fahren.

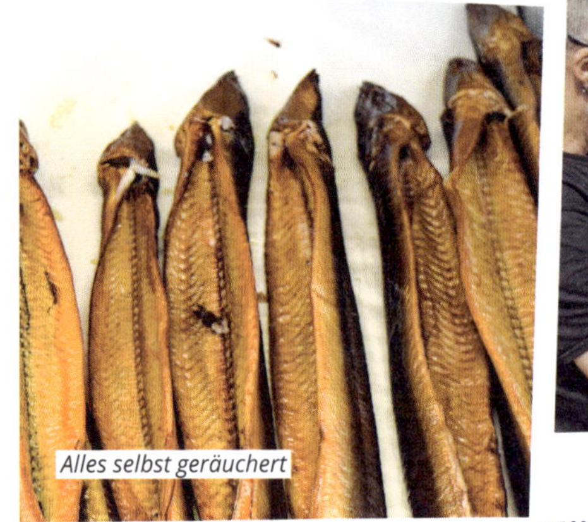

Alles selbst geräuchert

KM 4

1 Kirche in Reinberg

Besuch bei einem Methusalem

Die Kirche, auf die man direkt zufährt, ist alt und beeindruckend. 1220 gebaut, steht sie mächtig auf dem Kirchberg, gemauert aus Feldsteinen und Backstein. Es gibt ein Tor aus dunklem Holz. Oft sind die Türen offen. Wenn Orgelmusik aus dem Inneren dringt, lieber nicht stören. Ansonsten ist die Kirche aber geöffnet, und wer durch das hölzerne Eingangstor tritt, findet im Inneren einen Taufstein und Malereien aus dem 14. Jahrhundert. Einfach auf eine der Bänke setzen und die Stille genießen. Noch beeindruckender und älter (!) als die Kirche ist die Linde, die neben ihr steht. Sie ist unfassbare 1000 Jahre alt und hat in ihrem Leben wohl schon einiges gesehen … Ihr Stamm hat einen Umfang von elf Metern, ist wulstig und durchlöchert. Aber sie trägt grüne Blätter, sie lebt.

In Reinberg an der Kirche vorbei und dann nach Nordosten aus dem Ort hinaus, Richtung Stahlbrode.

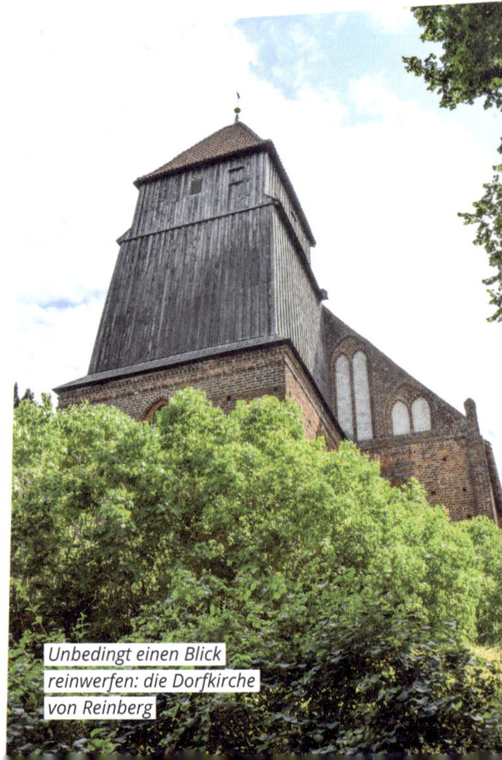

Unbedingt einen Blick reinwerfen: die Dorfkirche von Reinberg

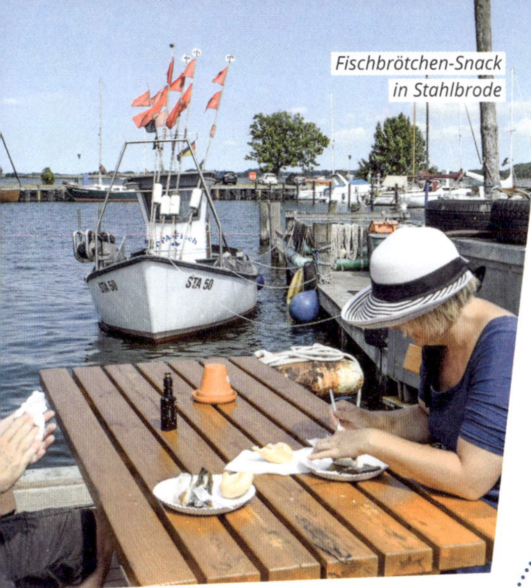
Fischbrötchen-Snack in Stahlbrode

WARTEN AUF DIE NÄCHSTE FÄHRE

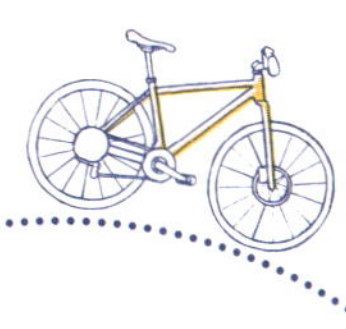

KM 11,5

3 Losentitz

Bummeln im Gutshaus-Park

Losentitz ist ein kleiner Ort mit einem backsteinernen Gutshaus, dessen Park betreten werden darf. Im Park findet man viele unterschiedliche und zum Teil sehr alte Bäume und Sträucher, einen Teich mit Brücke und einen alten Eiskeller. Das Gutshaus wurde Ende des 19. Jahrhunderts auf einem alten Rittergut gebaut, der Park ist 100 Jahre älter. Man erreicht den Besitzer unter der Nummer 0178 6 02 29 06 und kann (vorab) mit etwas Glück eine private Führung verabreden.

Zeit fürs Mittagessen! Gnocchi in Gorgonzolasoße, Pappardelle Tartufata ... Seit sechs Jahren kocht Sebastiano De Fiore im Il Rustico sizilianisches Essen. So original, dass man den Eindruck hat, mitten auf Rügen eine italienische Enklave zu betreten.

Man fährt Richtung Norden nach Zudar, dann über den Hafen von Puddemin und dann der Ausschilderung nach Mellnitz folgen.

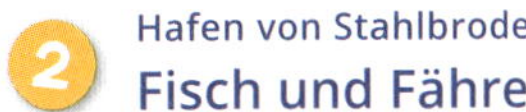

KM 7,5

2 Hafen von Stahlbrode

Fisch und Fähre

Kleine Hafenpause, bevor es mit der Fähre nach Rügen geht (www.weisse-flotte.de/fahrplan/ruegen-faehre)! Ab 11:30 Uhr bekommt man Kaffee im Fährmanns Hus oder der Molenstube in Stahlbrode. Außerdem gibt es Fisch, im Hafen frisch geräuchert (unter Umständen auch hier gefangen). Ein Trupp Touristen schwappt durch den Hafen, Boote schaukeln auf dem Wasser, bunte Fischkisten stehen übereinandergestapelt am Pier, ein Kutter mit Fischerfähnchen wartet auf die nächste Fangtour. Auf dem Sund gründeln Schwäne, die Fährschiffe zwischen Stahlbrode und Glewitz kreuzen sich im Fahrwasser. Ein letzter Schluck Kaffee, und weiter gehts.

Mit der Fähre über den Sund nach Rügen übersetzen. Dort einfach der Straße bis Losentitz folgen.

DIE KIRCHE IST ALT, NOCH ÄLTER ABER IST DIE LINDE DAVOR

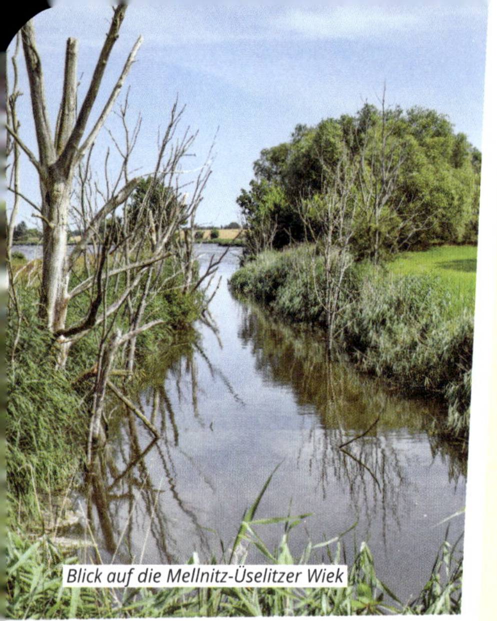

Blick auf die Mellnitz-Üselitzer Wiek

KM 27,5

5

Milchladen & Café in Poseritz

Sich einen Milchbart holen

Im Café und Milchladen (www.ruegener-inselfrische.de) gibt es regionale Milchprodukte – alle aus der eigenen Molkerei. Was darfs sein – Zitronen-Molke, Sanddorndessert, Dick- und Buttermilch, Quark, Käsebällchen, Brombeer-Vanille-Dessert, Joghurt? Auf der Terrasse im Garten mit Rhododendren und im wirklich gemütlichen Wintergarten bestellt man bunte Kuchen und Torten oder Milch-, Joghurt- und Buttermilchshakes und Quarkdesserts. Auf der Wiese neben dem Café kann man danach Alpakas mit Charaktergesichtern streicheln.

Zurück nach Glutzow Hof und dann weiter nach Venzvitz, über Sissow nach Gustow und dort links abbiegen zum Gustower Wiek.

KM 19

4

Mellnitz-Üselitzer Wiek

Innehalten in der Naturoase

Die wiedervernässte Fläche der Wiek wimmelt von Vögeln und ist eine kleine Oase der Artenvielfalt inmitten von ansonsten sehr viel moderner Landwirtschaft. Um die Wasserflächen herum blickt man auf zerzaustes Weideland, am Ufer grünes Schilf, eine Gruppe Kormorane überfliegt dicht gedrängt den Weg zum Wasser. Das Wasser strömt unter der Straße aus dem Sund in die renaturierte Wiek, etwa 20 Rinder kühlen sich die Beine im flachen Wasser. Mitten im See stehen Kormorane, und mächtige Silberweiden säumen das Ufer. Die Wiek ist ein Durchzugs- und Rastgebiet für Kraniche, Pfeifenten, Stockenten und Reiherenten. Mit Glück kann man auch Kiebitz und Goldregenpfeifer beobachten.

Nach Üselitz und weiter über Glutzow Siedlung nach Glutzow Hof, und hinter Glutzow Hof rechts nach Poseritz abbiegen.

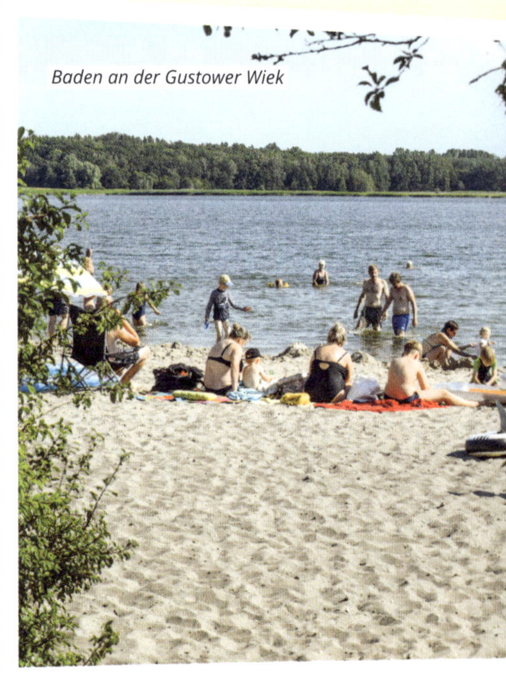

Baden an der Gustower Wiek

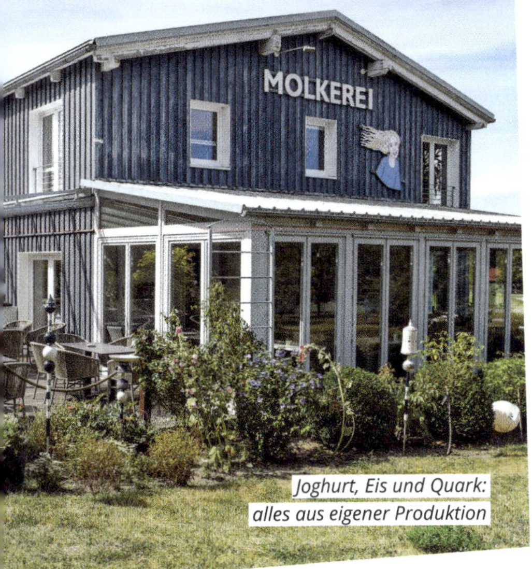

Joghurt, Eis und Quark: alles aus eigener Produktion

EXTRA INFOS:

Unbedingt beachten: Die **Fähre zwischen Stahlbrode und Altefähr** verkehrt nur im Sommerhalbjahr.

An einem ● **Picknickplatz** kurz hinter der Grahlerfähre mit Tisch, Bänken und tollem Blick geht das Ufer dermaßen steil senkrecht nach unten, dass man Angst hat, mit abzustürzen.

Auch am kleinen und gemütlichen ● **Puddeminer Hafen** stehen viele Bänke für ein Picknick.

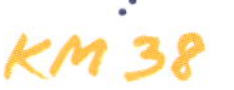

6 Badestelle Gustower Wiek

Planschen, fast allein

Ein paar Minuten im flachen Wasser auf dem Rücken dümpeln und in den Himmel schauen. Die Badestelle am Strelasund gehört zu den nur wenig besuchten Badeorten auf der Insel. Während die Autos auf der Insel im Stau stehen und die Strände in den Badeorten voll sind, ist es hier immer noch vergleichsweise leer. Die Bucht ist sehr geschützt, die Ufer sind grün bewachsen und das Wasser flach. Am Strand sind vor allem Einheimische und ein paar Touristen, die in den umliegenden Dörfern Ferienwohnungen gemietet haben. Am Jachthafen nebenan hat das Hafenmeisterbistro geöffnet und verkauft Getränke und Eis.

Zurück nach Gustow und dann über Nesebanz zum Bahnhof von Altefähr, direkt an der Rügenbrücke.

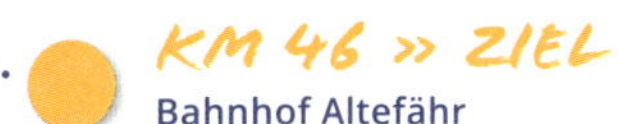

Bahnhof Altefähr

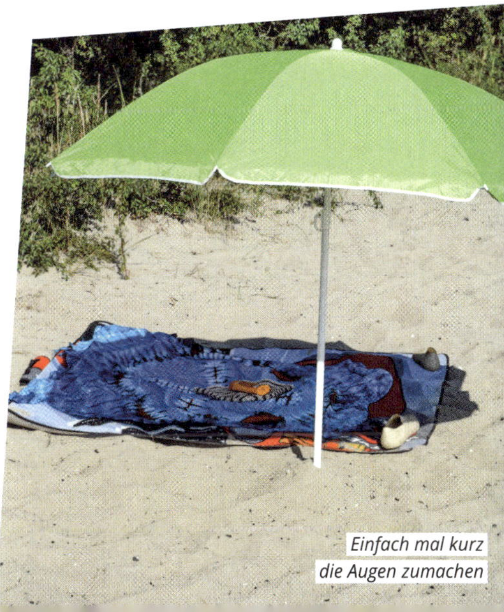

Einfach mal kurz die Augen zumachen

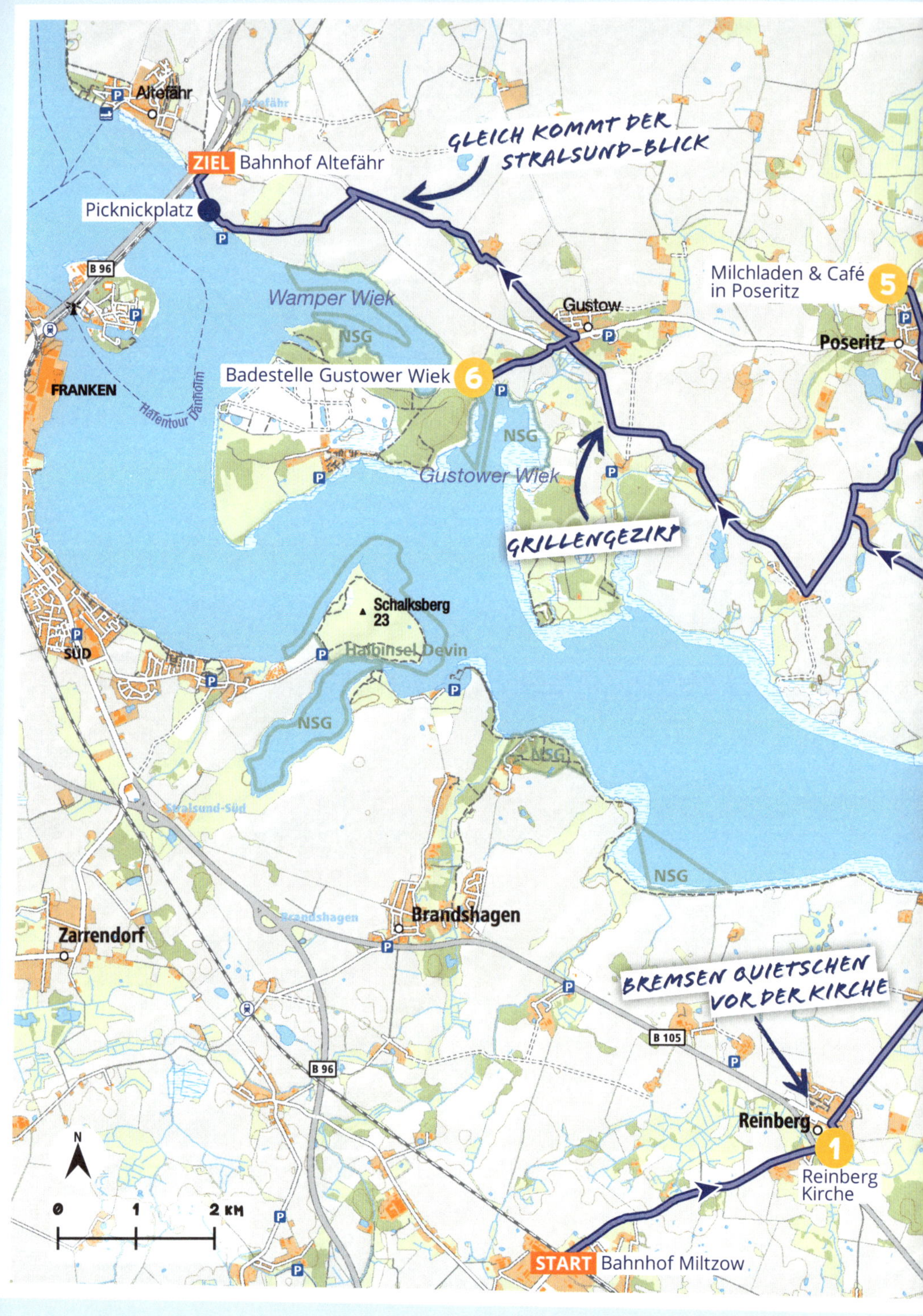
Altefähr
ZIEL Bahnhof Altefähr
GLEICH KOMMT DER STRALSUND-BLICK
Picknickplatz
B 96
Wamper Wiek
NSG
Milchladen & Café in Poseritz
5
Gustow
Poseritz
FRANKEN
Badestelle Gustower Wiek
6
Hafentour Dänholm
NSG
Gustower Wiek
GRILLENGEZIRP
Schalksberg 23
SÜD
Halbinsel Devin
NSG
NSG
NSG
Brandshagen
Zarrendorf
BREMSEN QUIETSCHEN VOR DER KIRCHE
B 105
B 96
Reinberg
1
Reinberg Kirche
N
0
1
2 KM
START Bahnhof Miltzow

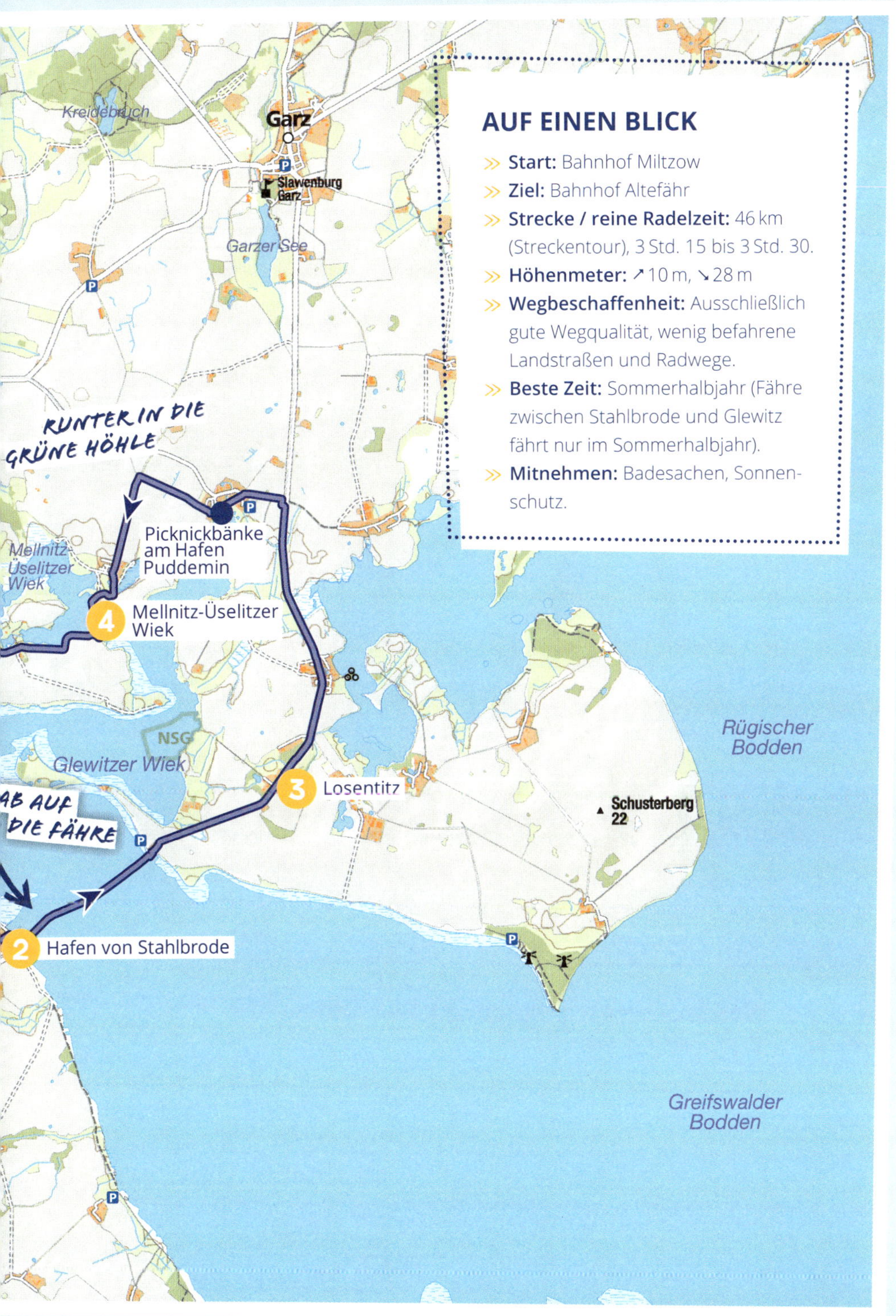

AUF EINEN BLICK

- **Start:** Bahnhof Miltzow
- **Ziel:** Bahnhof Altefähr
- **Strecke / reine Radelzeit:** 46 km (Streckentour), 3 Std. 15 bis 3 Std. 30.
- **Höhenmeter:** ↗ 10 m, ↘ 28 m
- **Wegbeschaffenheit:** Ausschließlich gute Wegqualität, wenig befahrene Landstraßen und Radwege.
- **Beste Zeit:** Sommerhalbjahr (Fähre zwischen Stahlbrode und Glewitz fährt nur im Sommerhalbjahr).
- **Mitnehmen:** Badesachen, Sonnenschutz.

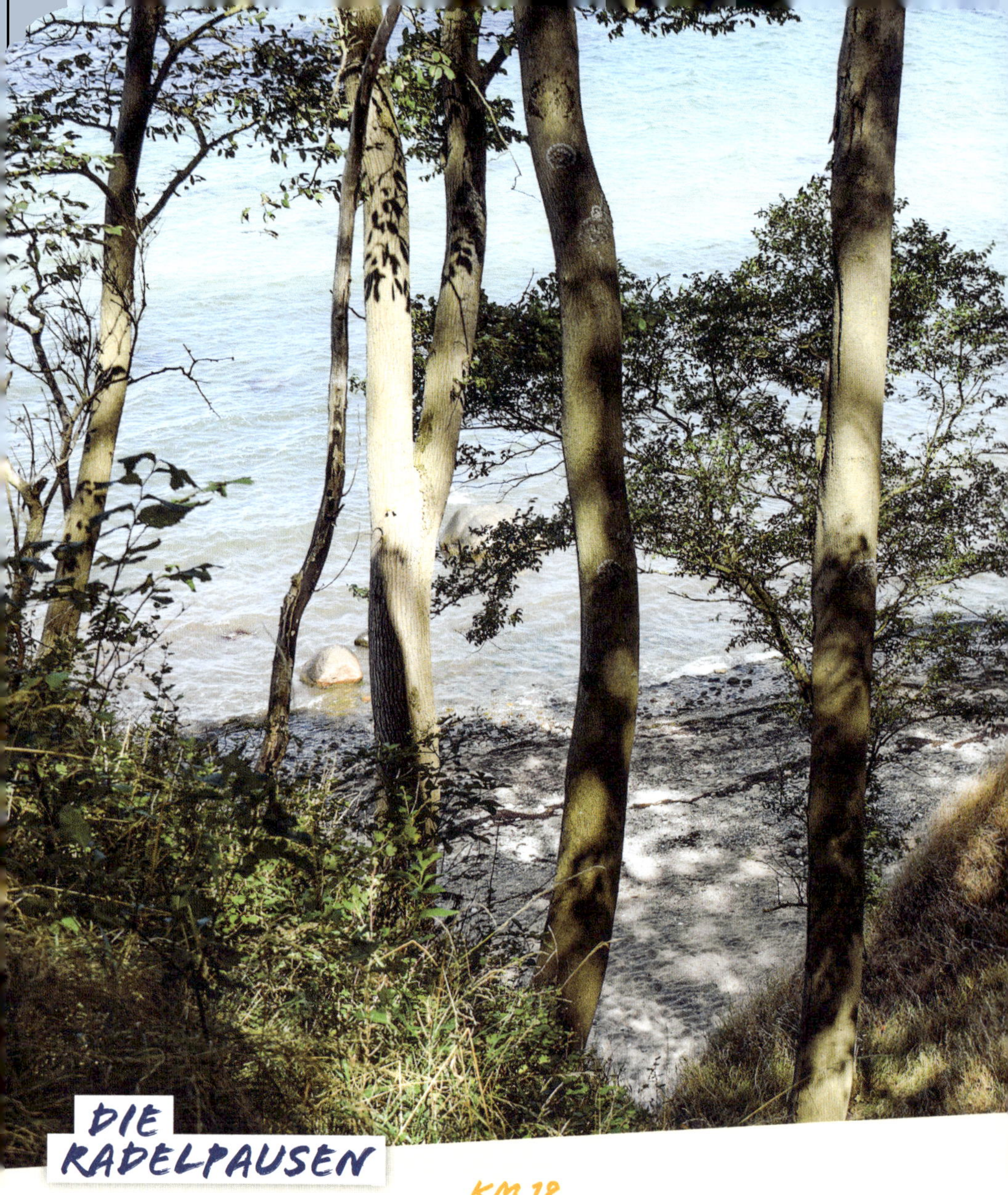

DIE RADELPAUSEN

» START
Bahnhof Travemünde Hafen

KM 8
1 Kuchenstand
Käsekuchen im Strandsand

KM 18
2 Steilküste zwischen Brook und Steinbeck
Spektakuläre Blicke

KM 26
3 Seebad Boltenhagen
Villen, Eis und Promenade

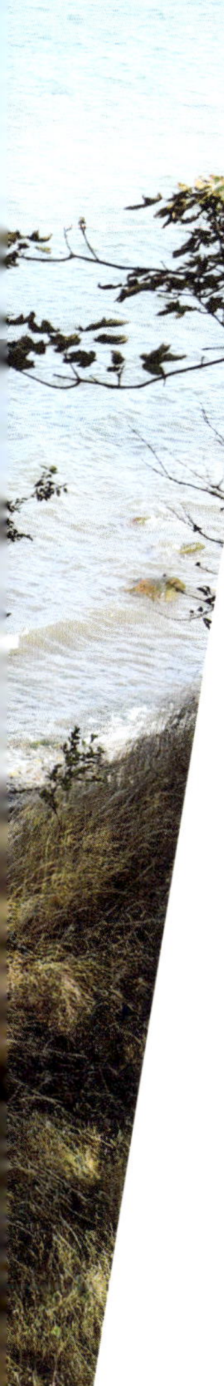

7 OSTSEE-SAND UND HINTERLAND

Von Travemünde über Klütz nach Grevesmühlen

Am Anfang führt der Weg einfach immer am Strand entlang. Hügel hoch und Hügel runter. Den Küstenweg verlässt man bei Boltenhagen. Ungern, aber für etwas mindestens genauso Schönes: eine Fahrt durch den Klützer Winkel.

KM 31

4 Klützer Mühle

Mühlenromantik und Bauerngarten

KM 35

5 Brennerei und Mosterei Tropfen Kontor

Obst zum Trinken

KM 47,5

6 Freibad Grevesmühlen

Noch ein Bad

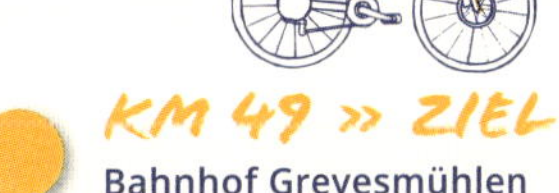

KM 49 » ZIEL

Bahnhof Grevesmühlen

ALLES BEGINNT MIT EINER FÄHRE

Wenn die Fähre auf dem Priwall, dem Stadtteil von Travemünde auf der anderen Seite der Trave, ankommt, ist man schon in eine Art Mini-Urlaub eingetaucht. Ein Schiff, groß wie ein Hochhaus, ist auf dem Weg nach Helsinki, Jachten tuckern in die Ostsee. Vom Fähranleger führt der Weg durch die Siedlung und dann parallel zur Küste. Küstenwäldchen links, Wiesen und Felder rechts. Dann muss man absteigen, um das Rad durch tiefe Sandkuhlen zu schieben. Auf den Wiesen daneben liegen Ziegen und Schafe im Schatten und blinzeln unter halb geschlossenen Lidern in Richtung Sandpiste. Bei Barendorf gibt es eine Pause und einen Kuchen vom Grill beim **Kuchenfeuer-Stand**. Jetzt weiter auf dem Weg an der Küste zwischen Priwall und Boltenhagen. Der ist lang genug, um so richtig in den Rhythmus aus Abfahrten und Anstiegen einzutauchen. Am Wegrand blühen Grasnelken und Hornklee lila und gelb. Im Küstenwäldchen wachsen Eichen und Buchen.

DER SCHÖNSTE MOMENT: VOR DER KÜSTE VON BOLTENHAGEN AUF EINER SANDBANK IM WASSER LIEGEN UND ZUM HIMMEL BLICKEN

Zwischen Brook und Steinbeck werden die Anstiege steiler und die Blicke von der **Steilküste** noch schöner. So oft wie möglich sollte man das Rad an der Küstenstrecke kurz stehen lassen und einen der Strandabgänge nutzen. Für ein kurzes Bad oder einfach nur einen Blick aufs Wasser. Baden kann man auch gut in **Boltenhagen**, dafür muss man das Rad bis zu einer passenden Stelle über die Promenade schieben. Dann gehts auf dem Radweg entlang der Landstraße nach Klütz. Nach einem Mittagessen an der **Klützer Mühle** den Berg runterrollen und weiter nach Damshagen in die **Brennerei und Mosterei Tropfen Kontor** fahren.

Die nächste Strecke ist wieder richtig schön: Zwischen Damshagen und Großendorf rauscht man den Hügel hinunter zu einem Bach, rechts ein Buchenwald, in der Luft ein Rotmilan, dann wechseln Felder, Wiesen und Wäldchen sich ab. Der Klützer Winkel ist für seinen sanften Tourismus bekannt, aber in den Dörfern auf dem Weg nach **Grevesmühlen** ist von Urlaubern nicht mehr viel zu sehen. Hier wird Landwirtschaft betrieben: Kühe stehen auf den Weiden (und laufen über die Straße), Mähdrescher fahren die Ernte ein. Auf den schattigen Alleen fährt es sich gemächlich durch die mecklenburgische Landschaft, nur selten überholt ein Auto oder ein Trecker. «

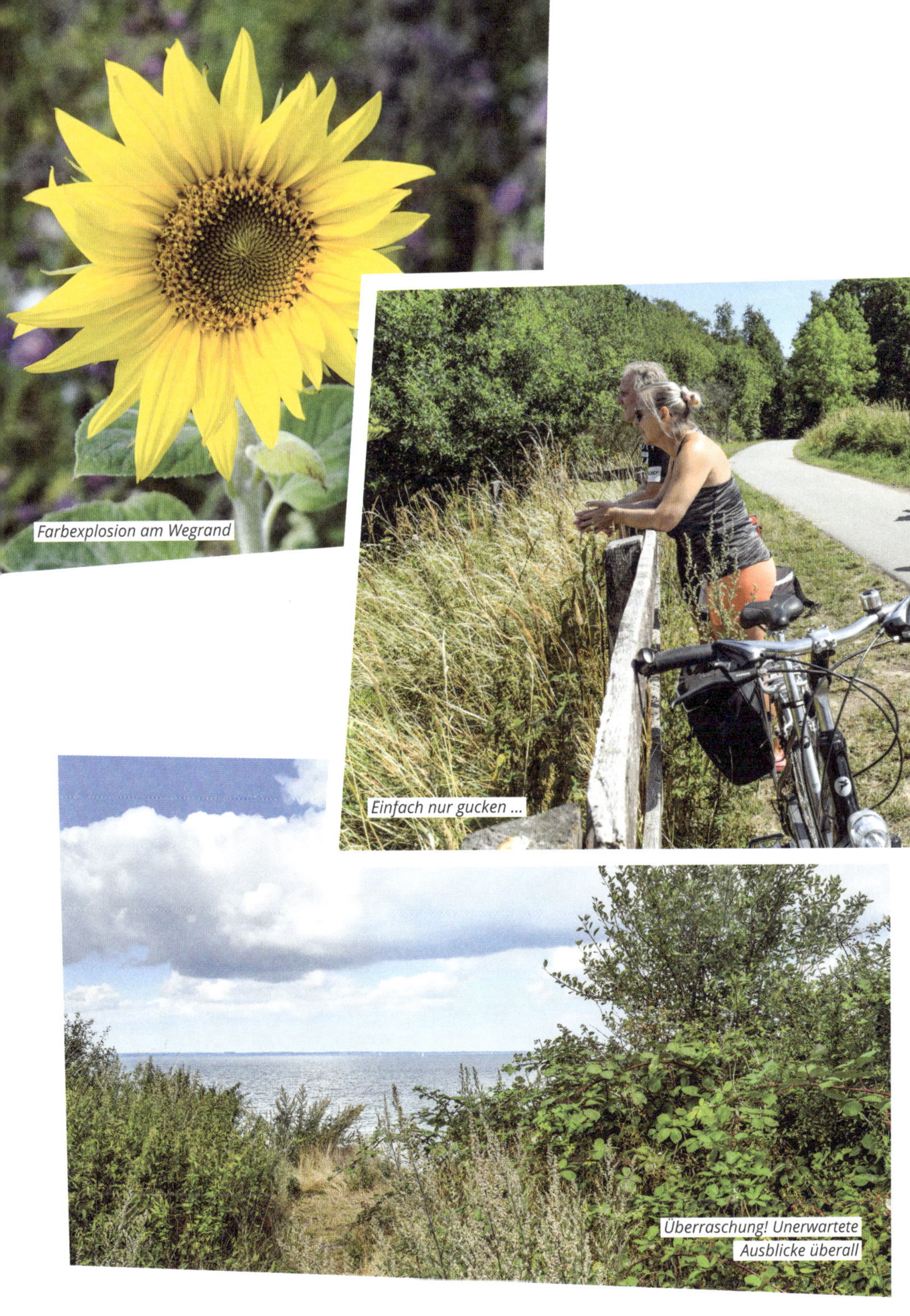

Farbexplosion am Wegrand

Einfach nur gucken ...

Überraschung! Unerwartete Ausblicke überall

RADELN & GENIEßEN

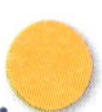

»START

Bahnhof Travemünde Hafen

Einfach dem Fußweg Richtung Hafen und der Ausschilderung zur Fähre folgen. Mit der Fähre geht es über die Trave und dann immer am Strand entlang bis zum Strandübergang bei Barendorf.

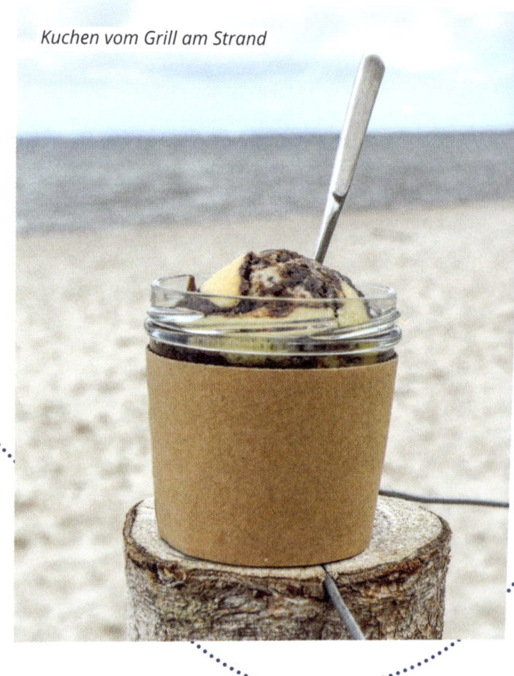

Kuchen vom Grill am Strand

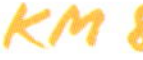

KM 8

Kuchenstand

Käsekuchen im Strandsand

Es gibt viele Gründe für eine Pause bei Christiane Mrozeks Kuchenstand. Eine Pause ist längst überfällig. Und wo gibt es schon Kuchen vom Grill? Ihrer schmeckt köstlich, kommt direkt und noch warm in Gläsern portioniert aus dem Feuer. Dazu verkauft sie fair gehandelten Kaffee und Biolimonade und lässt sich dann und wann gerne von ihren Kundinnen und Kunden in Gespräche verwickeln. Aber das Beste ist: Man kann den Kuchen im Glas mit an den Strand nehmen und sich im Sand den schönsten Platz mit der besten Aussicht suchen. Nur auf die hungrigen Möwen sollte man dabei ein Auge haben.

Einfach immer geradeaus dem Weg an der Küste entlang folgen.

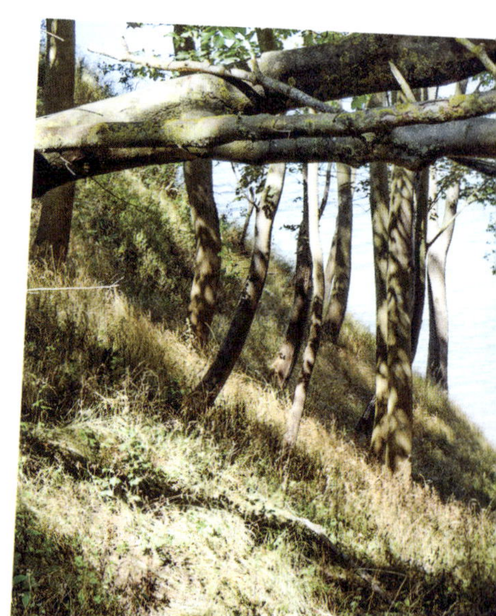

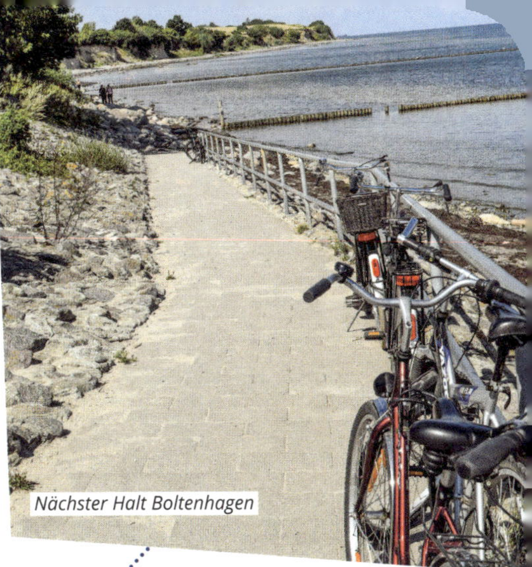

Nächster Halt Boltenhagen

KM 18

2 Steilküste zwischen Brook und Steinbeck

Spektakuläre Blicke

Das Fahrrad abstellen, um einen Blick aufs Meer zu werfen, lohnt sich an dieser Strecke immer, denn das Küstenwäldchen ist wie ein Vorhang, der den Blick aufs Meer versperrt. Wenn man nicht aufpasst, radelt man an den schönsten Stellen einfach vorbei. Ganz besonders gilt das für die Abschnitte mit Steilküste, die man auch daran erkennt, dass die Steigungen jetzt besonders zackig werden. Zwischen Brook und Steinbeck gibt es einige besonders schöne Aussichtsgelegenheiten hinunter aufs Meer. Unten findet man einen Naturstrand, viele Steine und sogar Fossilien.

Bei Steinbeck verlässt der Weg die Küste und führt über Redewisch nach Boltenhagen.

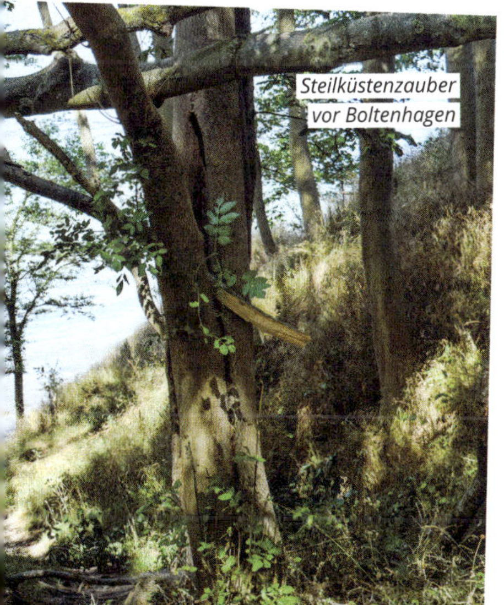

Steilküstenzauber vor Boltenhagen

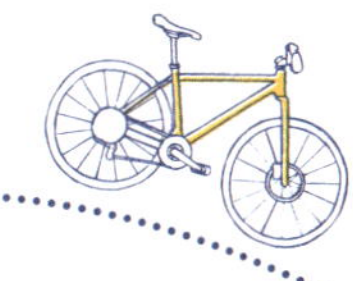

KM 26

3 Seebad Boltenhagen

Villen, Eis und Promenade

Den Abschied vom langen Naturstrand bei Steinbeck sollte man noch kurz zelebrieren, denn in Boltenhagen taucht man unvermittelt in Seebadatmosphäre ein. Auch wenn der Ort klein ist, sind die Straßen im Sommer voller Leute. Den besten Kuchen (finnischer Schokokuchen!) und das beste Softeis gibt es im Café Lindquist (cafelindquist.de), wo man direkt im Anschluss über den Deich gehen und im flachen Wasser vor der Küste baden oder eine Weile am Sandstrand liegen und die Wolken am Sommerhimmel vorbeiziehen lassen kann.

Am Kreisverkehr von Boltenhagens größter Kreuzung am Ortseingang Richtung Klütz abbiegen und auf einem schönen, baumbestandenen Radweg bis nach Klütz radeln.

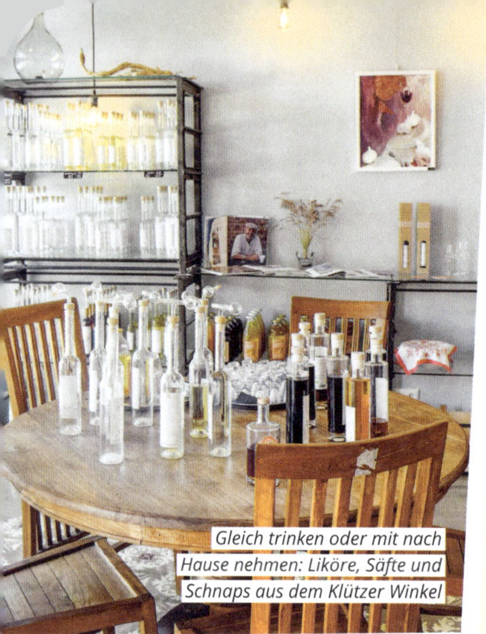

Gleich trinken oder mit nach Hause nehmen: Liköre, Säfte und Schnaps aus dem Klützer Winkel

KM 35

Brennerei und Mosterei Tropfen Kontor

Obst zum Trinken

Johann Volk arbeitete lange als Zahntechniker und wollte nach einem langen Arbeitsleben noch mal etwas Neues ausprobieren. Entweder als Kunsttischler oder als Obstbauer. Beide Leidenschaften finden sich in der neu gebauten und gestalteten Brennerei und Mosterei: Volk hat die Möbel selbst getischlert, und auf den Obstwiesen im Klützer Winkel wächst, was in den vielen Likören, Schnäpsen und Säften verarbeitet wird. Im Tropfen Kontor kann man verkosten, Getränke (und neuerdings auch Ökolebensmittel) einkaufen oder einfach nur die gelungene Einrichtung bewundern.

In Damshagen links in die Waldstraße einbiegen und bis Großenhof, hinter Großenhof auf den Häusslerberg und südwärts, vorbei an Thorsdorf, durch Warnow, vorbei am Santower See bis nach Grevesmühlen.

KM 31

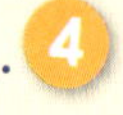

Klützer Mühle

Mühlenromantik und Bauerngarten

Die Mühle liegt da, wo der meiste Wind weht, hoch oben auf dem Hügel. Im Sommer stammen Gemüse und Kräuter für die Gerichte im Restaurant komplett aus eigenem Anbau. Daher wechseln die Gerichte je nach Saison. Hinter der Mühle liegen das Gewächshaus und ein liebevoll gepflegter Garten, der auch als Schaugarten genutzt wird. Zwischen Kürbissen, Zucchini und Möhren blühen Blumen in allen Farben. Hühner und Enten schnattern im Gehege, Schafe grasen auf der Wiese. Vor der Mühle ist der Ausblick auf den Garten und das Städtchen grandios, in der Mühle sitzt man zwischen dunkel gebeizten Holzwänden.

Runter ins Dorf rollen, vorbei an der Kirche, und dann fährt man über Hofzumfelde weiter nach Damshagen.

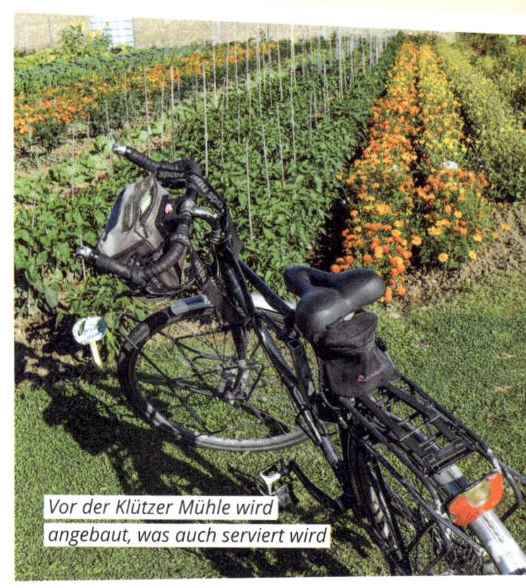

Vor der Klützer Mühle wird angebaut, was auch serviert wird

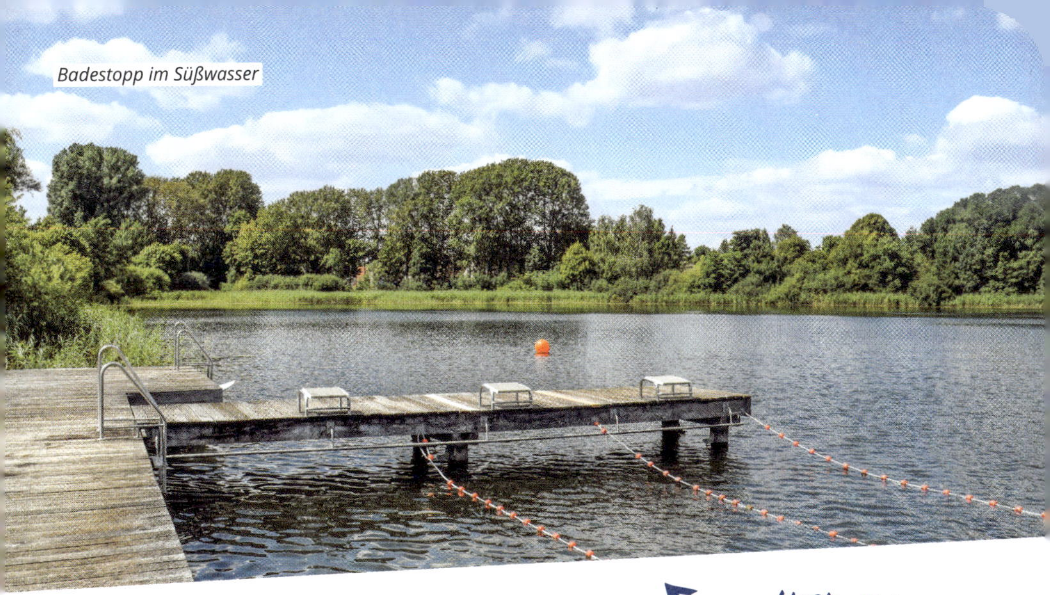

Badestopp im Süßwasser

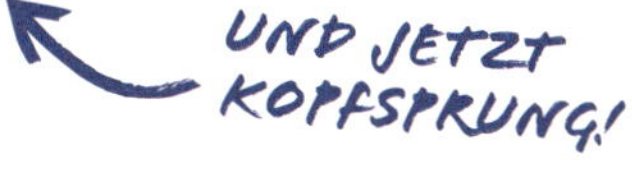

KM 47,5

6 Freibad Grevesmühlen

Noch ein Bad

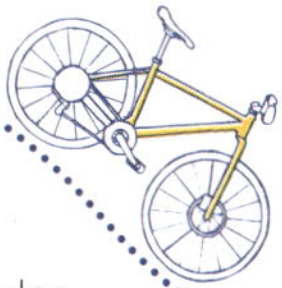

Es riecht nach See und Sonnencreme, Kinder springen mit lautem Platschen ins Wasser, ganze Großfamilien liegen unter Sonnenschirmen und auf Handtüchern im Sand, einer Gruppe Jugendlicher, so weit wie möglich vom Spielplatz entfernt positioniert, geht es vor allem ums Sehen und Gesehen werden. Und am Steg patrouilliert die Bademeisterin. Das Freibad am Ploggensee ist ein ganz klassisches Freibad. Super für ein letztes Bad, bevor der Zug abfährt. Kindheitserinnerungen sind garantiert (www.unser-freibad.de).

Auf die Santower Straße und dann den Kinogang nach Süden, vorbei am Stadtpark auf der Rudolf-Breitscheid-Straße und dann links in die Straße Am Bahnhof einbiegen.

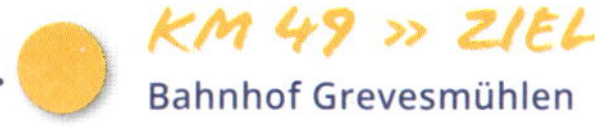

HOCH AUF DEM HÜGEL

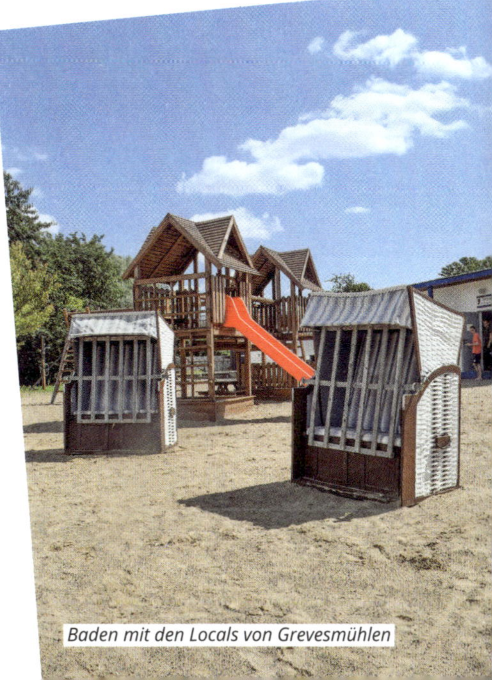

Baden mit den Locals von Grevesmühlen

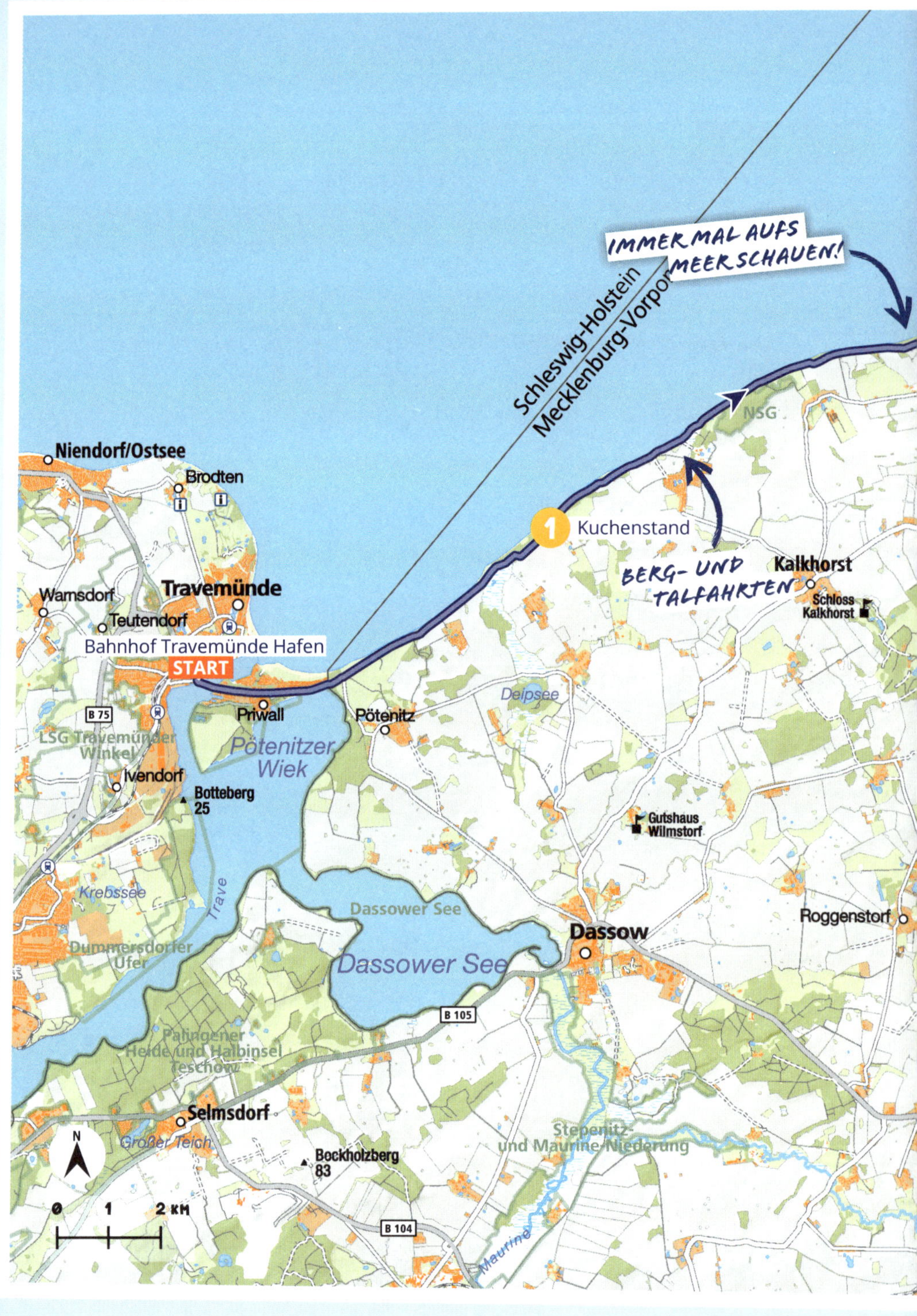

IMMER MAL AUFS MEER SCHAUEN!
Schleswig-Holstein
Mecklenburg-Vorpom
NSG
Kuchenstand
BERG- UND TALFAHRTEN
Kalkhorst
Schloss Kalkhorst
Niendorf/Ostsee
Brodten
Travemünde
Warnsdorf
Teutendorf
Bahnhof Travemünde Hafen
START
Priwall
Pötenitz
Deipsee
B 75
LSG Travemünder Winkel
Pötenitzer Wiek
Ivendorf
Botteberg 25
Gutshaus Wilmstorf
Krebssee
Trave
Dassower See
Dassow
Roggenstorf
Dummersdorfer Ufer
Dassower See
B 105
Palingener Heide und Halbinsel Teschow
Selmsdorf
Großer Teich
Bockholzberg 83
Stepenitz- und Maurine-Niederung
B 104
Maurine
N
0 1 2 KM

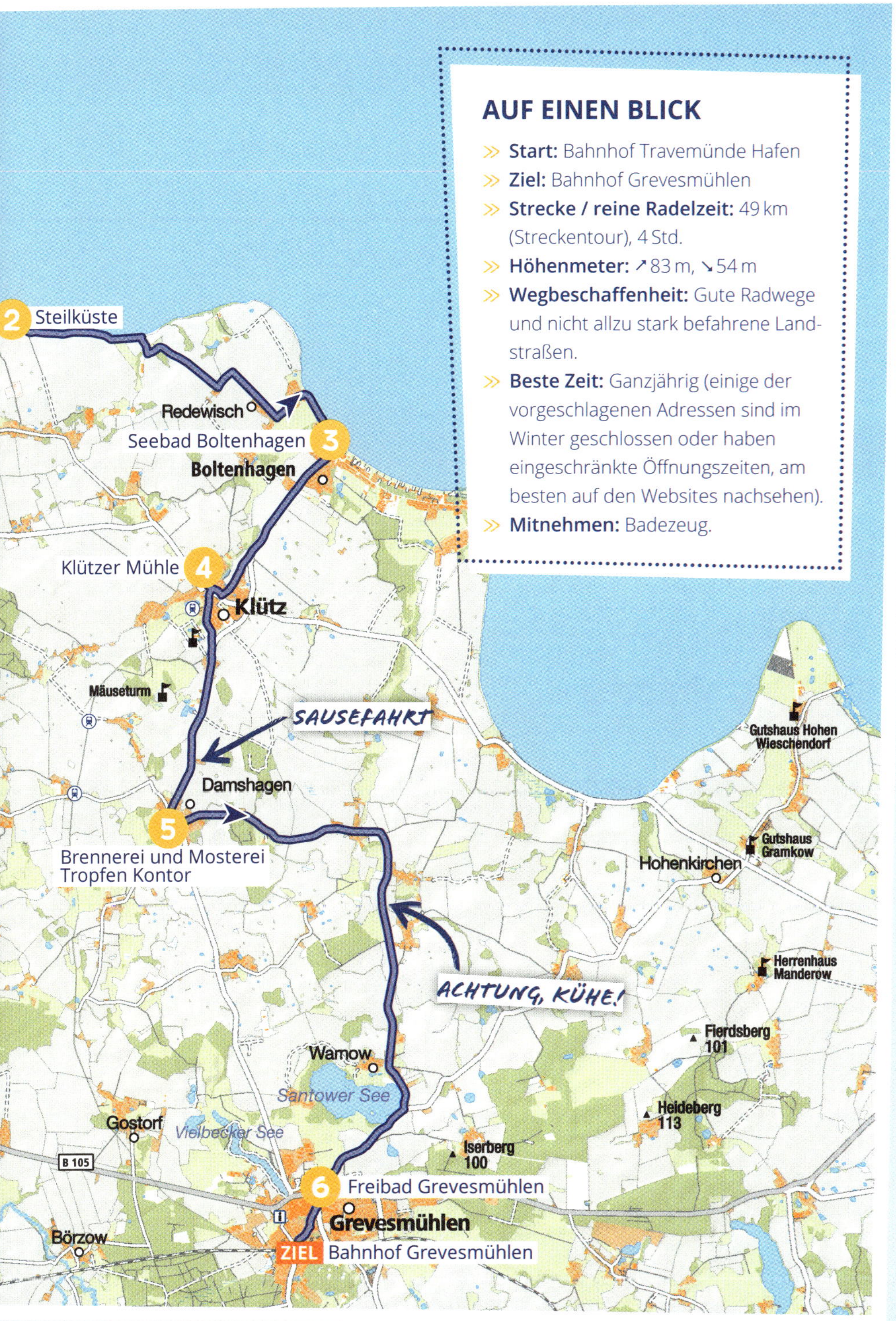

AUF EINEN BLICK

- **Start:** Bahnhof Travemünde Hafen
- **Ziel:** Bahnhof Grevesmühlen
- **Strecke / reine Radelzeit:** 49 km (Streckentour), 4 Std.
- **Höhenmeter:** ↗ 83 m, ↘ 54 m
- **Wegbeschaffenheit:** Gute Radwege und nicht allzu stark befahrene Landstraßen.
- **Beste Zeit:** Ganzjährig (einige der vorgeschlagenen Adressen sind im Winter geschlossen oder haben eingeschränkte Öffnungszeiten, am besten auf den Websites nachsehen).
- **Mitnehmen:** Badezeug.

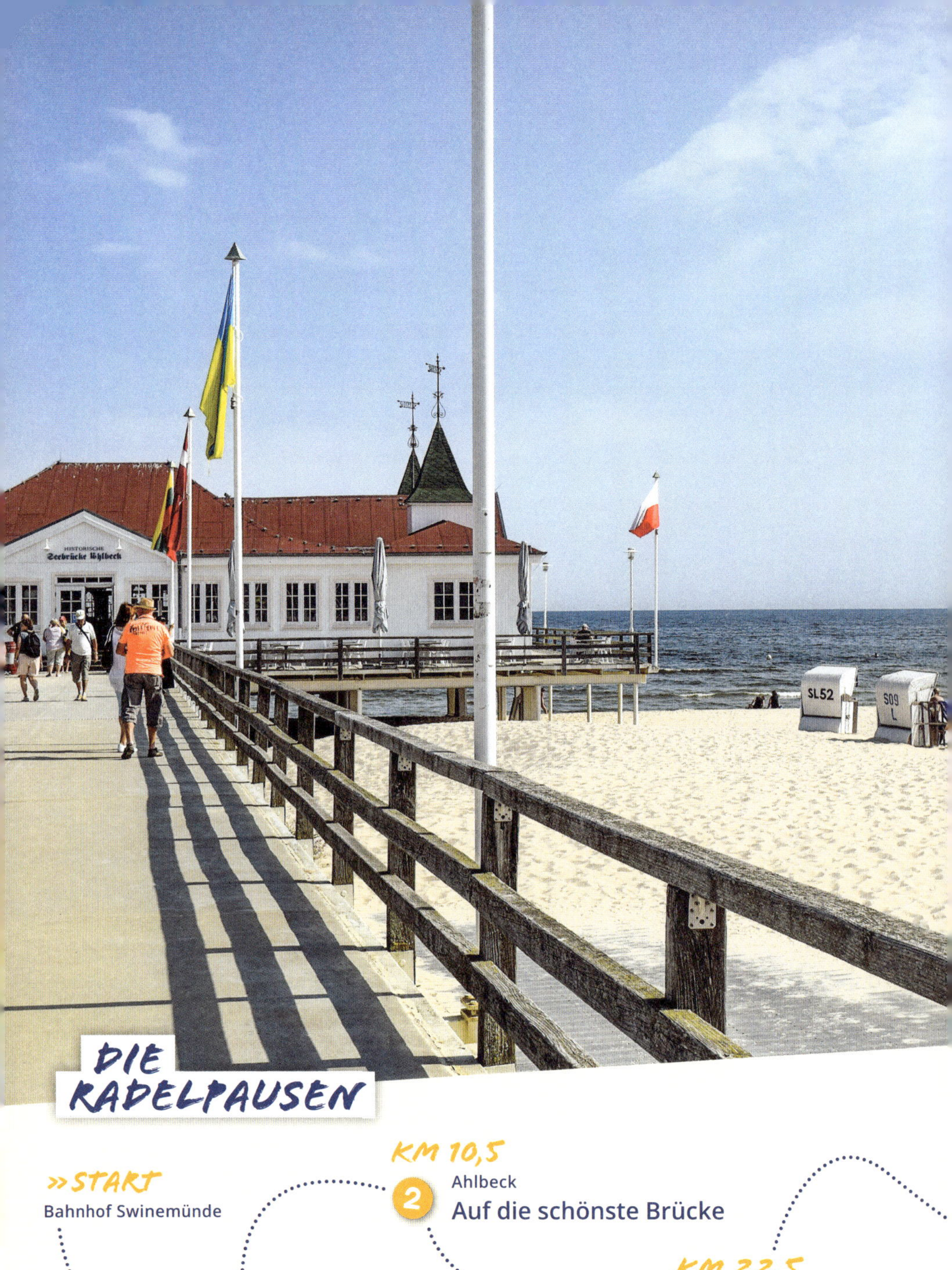

DIE RADELPAUSEN

» START
Bahnhof Swinemünde

KM 2,5
1 Swinemünde
Stadtpark und Promenade

KM 10,5
2 Ahlbeck
Auf die schönste Brücke

KM 22,5
3 Strandoase Ückeritz
Joghurt und Eis

8 PROMENADENBLICKE

Kaiserbad und Kaiserbäder auf Usedom

Die Tour verbindet die größten Seebäder der Insel. Sie führt von Swinemünde nach Zinnowitz, über die längste Strandpromenade Europas. Seebadarchitektur und Seebrücken wechseln sich mit einsamen Momenten und Naturerlebnissen ab.

KM 29
4 Streckelsberg
Ganz weit oben
KM 32
5 Surfbox Zempin
Limo in der Hängematte
KM 37 » ZIEL
Bahnhof Zinnowitz

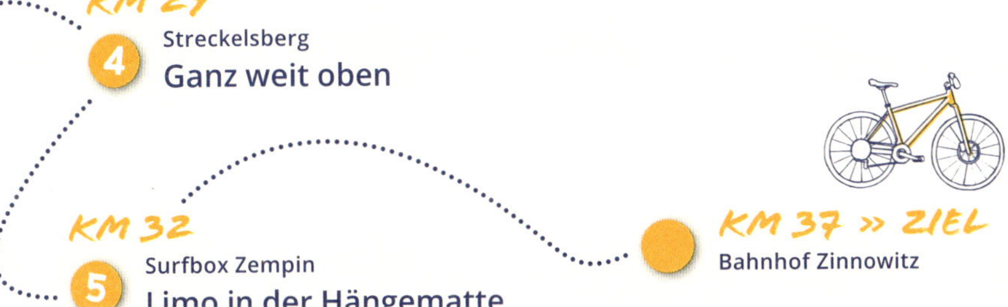

GRENZENLOS

Wenn man den Strand von **Swinemünde** verlassen hat, dauert es nicht lange, nur ein paar Minuten, bis man die Grenze passiert. Das geschieht ziemlich unspektakulär, plötzlich steht man vor den Grenzstelen mit den polnischen und deutschen Nationalfarben. Ein Paar läuft Hand in Hand auf je einer Seite der Grenze auf dem gemeinsamen Strand, man denkt an grenzenlose Liebe und schluckt kurz gerührt. Unbeeindruckt von der Grenze wächst davor und dahinter das gleiche Dünengras, hat das Meer die gleiche Farbe und geht die Strandpromenade einfach immer weiter.

DER SCHÖNSTE MOMENT: AM ENDE DER SCHÖNEN TOUR ZUFRIEDEN IN DER HÄNGEMATTE SCHAUKELN

Bis **Ahlbeck** fährt man durch einen schmalen Waldabschnitt, nach der Stadtgrenze dann durch dichte Bebauung. Das ist das Muster dieser Tour: Ruhige Abschnitte in Buchenwäldern, oft am Hang, auf denen einem nur dann und wann ein paar andere Räder entgegenkommen, wechseln sich ab mit Promenadenabschnitten, auf denen man in zweiter Reihe fahren kann oder das Rad an Eisläden und Souvenirständen und Cafés vorbeischiebt. In den Orten überall Villen in Seebadarchitektur, einem Zuckerbäckerstil mit unzähligen Türmchen und Verzierungen an den Fassaden. Vor Ahlbeck, Heringsdorf, Binz und Zinnowitz ragen Seebrücken weit ins Meer hinein, und rund um die Strandübergänge verteilen sich Strandkörbe geometrisch im Sand. Im Wald dagegen leuchten Licht- und Schattenmuster auf dem Boden, manchmal kann man die Wellen, manchmal den Wind in den Bäumen rauschen hören. Nähert man sich dem nächsten Ort, mischt sich in das Geräusch der Brandung das Juchzen der Kinder und das Knattern von Drachen im Wind.

Die schönsten Momente sind die, wenn sich unerwartet ein Sichtfenster zum Meer öffnet und es hinter den glatten grauen Stämmen der Buchen auf einmal grünblau schimmert. Schon zwischen Bansin und dem Stopp an der **Strandoase Ückeritz** nehmen die waldigen Abschnitte zu. Je näher man dem **Streckelsberg** kommt, desto steiler werden die Hügel im Küstenwald. Eine Badepause am Streckelsberg, und dann beginnt Usedoms flacher Norden. Die Tour endet am Bahnhof von Zinnowitz, zuvor aber gibt es den perfekten Tourausklang in der **Surfbox von Zempin**. «

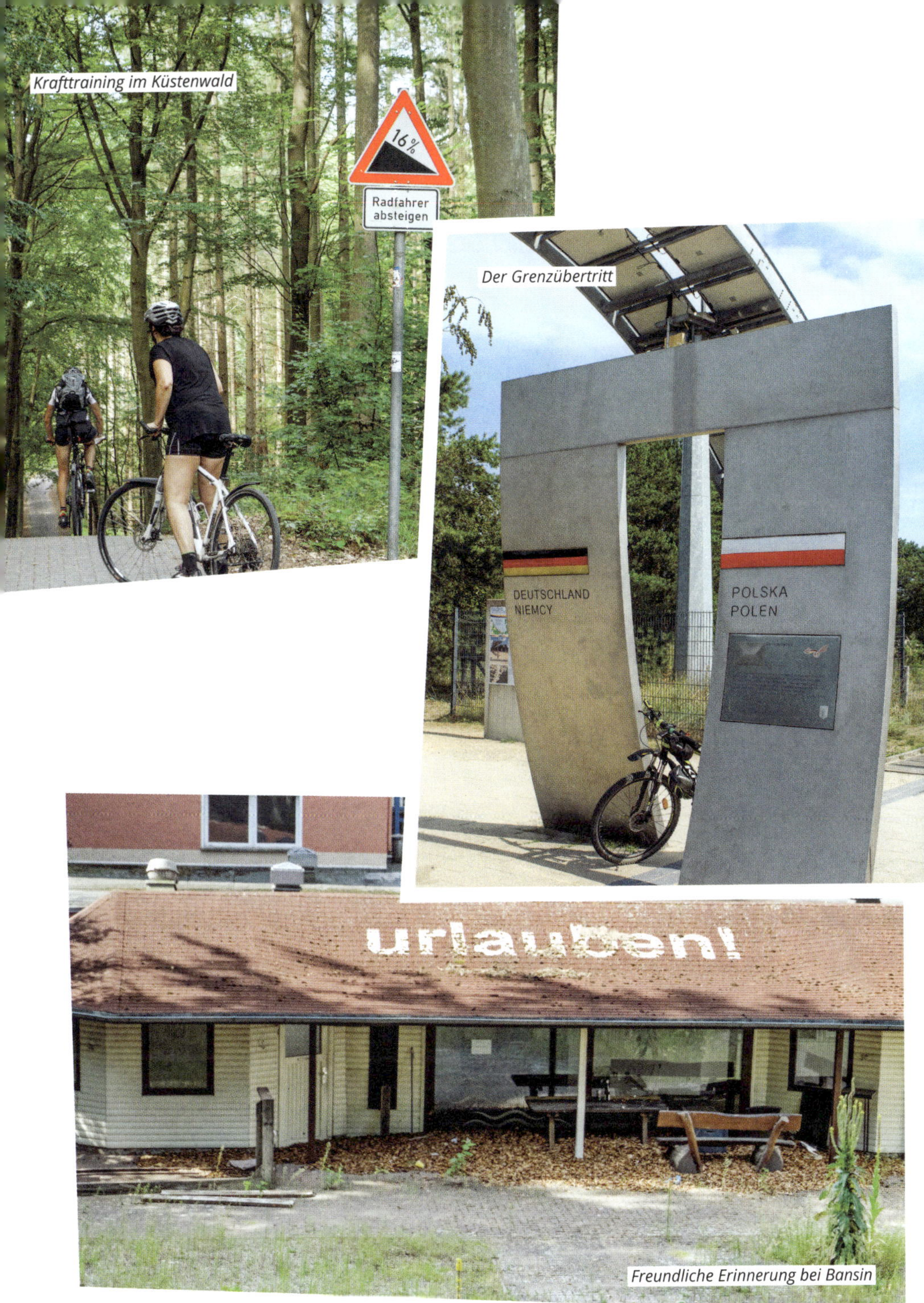

Krafttraining im Küstenwald

Der Grenzübertritt

Freundliche Erinnerung bei Bansin

RADELN & GENIEẞEN

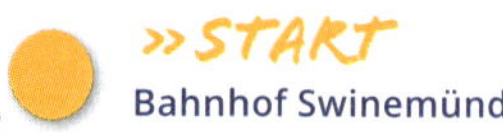

Bahnhof Swinemünde

Vom Bahnhof aus in Richtung Stadt fahren und den Weg zum Stadtpark einschlagen.

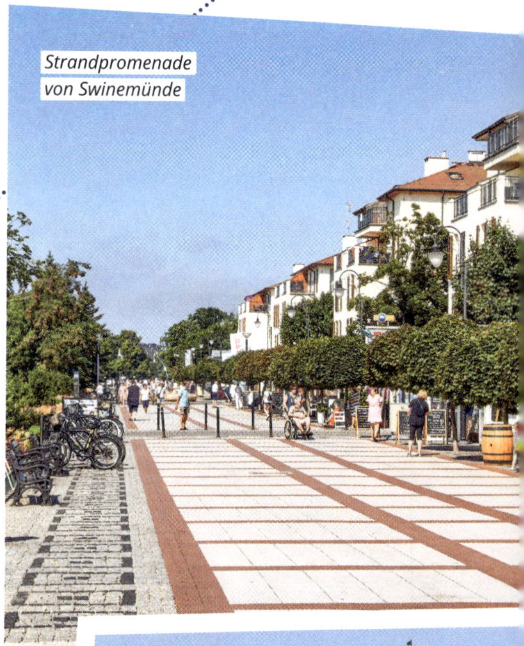

KM 2,5

1 Swinemünde

Stadtpark und Promenade

Im Stadtpark eine Bank an einem der Blumenbeete, vielleicht an Brunnen und Fontäne suchen. Der Park mit seinen alten Bäumen und dem plätschernden Wasser ist ein guter Ort für ein (zweites) Frühstück, Kaffee dazu gibt es an einem der Kaffeewagen, die am zentralen Platz gerne parken. Die Strandpromenade von Swinemünde ist von Hotels, Cafés und Restaurants gesäumt und neu gestaltet. An ihrem westlichen Ende gibt es ein Gradierwerk, hier kann man besonders feuchte und salzhaltige Luft einatmen. Und über einen der vielen Strandzugänge gibt es einen ersten Blick auf die Ostsee.

Schieben kann man auf der Promenade, fahren muss man in zweiter Reihe, auf der Parallelstraße dazu. Ehe man sich versieht, ist man schon an der polnisch-deutschen Grenze – und von da aus geht es durch ein Küstenwäldchen nach Ahlbeck.

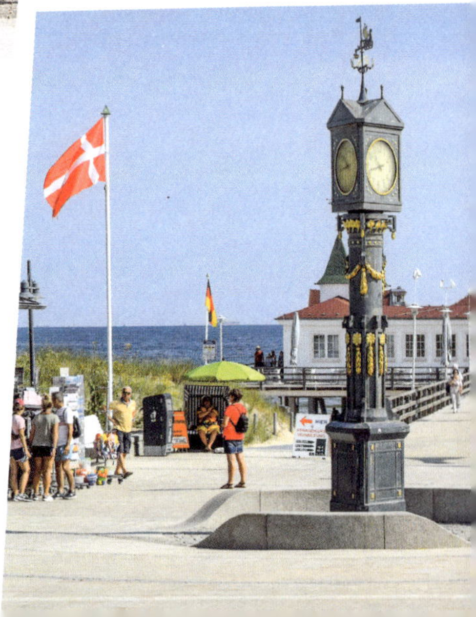

Strandpromenade von Swinemünde

KM 10,5

2 Ahlbeck

Auf die schönste Brücke

Ahlbecks Seebrücke ist spätestens seit dem Loriot-Film »Pappa ante Portas« berühmt und eines der meistfotografierten Motive der Insel. Auf jeden Fall ist die Seebrücke ein würdiger Ort, um einmal so weit aufs Wasser hinauszulaufen, wie es geht. Vom Vorplatz mit der Jugendstiluhr von 1912 läuft man auf die hölzernen Bohlen, vorbei an der Gaststätte auf Stelzen, die aussieht, als würde sie den hinteren Teil der Seebrücke abschirmen und bewachen. Umso ruhiger ist es dahinter. Von ganz vorne kann man dann ins Wasser schauen – oder zurück zur Küstenlinie von Usedom. Der Sound des Badeurlaubs wird hier draußen vom Wind verweht. Und auf einer Laterne sitzt eine Möwe, reckt den Hals und guckt.

Der Fahrradweg ist in den Orten stark befahren, aber perfekt ausgeschildert, und verläuft parallel zum Strand, vor Ückeritz teilweise auch über das Gelände des Naturcampingplatzes.

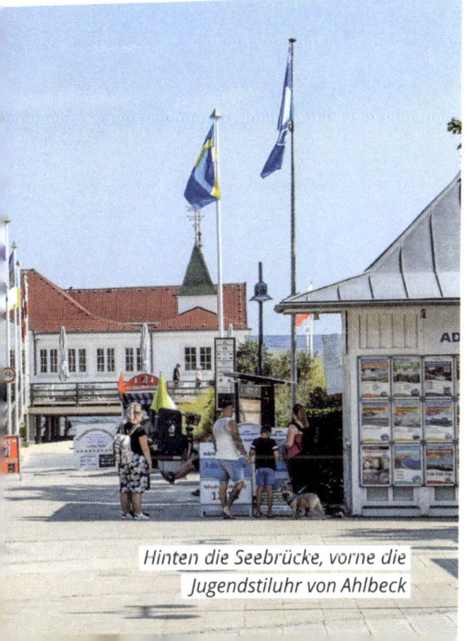

Hinten die Seebrücke, vorne die Jugendstiluhr von Ahlbeck

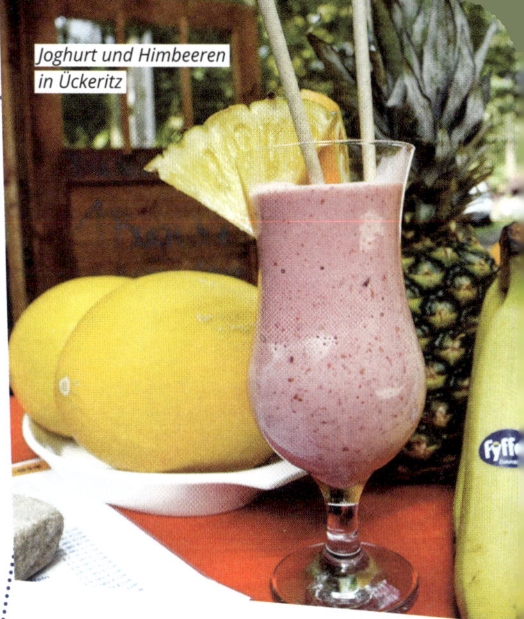

Joghurt und Himbeeren in Ückeritz

KM 22,5

3 Strandoase Ückeritz

Joghurt und Eis

Am Ende des Geländes des Naturcampingplatzes Ückeritz, des größten Campingplatzes der Insel, stehen zwei kleine Holzbuden. Das ist die Strandoase Ückeritz, die von Orangen, Bananen, Äpfeln und Kiwis geradezu überquillt, die in großen Körben und Schüsseln Werbung für einen frisch gepressten Saft machen. Empfehlenswert sind die Frozen Jogurts. Man entscheidet sich für ein Obst (Himbeeren!), das zerkleinert und mit Joghurteis gemischt wird. Das Rad kann man dann stehen lassen und das Eis mit an den Strand nehmen, bevor es schmilzt. Direkt neben der Strandoase kann man in einem Holzhäuschen in Bücherregalen stöbern – Strandlektüre, jede Menge.

Der Weg führt weiter parallel zur Küste, durch Stubbenfelde und vorbei am Kölpinsee bis zum Streckelsberg.

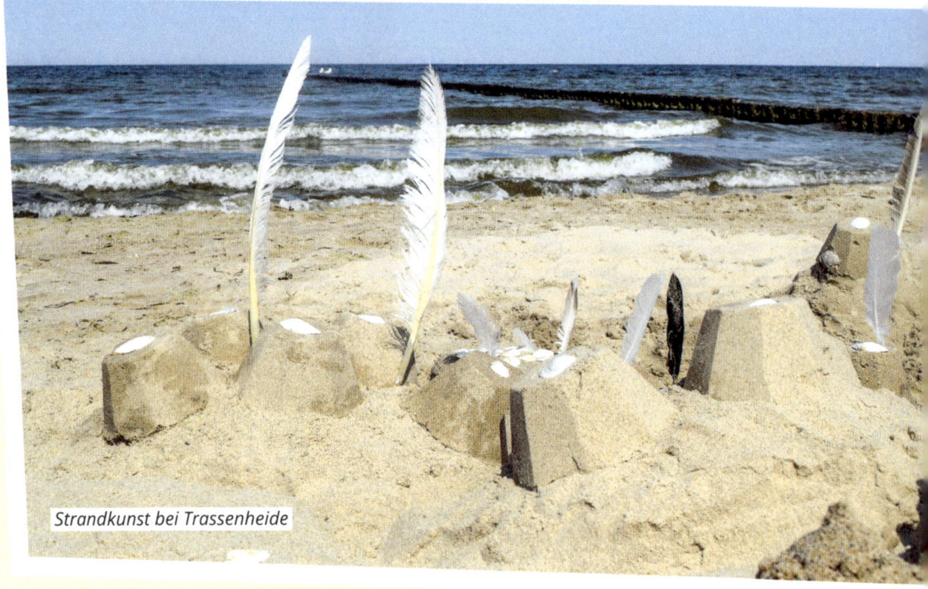

Strandkunst bei Trassenheide

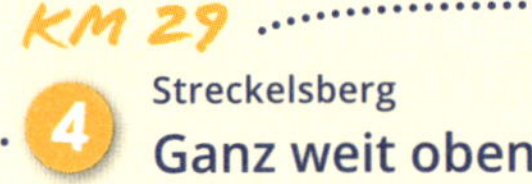

KM 29

4

Streckelsberg

Ganz weit oben

Hinter Ückeritz schaut man bei jedem Meerblick ein bisschen weiter zum Horizont. Und wenn es nicht mehr weiter nach oben geht, dann ist man auf dem 58 Meter hohen Streckelsberg angekommen. In der Ferne ist ein Containerschiff auf dem Weg nach Swinemünde, Segel leuchten weiß, und Möwen lassen sich von oben auf das Gefieder schauen. Baden kann man eigentlich überall, aber an der Steilküste, am Fuß des Streckelsbergs, ist es besonders schön. Eine Stahltreppe führt aus dem Küstenwäldchen 26 Meter in die Tiefe. Davor sind nur wenige Räder geparkt, und auch unten ist es längst nicht so voll wie am Strand der Seebäder. Vom Wasser aus schaut man auf den Streckelsberg, der weiß leuchtet. Am Ufer haben Kinder eine Sandburg gebaut und mit Federn geschmückt.

Weiter, immer weiter, hinter Koserow dann parallel zur Hauptstraße über Lüttenort nach Zempin.

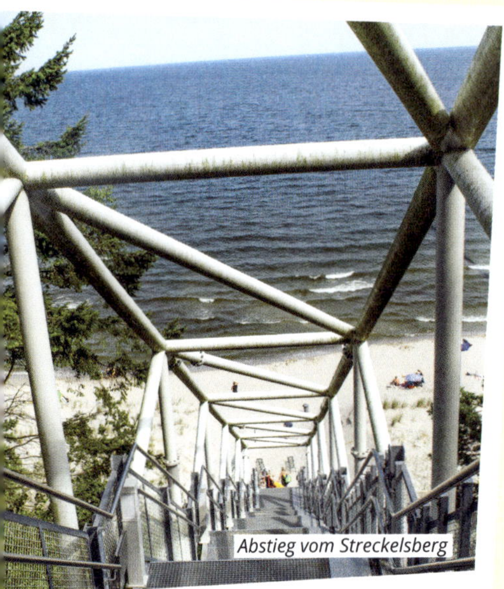

Abstieg vom Streckelsberg

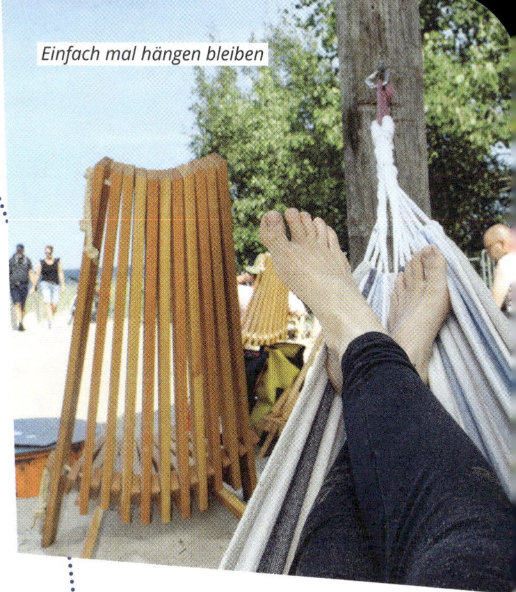

Einfach mal hängen bleiben

KM 32

5 Surfbox Zempin
Limo in der Hängematte

So zum Ende der Tour liegt die Surfbox gerade richtig am Ortseingang von Zempin, in den Dünen. Mit einer Limo oder einem Bier kann man sich auf einen der niedrigen Liegestühle setzen und die Füße im Sand vergraben. Die Hängematte, die Schaukel, die Terrasse oben mit Meerblick – all das suggeriert so erfolgreich Entspannung, dass es schwierig wird, irgendwann wieder aufzustehen und rechtzeitig loszufahren, um den Zug in Zinnowitz noch zu kriegen. Andererseits – notfalls fährt eine Stunde später schon der nächste. Außer Getränken gibt es hier auch Flammkuchen, Wraps und gefüllte Fladenbrote.

Von Zempin aus sind es noch etwa vier Kilometer bis zum Bahnhof Zinnowitz, einfach weiter dem Radweg entlang der Küste nach Nordwesten folgen.

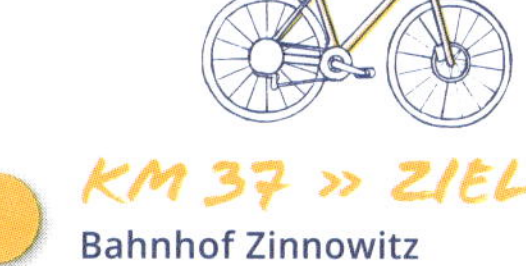

KM 37 » ZIEL

Bahnhof Zinnowitz

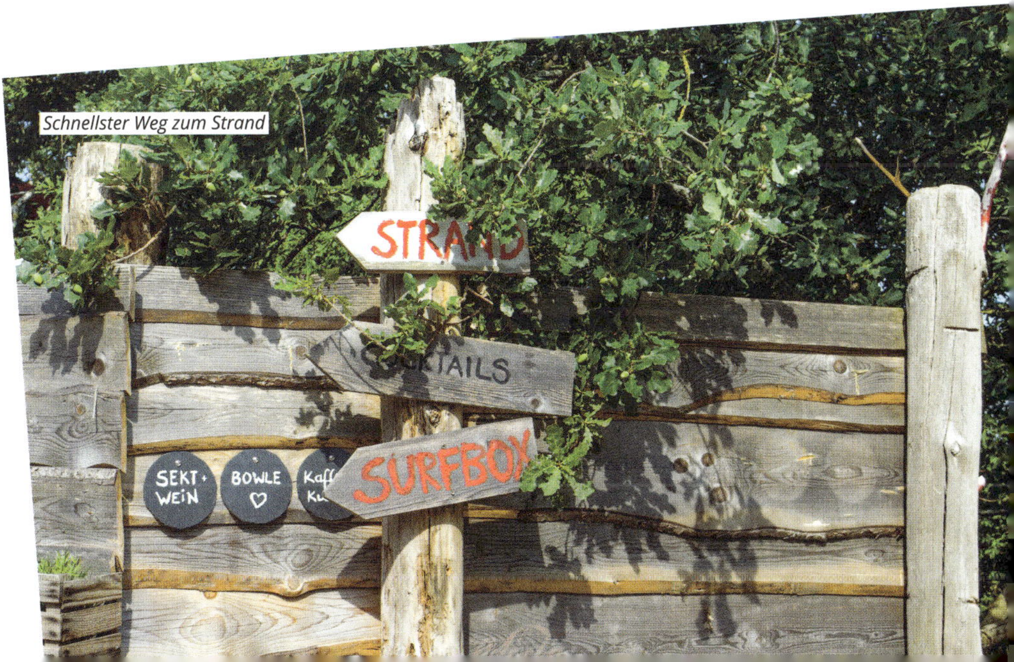

Schnellster Weg zum Strand

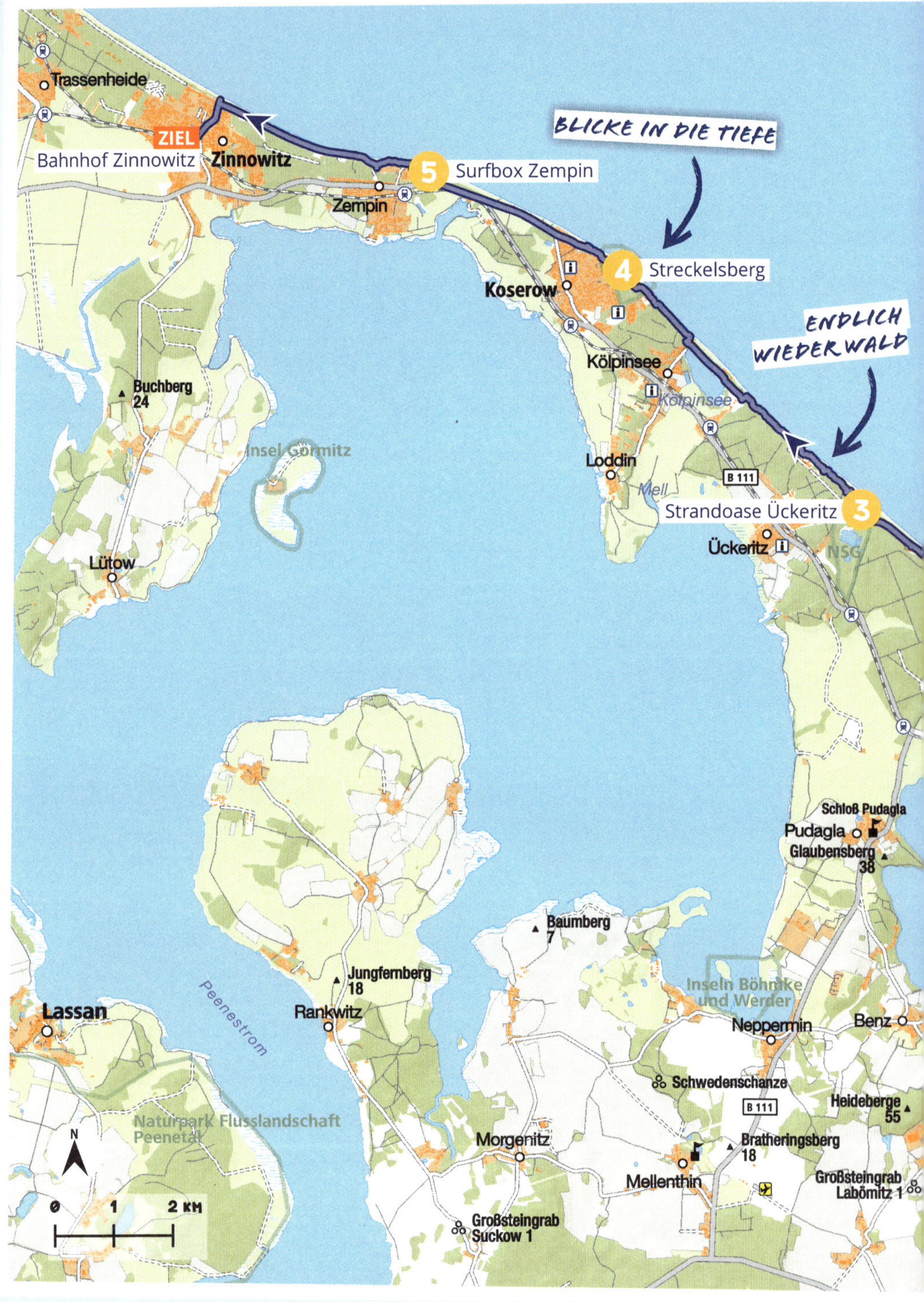

Trassenheide
ZIEL
Bahnhof Zinnowitz
Zinnowitz
5 Surfbox Zempin
Zempin
BLICKE IN DIE TIEFE
4 Streckelsberg
Koserow
ENDLICH WIEDER WALD
Kölpinsee
Kölpinsee
Buchberg 24
Insel Görmitz
Loddin
Mell
B 111
Strandoase Ückeritz 3
Ückeritz
NSG
Lütow
Schloß Pudagla
Pudagla
Glaubensberg 38
Baumberg 7
Inseln Böhmke und Werder
Jungfernberg 18
Lassan
Peenestrom
Rankwitz
Neppermin
Benz
Schwedenschanze
B 111
Heideberge 55
Naturpark Flusslandschaft Peenetal
Morgenitz
Bratheringsberg 18
Mellenthin
Großsteingrab Labömitz 1
N
0
1
2 KM
Großsteingrab Suckow 1

AUF EINEN BLICK

- **Start:** Bahnhof Swinemünde
- **Ziel:** Bahnhof Zinnowitz
- **Strecke / reine Radelzeit:** 37 km (Streckentour), 3 Std. 30 Min.
- **Höhenmeter:** ↗85 m, ↘84 m
- **Wegbeschaffenheit:** Durchgängig ein gut ausgeschilderter Radweg mit gutem Belag.
- **Beste Zeit:** Ruhiger und entspannter ist es in der Vor- und Nebensaison.
- **Mitnehmen:** Sonnenschutz, Badezeug.

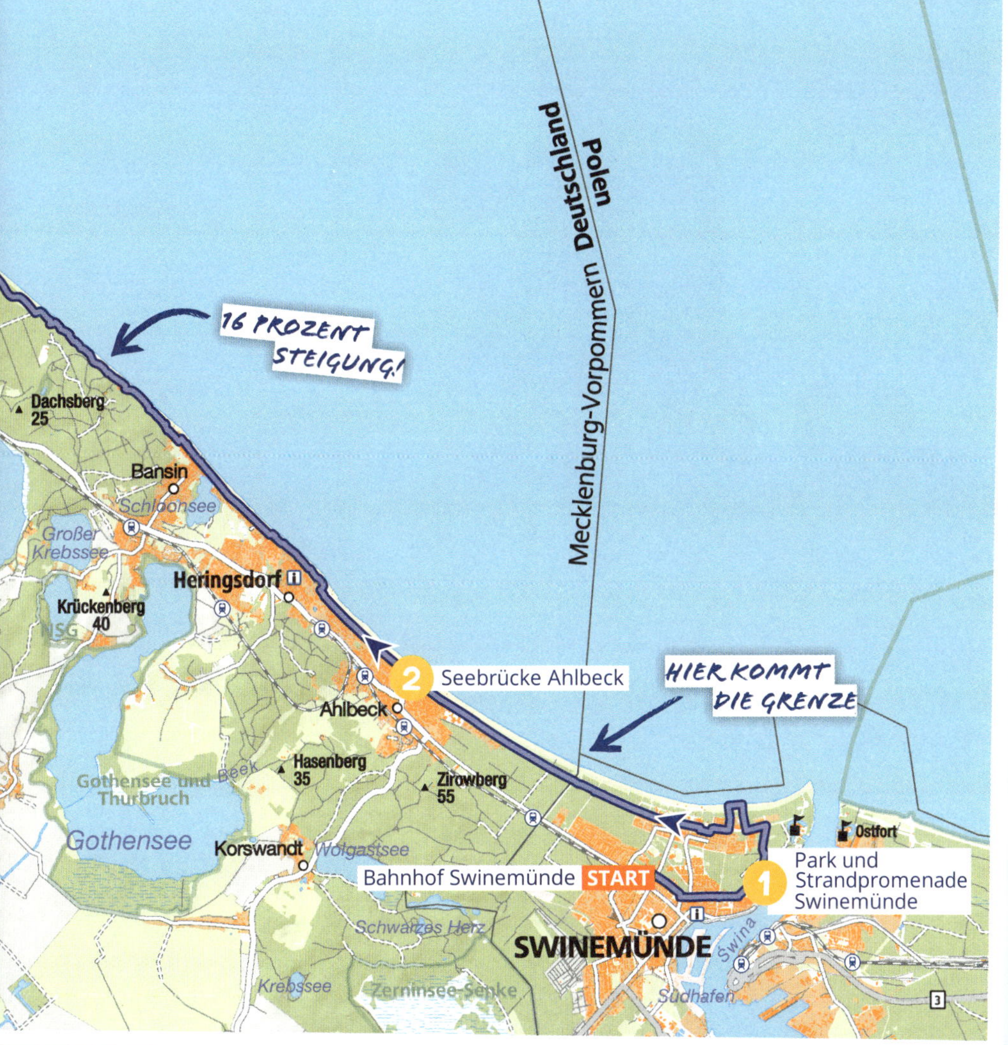

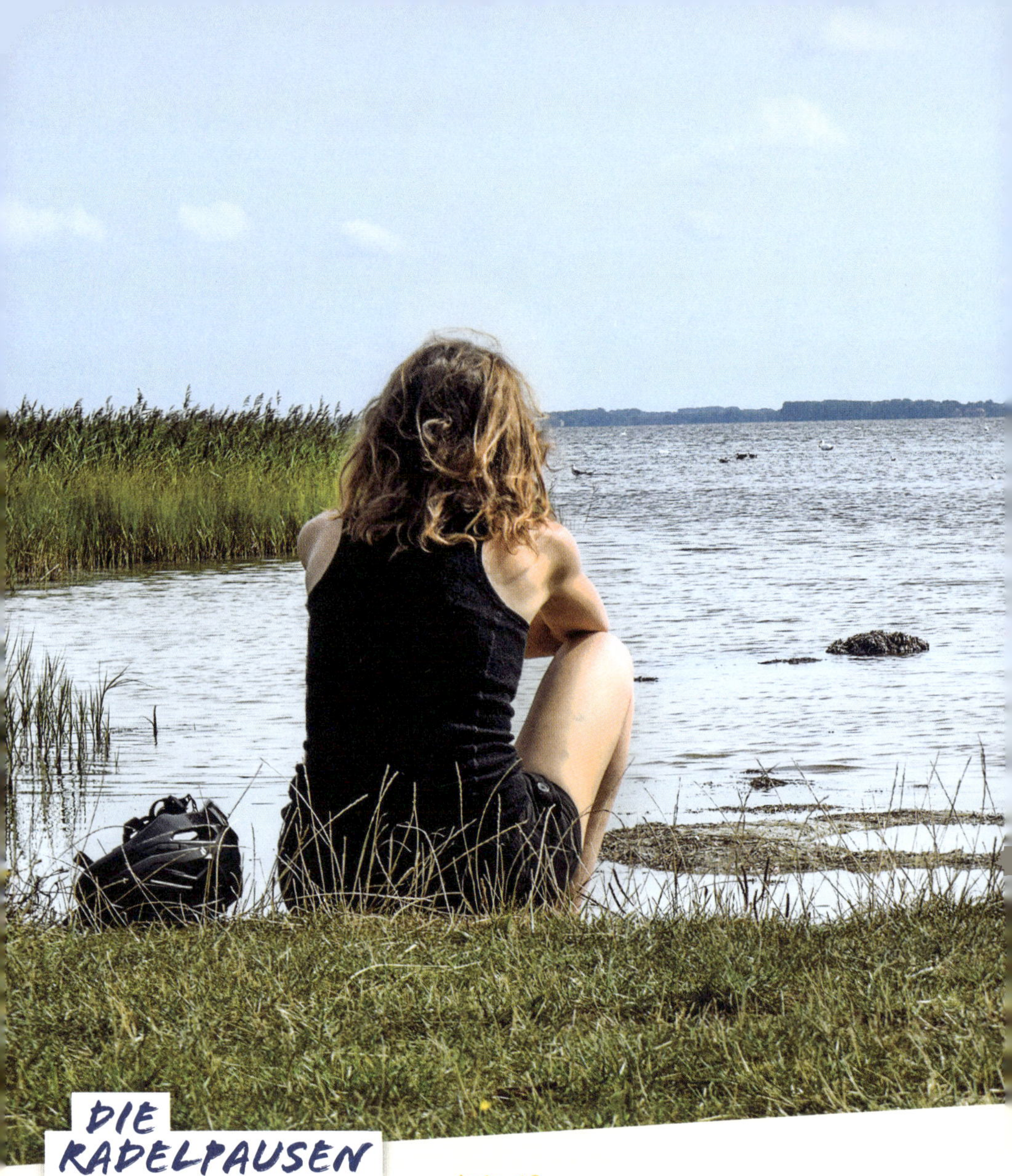

DIE RADELPAUSEN

» START

Hauptbahnhof Stralsund

KM 14

Strand Klausdorf

Sundschwimmen

KM 18

2

Am Bock

Einsame Schilfmomente

KM 20

Aussichtsturm Barhöft

360-Grad-Blick

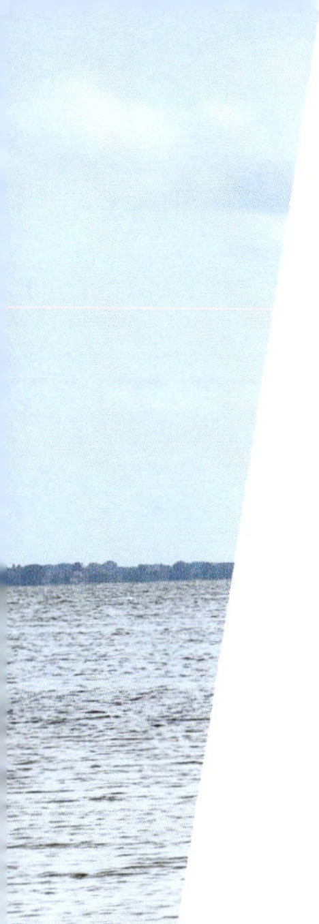

9

SUND-BLICKE

Einmal Barhöft und zurück

Flaches Land und stilles Wasser erlebt man beim Radeln am Strelasund nordwärts. Möglicherweise hat das Wort »Sund« mit dem altnordischen Wort für Schwimmen zu tun – eine Meerenge, über die man schwimmen könnte. Der Strelasund trennt Rügen vom Festland, aber diese Tour bleibt auf der sicheren Seite … und wir auf dem Rad.

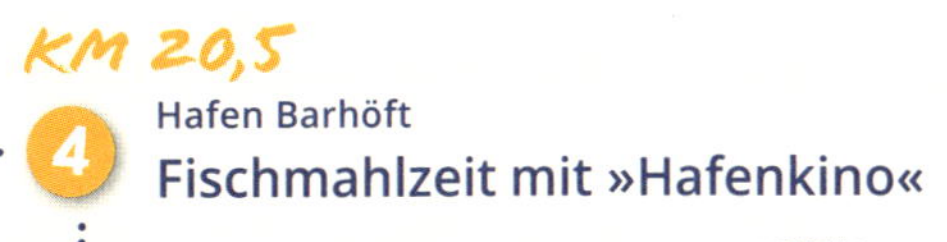

KM 20,5

4 Hafen Barhöft

Fischmahlzeit mit »Hafenkino«

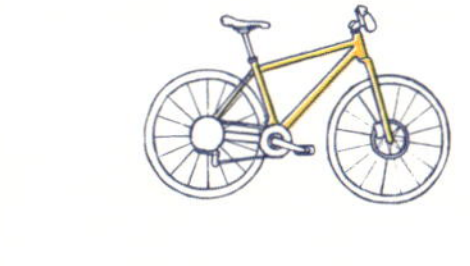

KM 33

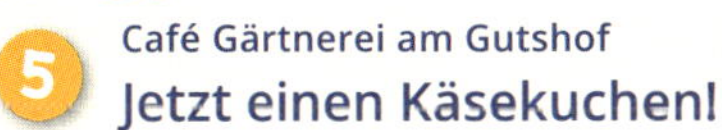

5 Café Gärtnerei am Gutshof

Jetzt einen Käsekuchen!

KM 38 » ZIEL

Hauptbahnhof Stralsund

DAS ERSTE WASSER ...

... kommt schon vor der Überquerung des Knieperteiches gleich hinter dem Stralsunder Bahnhof in Sicht. Und dann auch bald der Sund, der Begleiter für diesen Tag. Langsam rollt man aus der Stadt, wird die Vegetation dichter, die Bebauung lockerer. Das erste Wegstück entlang der Küste, vorbei an den Ausläufern von Stralsund, Hecken und Büschen, Brombeersträuchern und Mirabellenbäumen, ist unter anderem deshalb so schön, weil immer der Sund in Sichtweite ist. Hinter Parow geht es ein Stück landeinwärts, aber schon in **Klausdorf** ist man zurück am Wasser. Ganz besonders schön ist die Strecke zwischen dem Ausblick **am Bock** und dem kleinen **Hafen in Barhöft**. Sie führt durch ein am Hang gelegenes Küstenwäldchen, in dem auch ein **Aussichtsturm** mit Blick über den Nationalpark liegt. Bäume, Schilf und Büsche bilden einen komplexen grünen Tunnel, durch den man radelt.

DER SCHÖNSTE MOMENT: MIT BLICK AUF DIE INSEL BOCK BROMBEEREN SCHMECKEN UND DIE SONNE IM GESICHT FÜHLEN

Hinter Barhöft wird es dann noch schöner: Der Weg führt durch Wald mit hohen Stämmen, dann auf einmal eine große Lichtung und Weitblick über die Salzwiesen. Da ist er wieder, der Strelasund, der hinter den Salzwiesen silbrig aufleuchtet. Zurück in den Wald, und es geht weiter, über Baumwurzeln und Waldboden führt ein kurviger Weg durch Senken und kleine Anhöhen, immer um die Stämme herum. Das Fahren kostet zwar Konzentration, so um die Stämme herumzukurven macht aber großen Spaß. Weil der Blick angestrengt auf dem Boden haftet, sollte man zwischendrin unbedingt mal absteigen, um die Schönheit dieses Eichen- und Buchenwaldes angemessen zu würdigen.

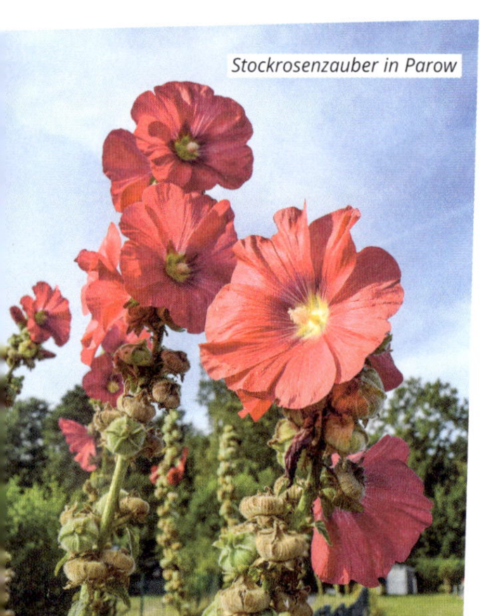

Stockrosenzauber in Parow

Bis nach Klausdorf kann man küstennah und fern der Straße bleiben, ab Klausdorf dann wieder den Sundweg nehmen, diesmal mit einem Stopp am **Café Gärtnerei am Gutshof** in Parow. Auf dem Rückweg ist es ein Erlebnis, sich Stralsunds Skyline mit Architektur aus vielen Jahrhunderten, seinen großen Kirchen, der Strelasundbrücke, der großen Werfthalle langsam immer mehr zu nähern. «

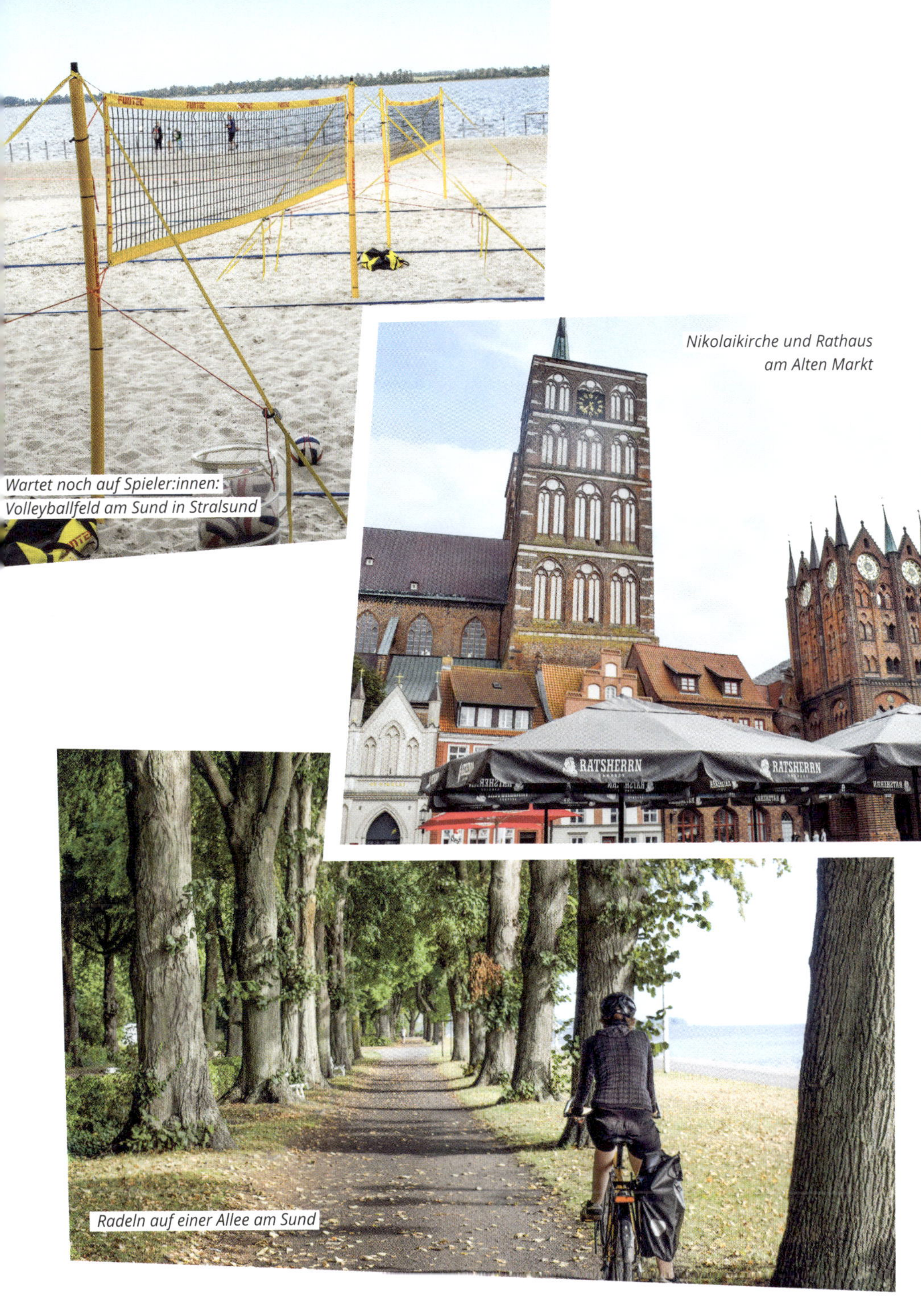

Wartet noch auf Spieler:innen: Volleyballfeld am Sund in Stralsund

Nikolaikirche und Rathaus am Alten Markt

Radeln auf einer Allee am Sund

RADELN & GENIEßEN

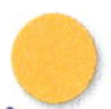

»START

Hauptbahnhof Stralsund

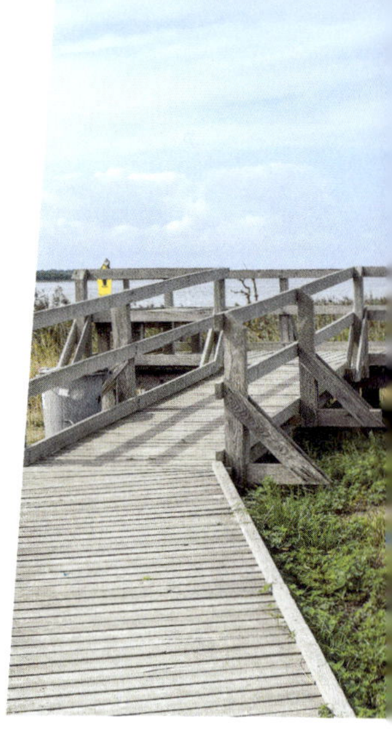

Den Jungfernstieg gegenüber dem Bahnhof hochfahren und mit den Weißen Brücken den Knieperteich überqueren. Dann links abbiegen, vorbei am Theater. An der Promenade links abbiegen und dem Sundweg bis nach Parow und dann nach Klausdorf folgen.

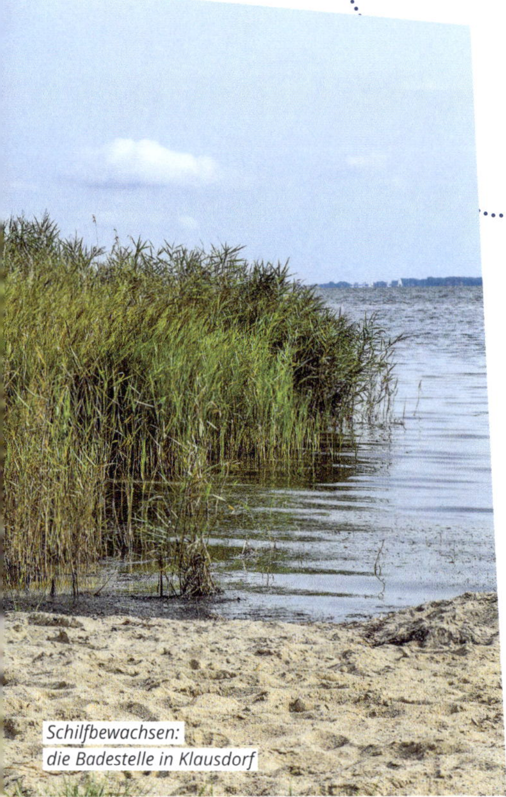

Schilfbewachsen: die Badestelle in Klausdorf

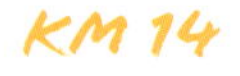

KM 14

1 **Strand Klausdorf**

Sundschwimmen

Am kleinen Strand von Klausdorf das Rad abstellen und zusammen mit Schulkindern, Omas und Opas und routinierten Sundschwimmern ins Wasser gehen. Das Wasser ist flach, aber gerade tief genug zum Schwimmen. Entlang der Küste gibt es einen kleinen, aber schönen Waldstreifen, in einem verlassenen Turm leben Mauersegler, Turmfalken und Schleiereulen. Und die Gemeinde hat hier einen Spalierobstgarten angelegt, durch den man streifen und etwas über die verschiedenen Obstsorten lernen kann. Auch Probieren ist ausdrücklich erlaubt.

In Klausdorf links über Solkendorf abbiegen und der selten genutzten, quasi autofreien Straße Richtung Bodden folgen.

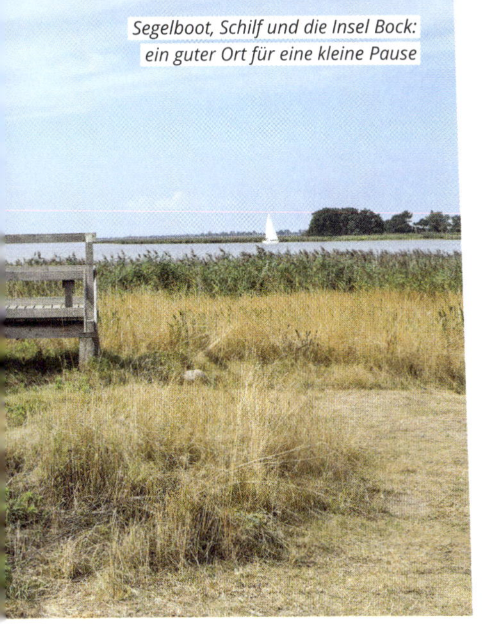
Segelboot, Schilf und die Insel Bock: ein guter Ort für eine kleine Pause

KM 20

3

Aussichtsturm Barhöft

360-Grad-Blick

Man sieht den Turm schon über dem Wäldchen aufragen, muss aber noch ein Stück den Weg entlangfahren. Vor dem Abzweig zum Turm kommt noch eine weitere Aussichtsplattform, die weit auf das Schilf hinausführt. Beim Aufstieg zum Turm vibriert das stählerne Treppengerüst unter den Tritten in hohen Tönen. Oben auf dem Turm finden manchmal Hochzeiten statt. Auf der 17 Meter hohen Aussichtsplattform helfen Ortsangaben bei der Orientierung: Man sieht Zingst, die Marienkirche von Stralsund über dem Wald, Hiddensee und Rügen, den Kleinen und Großen Werder und die Halbinsel Ummanz – der Nationalpark Vorpommersche Boddenlandschaft im Panoramablick.

Jetzt einfach dem Weg weiter bis nach Barhöft folgen.

KM 18

2

Am Bock

Einsame Schilfmomente

Am Wegrand wachsen Brombeeren, und eine Sonnenblumenwiese leuchtet in sattem Gelb in der Sonne. Unten führt eine hölzerne Plattform zum Wasser hin, sodass man ein bisschen erhöht über das Wasser auf die Darß-Zingster-Boddenkette blicken kann. Da steht man und schaut, wie ein Segelboot bei leichtem Wind ganz langsam vorbeisegelt, die Segel dichtgeholt und fast ohne Schräglage. Das Schilf flüstert im Wind, der Strom hat das Blau des Himmels angenommen und drüben auf der anderen Seite liegt die Insel Bock, die nicht betreten, aber angesehen werden darf und zur Kernzone des Nationalparks Vorpommersche Boddenlandschaft gehört.

Ein Fuß- und Radweg führt von der Aussichtsplattform rechts durch Gebüsch und ein Wäldchen Richtung Barhöft.

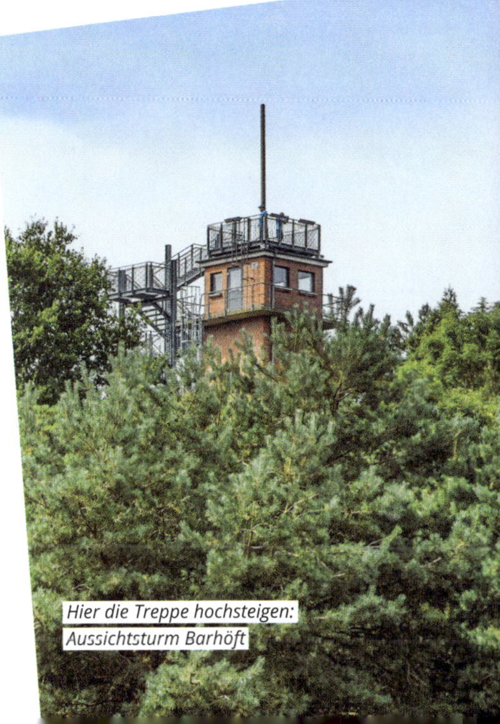
Hier die Treppe hochsteigen: Aussichtsturm Barhöft

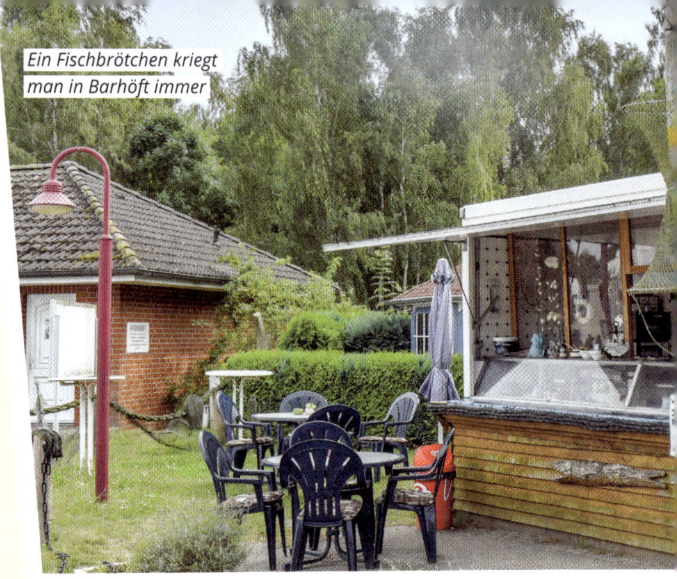

Ein Fischbrötchen kriegt man in Barhöft immer

KM 20,5

4 Hafen Barhöft

Fischmahlzeit mit »Hafenkino«

Der Hafen Barhöft ist eine der wenigen Möglichkeiten, am Rand des Nationalparks einen Liegeplatz zu finden. Deshalb ist der Hafen in dem kleinen Ort immer voller Schiffe: Segeljachten, Fischerboote, Motorschiffe, kleine Kähne und Angelkutter. Wenn man sich an einen der Tische oder einfach auf den Steg setzt, kann man »Hafenkino« sehen, das Kommen und Gehen von Segelbooten, ihre Anlegeversuche und -erfolge wie -misserfolge. Kann mit den auslaufenden Crews die Aufregung des Aufbruchs spüren, mit den einlaufenden Schiffen die Freude über das Erreichen eines sicheren Hafens und das Ergattern eines Liegeplatzes. Am Hafen gibt es einen kleinen Laden, die Proviantkiste, ein Café und einen Fischimbiss.

Vom Kreisverkehr am Hafen den östlichen Weg, einen kleinen Pfad durch den Wald, nehmen, und bevor der Pfad wieder auf die Landstraße mündet, parallel dazu im Wald weiterfahren. Erst in Klausdorf wieder auf die Straße und dann dem Küstenweg über Altenpleen bis nach Parow folgen.

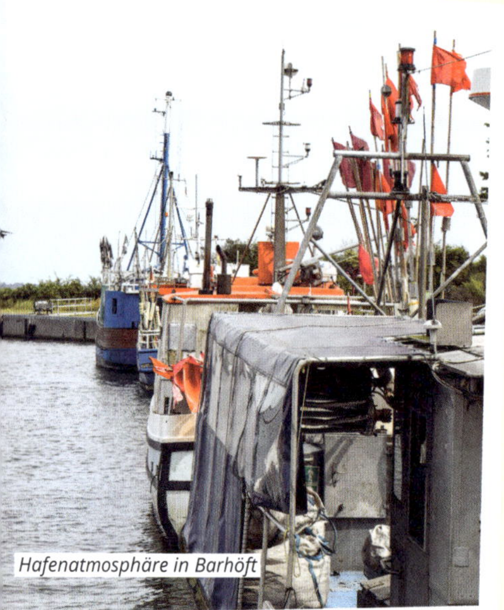

Hafenatmosphäre in Barhöft

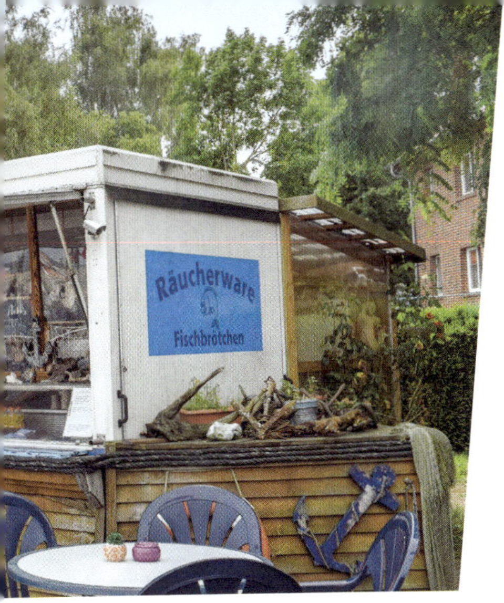

EXTRA INFOS:

Ein Spaziergang durch **Stralsund** mit seiner als Weltkulturerbe eingestuften Altstadt, Cafés, Restaurants und kleinen Läden mit Kunsthandwerk, zum Beispiel in der Fährstraße.

Nach Absprache mit dem Hafenmeister (Tel. 0151 58502706) kann man für eine Nacht ein ● **Zelt am Hafen Barhöft** aufstellen.

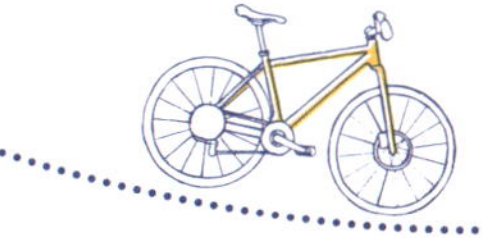

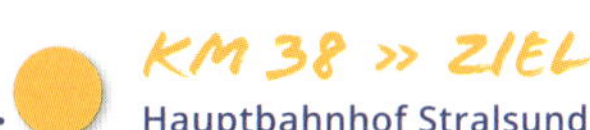

KM 38 » ZIEL

Hauptbahnhof Stralsund

KM 33

5 **Café Gärtnerei am Gutshof Parow**

Jetzt einen Käsekuchen!

Im Bauerngarten der Gärtnerei hinter dem Haus blühen Gartenblumen, wachsen Apfel-, Birnen- und Pflaumenbäume, summen Bienen und flattern Schmetterlinge. Vor dem Haus sitzt man mit Kaffee und Käse- oder anderem Kuchen, Bier, Limo oder Aperol Spritz in der Sonne. Außer dem Café gibt es in der Gärtnerei auch den Vorpommernshop, einen Laden mit regionalen Produkten: Obst und Gemüse, Öle, Senf, Fisch, Kaffee und Bier. Auch in Parow gibt es eine kleine Badestelle, die man für ein letztes Bad im Sund oder eine Pause am Strand nutzen kann.

Den Weg zurück nach Stralsund immer entlang des Sundes, wie auf dem Hinweg.

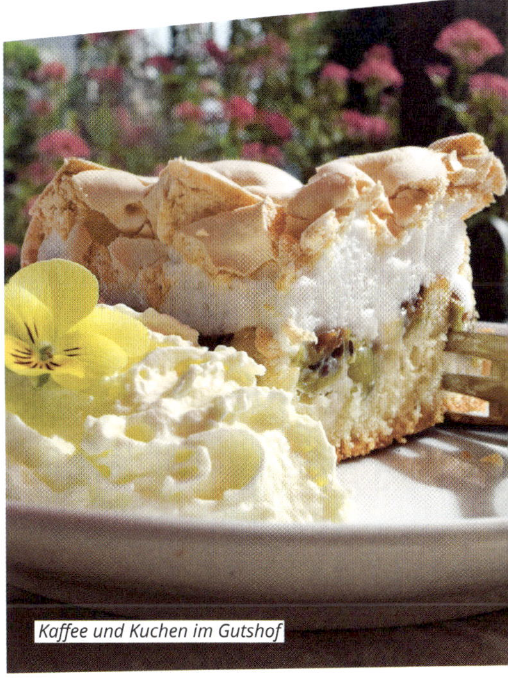

Kaffee und Kuchen im Gutshof

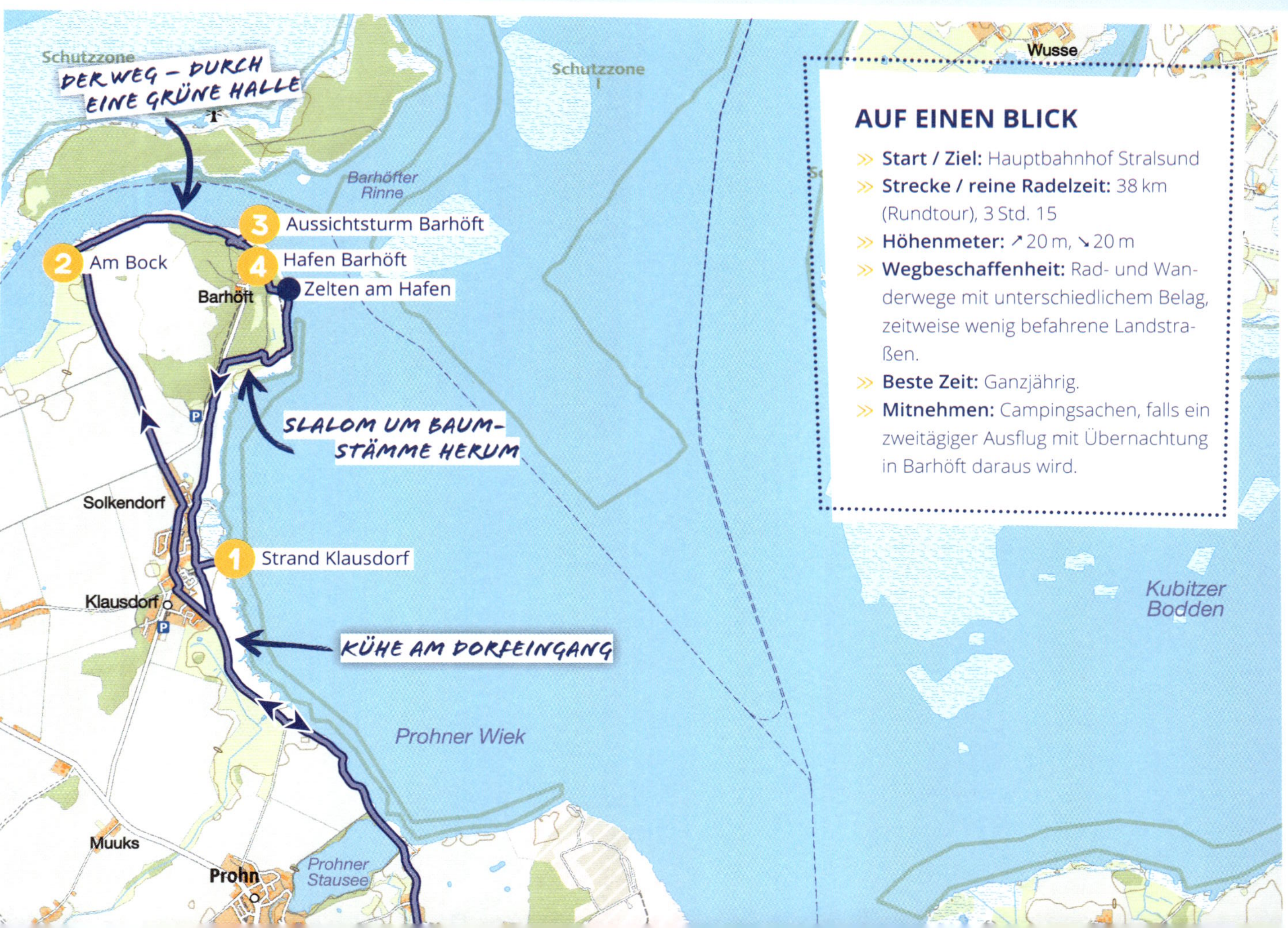

AUF EINEN BLICK

- **Start / Ziel:** Hauptbahnhof Stralsund
- **Strecke / reine Radelzeit:** 38 km (Rundtour), 3 Std. 15
- **Höhenmeter:** ↗20 m, ↘20 m
- **Wegbeschaffenheit:** Rad- und Wanderwege mit unterschiedlichem Belag, zeitweise wenig befahrene Landstraßen.
- **Beste Zeit:** Ganzjährig.
- **Mitnehmen:** Campingsachen, falls ein zweitägiger Ausflug mit Übernachtung in Barhöft daraus wird.

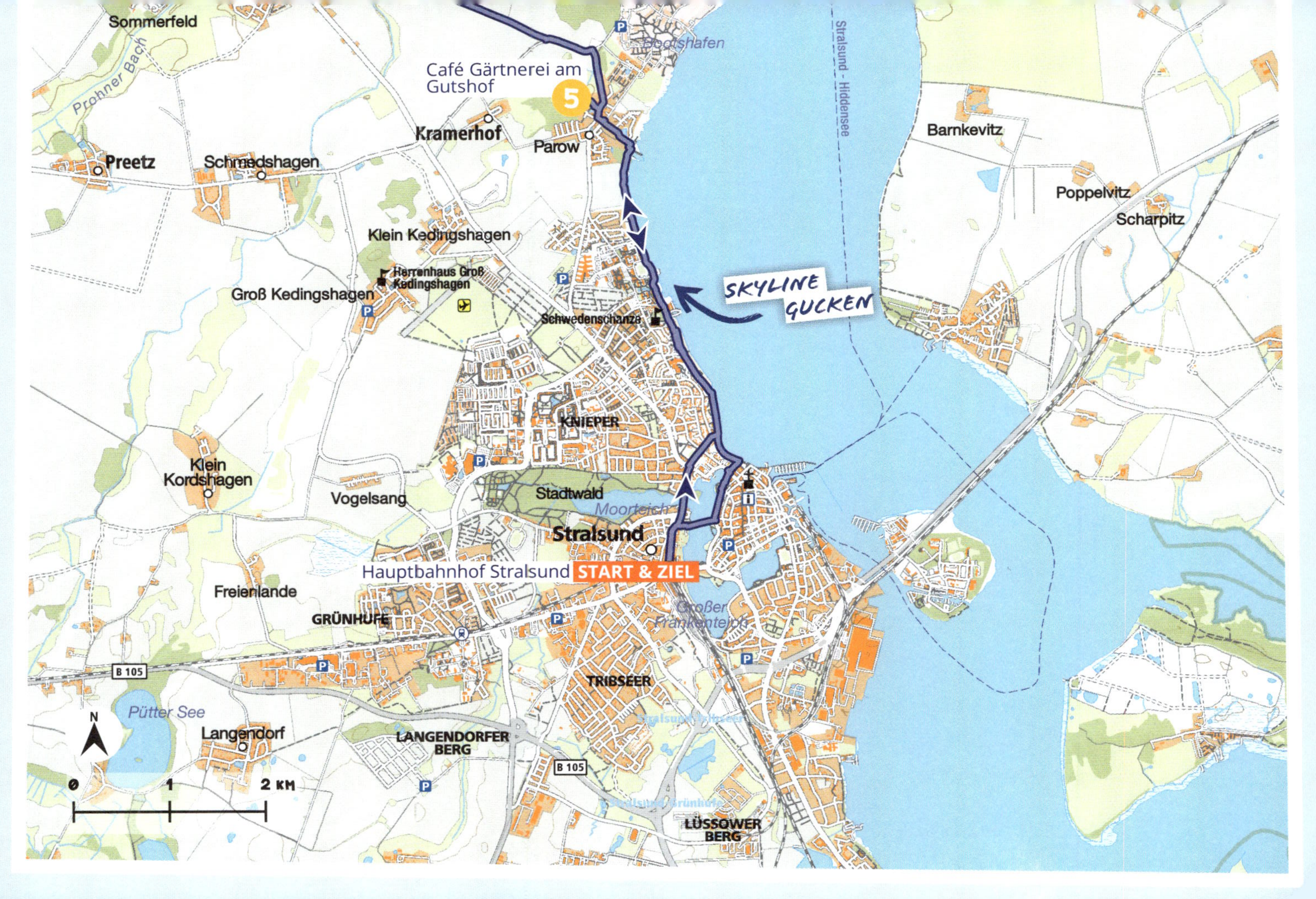

Sommerfeld
Prohner Bach
Café Gärtnerei am Gutshof
5
Kramerhof
Parow
Preetz
Schmedshagen
Klein Kedingshagen
Herrenhaus Groß Kedingshagen
Groß Kedingshagen
Schwedenschanze
SKYLINE GUCKEN
Stralsund - Hiddensee
Barnkevitz
Poppelvitz
Scharpitz
KNIEPER
Klein Kordshagen
Vogelsang
Stadtwald
Moorteich
Stralsund
Hauptbahnhof Stralsund START & ZIEL
Freienlande
GRÜNHUFE
Großer Frankenteich
B 105
TRIBSEER
Pütter See
Langendorf
LANGENDORFER BERG
LÜSSOWER BERG
N
0
1
2 KM

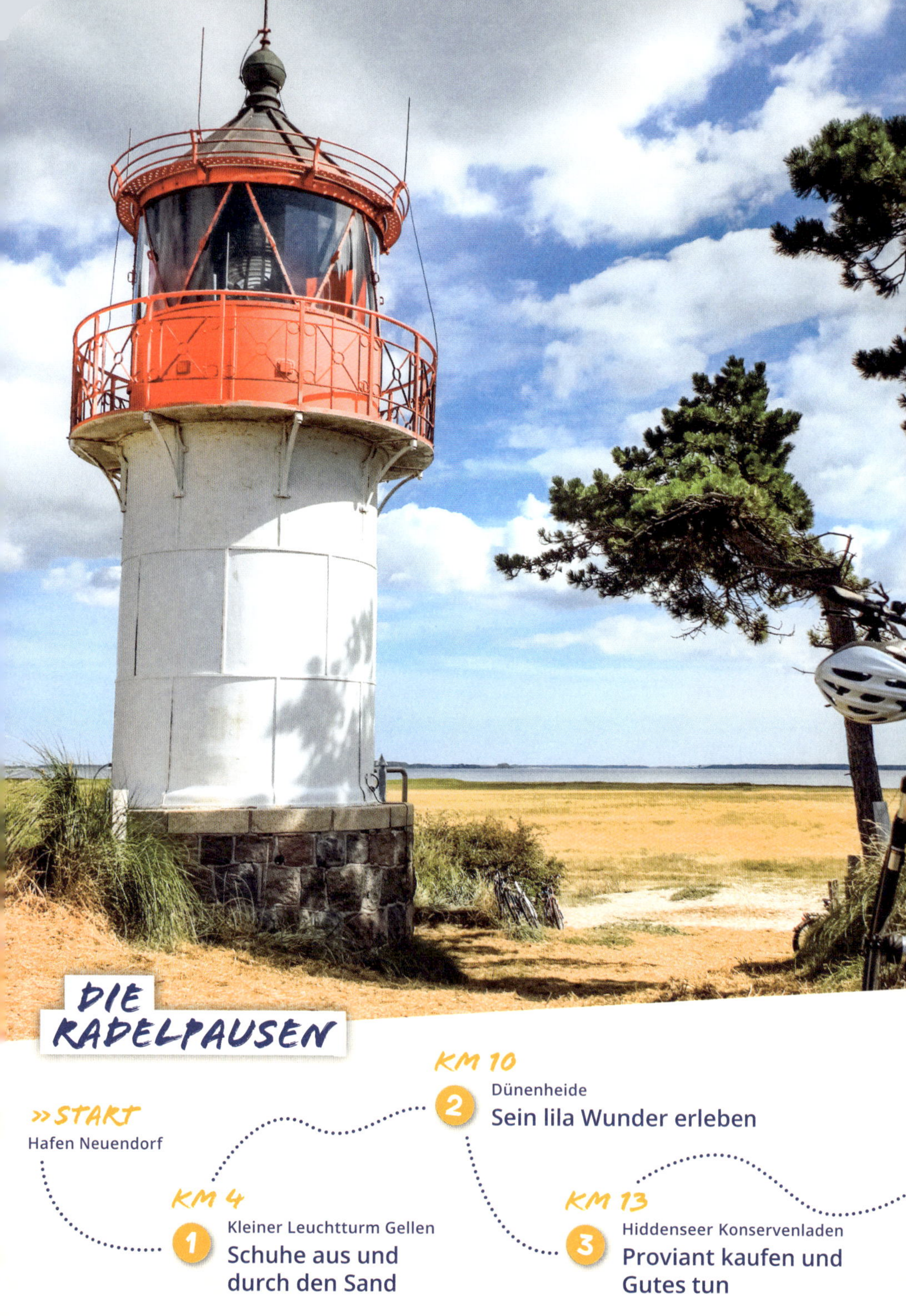

Die Radelpausen

» Start

Hafen Neuendorf

KM 4

1 Kleiner Leuchtturm Gellen

Schuhe aus und durch den Sand

KM 10

2 Dünenheide

Sein lila Wunder erleben

KM 13

3 Hiddenseer Konservenladen

Proviant kaufen und Gutes tun

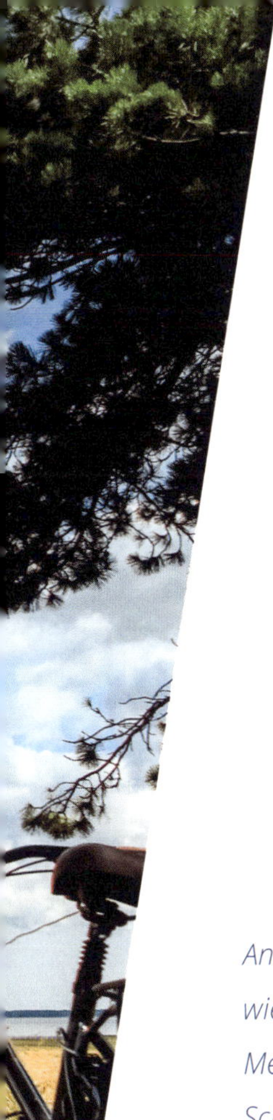

10 GLÜCKS-INSEL

Ein Tag auf Hiddensee

An einem Tag erradelt man die Insel vom Süden bis zum Norden und wieder zurück. Findet Zeit für Strand und Heide. Und wird dann, das Meer ein großes blaues Tuch zu Füßen, oben auf dem Dornbusch ihrer Schönheit erliegen.

KM 18

4 Enddorn

Spazieren, wo die Insel zu Ende ist

KM 20

5 Leuchtturm Dornbusch

Das Schönste zum Schluss

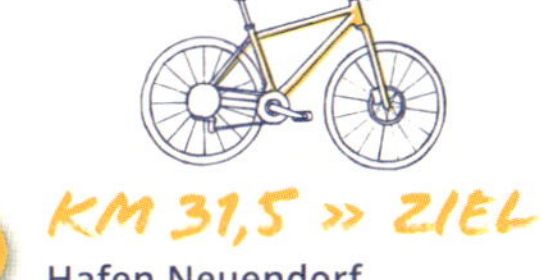

KM 31,5 » ZIEL

Hafen Neuendorf

NIEMAND BESITZT DAS LAND …

… rund um die Häuser in Neuendorf. Darum gibt es kaum Gärten und auch keine Zäune. Zwischen den weißen Häusern weht Wäsche im Wind, und sandige Wege führen in alle Richtungen. Sandig ist auch der Weg nach Süden, zum Gellen. Der Weg führt durch einen niedrigen Mischwald, und manchmal bleibt das Rad in einer Sanddüne stecken. Nach dem Baden am **Leuchtturm Gellen** gehts wieder zurück. Hinter Neuendorf grasen Schafe auf den Boddenwiesen, bewacht von einem Hund. Und auch ein Schäfer sitzt auf einem der großen Heuballen. Weil auf Hiddensee Autos nur in Notfällen fahren dürfen, überholen Handwerker mit Lastenrädern, begegnet man immer mal wieder der gleichen Pferdekutscherin, die im Linienverkehr fährt. Flaches Land und Boddenblicke und das Gefühl, auf dieser Insel wie auf einem vom Sand ins Meer gewehten, fragilen Floß zu schwimmen. Dann die **Dünenheide**. Vitte ist nicht mehr weit, der größte Ort und voller Menschen. Erst auf dem Weg nach Kloster wird es wieder ruhiger. Vorher kann man am Hafen von Vitte im **Konservenladen** noch ein paar Dosenfische für das Picknick einkaufen.

DER SCHÖNSTE MOMENT: WENN EINEM HOCH OBEN AUF DEM LEUCHTTURM DORNBURSCH GANZ HIDDENSEE ZU FÜSSEN LIEGT

Auf Hiddensee ist das Meer nie weit entfernt, aber zwischen Vitte und Kloster sind nur wenige Meter zwischen Straße und Wasser. Wäre es windig, es würde so laut rauschen, dass man sich auf dem Rad kaum noch unterhalten könnte. In Kloster dann ist die Insel auf einmal mehr als nur ein Haufen angespülter Sand mitten im Meer. Hier gibt es hohe Bäume, alte Häuser, sogar Gärten. Der Ort liegt zu Füßen des Dornbuschs, als würde er dort Schutz suchen. Die Straße führt durch Kloster, vorbei am Heimatmuseum, der Biologischen Station der Insel, der turmlosen Kirche. Auf dem Weg nach Grieben dann Apfelbäume an der Straße, weite Blicke auf die Hügel des Dornbuschs, die Bodden und den Bessin, das Naturschutzgebiet im Nordosten der Insel. Der Leuchtturm ist aus jedem Blickwinkel ein Foto wert. Nach dem Picknick vor Grieben holpert man die Straße weiter zum **Enddorn** entlang, zum **Dornbusch** führt der Weg über alte Platten. Wiesen an beiden Seiten, es duftet mild und süß nach Gras, Meer und Freiheit. Mit Wind im Haar auf dem Deichweg kann man auf dem Rückweg ein Wettrennen mit dem Fährschiff in den Boddenfahrwassern bestreiten, bevor man hoffentlich vor diesem, der letzten Fähre, wieder im Hafen von Neuendorf ankommt. «

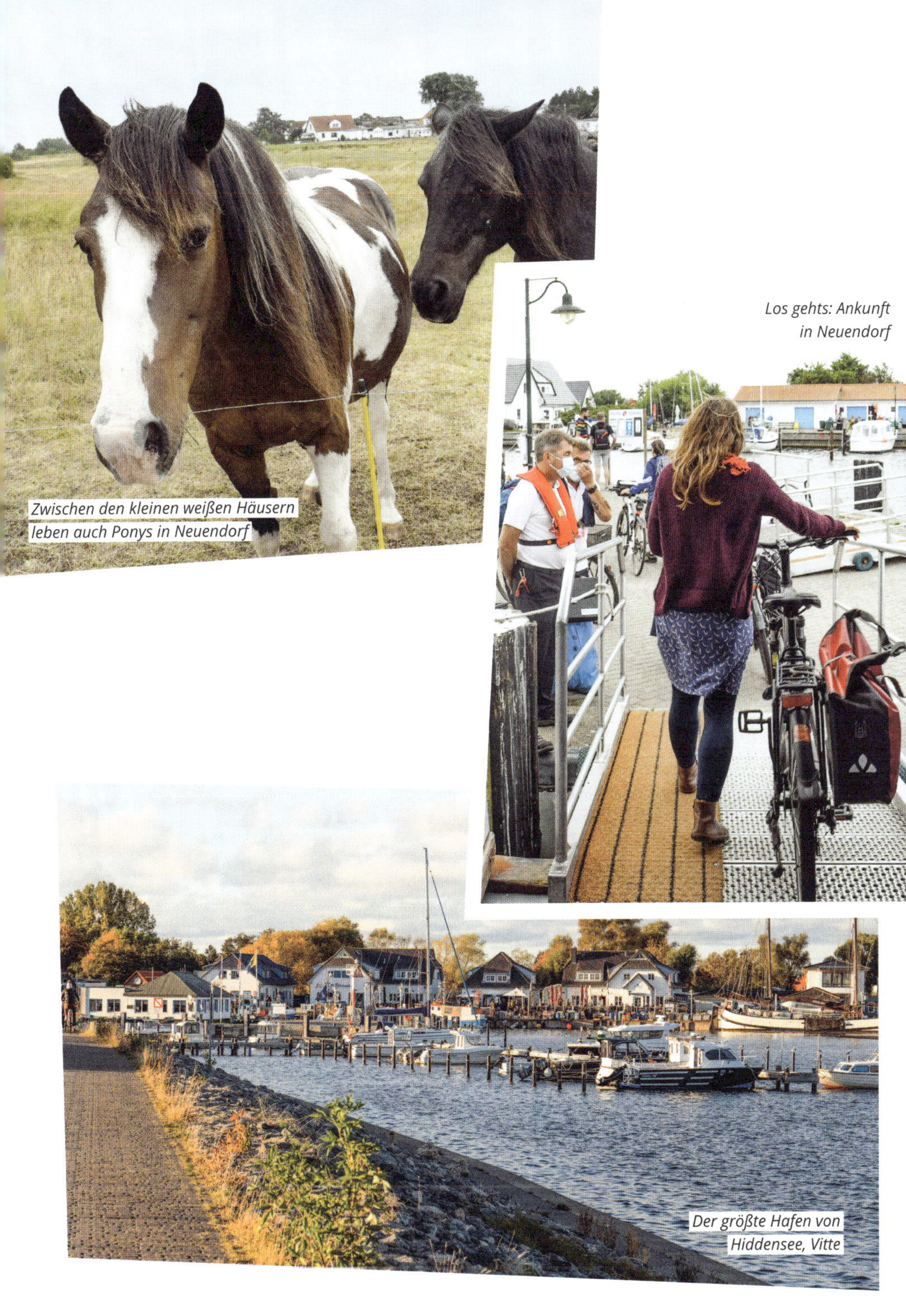

Zwischen den kleinen weißen Häusern leben auch Ponys in Neuendorf

Los gehts: Ankunft in Neuendorf

Der größte Hafen von Hiddensee, Vitte

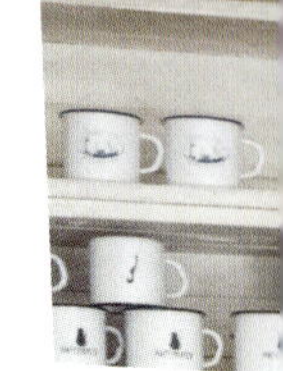

RADELN & GENIEẞEN

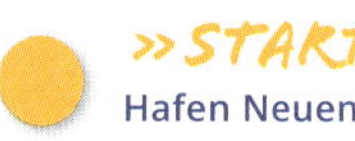

»START

Hafen Neuendorf

Über einen der vielen Sandwege schieben und eher links halten, bis man am Ortsausgang von Neuendorf auf den Weg stößt, der südwärts Richtung Gellen führt. Dann immer dem Weg folgen bis zum Leuchtturm.

KM 4

Kleiner Leuchtturm Gellen

Schuhe aus und durch den Sand

Rot und weiß sieht man den kleineren der beiden Leuchttürme von Hiddensee schon von Weitem zwischen den Bäumen. Der Strand hier draußen ist auch dann noch relativ leer, wenn die Handtücher an den Orten Vitte, Kloster und Neuendorf dicht an dicht liegen. Deshalb ist hier auch die beste Gelegenheit, die Schuhe auszuziehen und mit den nackten Füßen über Muscheln und Seegras am Spülsaum entlangzulaufen, um sich schon mal auf das kalte Wasser vorzubereiten. Denn das Wasser an Hiddensees Westseite ist immer ein bisschen kälter als überall sonst.

Den Weg zurück nehmen, in Neuendorf auf die »Straße« einbiegen und nordwärts Richtung Vitte fahren. Der Weg führt durch die Dünenheide.

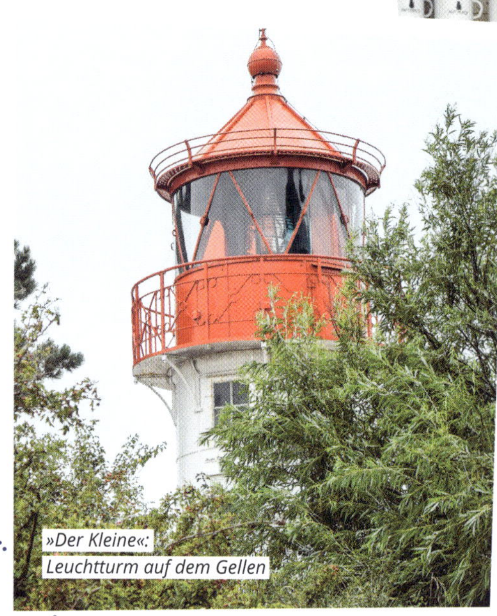

»Der Kleine«: Leuchtturm auf dem Gellen

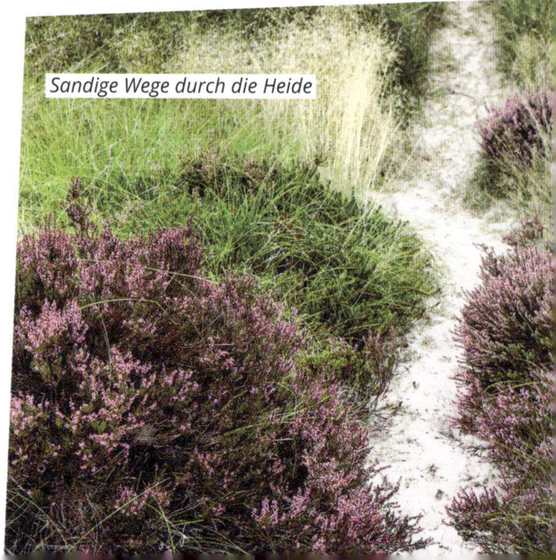

Sandige Wege durch die Heide

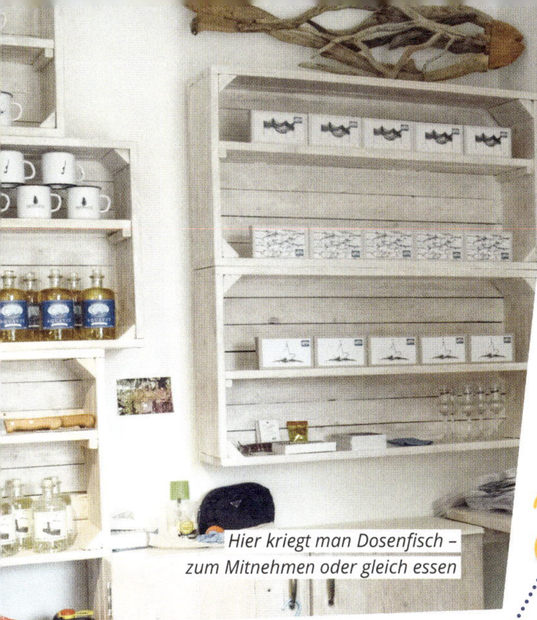

Hier kriegt man Dosenfisch – zum Mitnehmen oder gleich essen

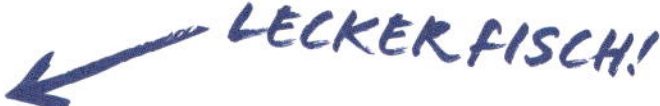

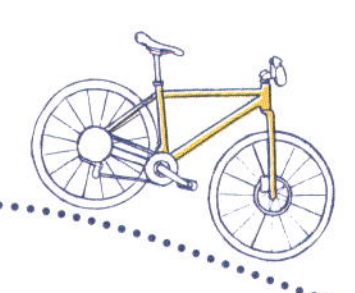

KM 13

3

Hiddenseer Konservenladen

Proviant kaufen und Gutes tun

Im Hiddenseer Konservenladen gibt es Souvenirs, aber auch Heringe in Öl, gefangen von Hiddenseer Fischern. Wie alle Küstenfischer an der Ostsee, leiden die Fischer auf Hiddensee unter den vor allem durch den Klimawandel seit Jahren sinkenden Fangquoten, die es fast unmöglich machen, von der Fischerei zu leben. Gut möglich, dass die Hiddenseer Fischer die letzten auf der Insel sein werden. Mit dem Kauf einer Dose Fisch kann man sie unterstützen, und sie ist zusammen mit ein paar Scheiben Brot auch eine gute Basis für einen Mittagsimbiss.

Dann weiter bis nach Kloster und Richtung Grieben, bis auf der rechten Seite ein Picknickplatz auftaucht. Hinter Grieben wird aus der Straße ein holpriger Plattenweg. Trotzdem immer weiterfahren, bis es nicht mehr weitergeht.

KM 10

2

Dünenheide

Ein lila Wunder erleben

Die Dünenheide ist wie eine Landschaft aus dem Märchenbuch: Weiße Dünen, dazwischen die Heide, die im Spätsommer lila blüht, hier und da steht auch ein kleiner Baum im Sand, und unter dem Heidekraut raschelt eine Eidechse. Am besten, man lässt Rad und Schuhe an der Heiderose stehen und läuft barfuss über den warmen Sand. In den Sandkuhlen ist es auch an böigen Tagen windstill, die Sonne wärmt, der Himmel leuchtet blau. Die Dünenheide ist durch Beweidung entstanden. Damit sie nicht zuwächst, müssen Bäume und Sträucher regelmäßig gefällt werden.

Der Straße folgen und in Vitte das Rad über den Wallweg schieben. Das erste Haus vor dem Hafen ist der Hiddenseer Konservenladen.

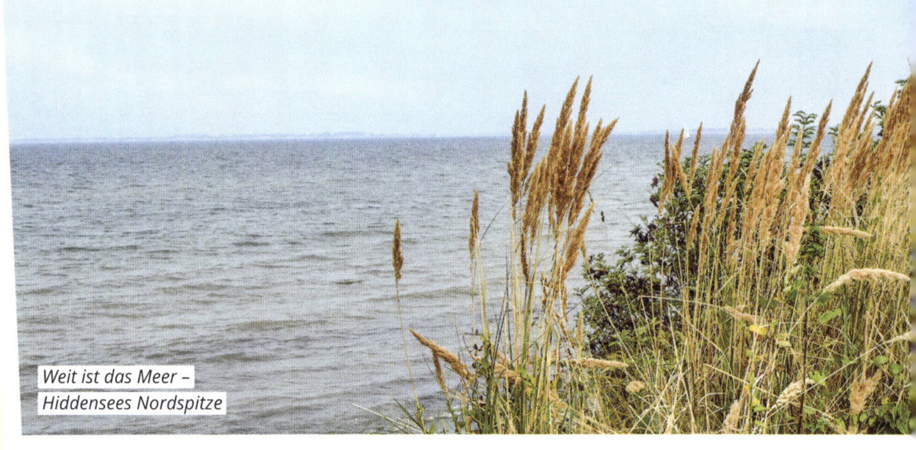

Weit ist das Meer – Hiddensees Nordspitze

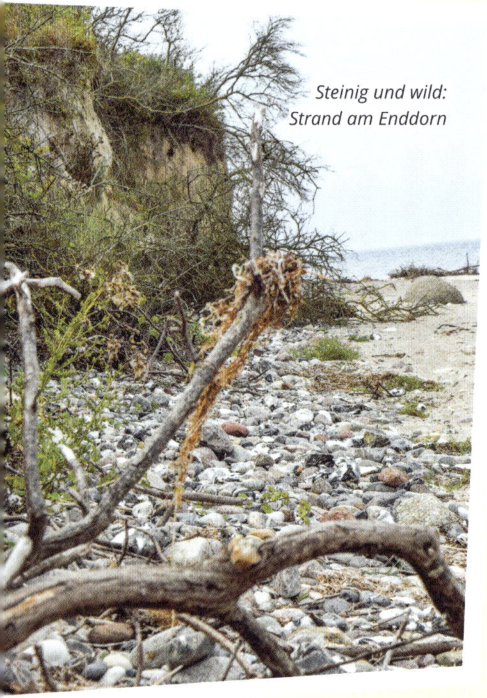

Steinig und wild: Strand am Enddorn

KM 18

4

Enddorn

Spazieren, wo die Insel zu Ende ist

Es hat was, hier ganz im Norden zu stehen, wo Hiddensee zu Ende ist und man die ganze schmale Insel komplett hinter sich liegen hat. Von dem Radparkplatz am Enddorn gibt es einen Durchgang zum schmalen Strand mit Feuersteinen und Treibholz. Dazu eine kleine, windzerzauste Steilküste, die man entlangwandern kann. Man schaut jetzt nur noch auf Wasser, zwischen dem Enddorn und Schweden liegt nichts als Ostsee. Hier und da ein weißes Segelboot in all dem Blau.

Auf dem Rückweg der Ausschilderung des Fahrradwegs zum Dornbusch folgen. Ein rumpeliger Plattenweg führt langsam den Hügel hoch. Bevor es richtig steil wird und der Weg zum Wanderweg, das Fahrrad auf dem Parkplatz abstellen.

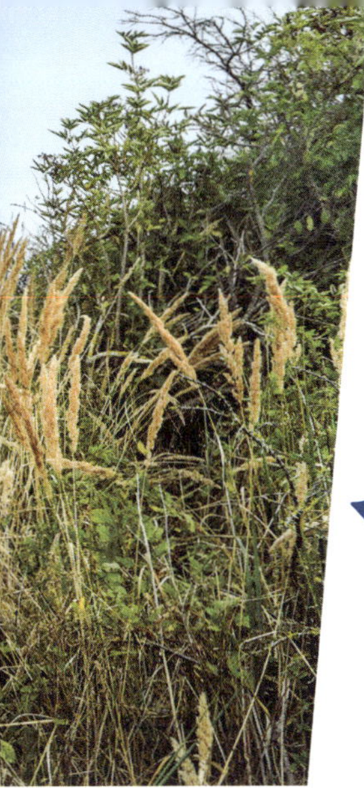

EXTRA INFOS:

Der perfekte ● **Picknicktisch** für einen Mittagssnack steht zwischen Kloster und Grieben, mit weitem Blick auf die Wiesen vor dem Dornbusch auf der einen, auf die Boddenfahrwasser zwischen Rügen und Hiddensee auf der anderen Seite.

EIN SCHIFF IN SICHT?

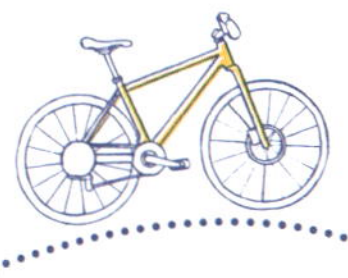

KM 31,5 » ZIEL
Hafen Neuendorf

KM 20

5 Leuchtturm Dornbusch

Das Schönste zum Schluss

Schon der Weg, der langsam zum Dornbusch ansteigt, wäre diesen Stopp wert. Aber die Aussicht vom Dornbusch runter auf die Insel, die Bodden zwischen Rügen und Hiddensee, das Meer im Norden und Westen und die Insellandschaft ist vielleicht die allerschönste Aussicht der ganzen Küste. Rund um den Leuchtturm wachsen Ginster und Kiefern, rascheln Eidechsen, fliegen Schmetterlinge. Dafür muss man gar nicht unbedingt auf den Leuchtturm hinauf, auch wenn man dort natürlich noch mal ein paar Meter höher steht. Auf jeden Fall sollte man die Fahrt so planen, dass für die Pause hier oben genug Zeit bleibt, ehe die Fähre in Neuendorf zurückfährt.

Jetzt einfach wieder zurück. Diesmal zur Abwechslung über den Hafenweg, vom Hafen Kloster auf dem Deich zum Hafen von Vitte. Hier dann wieder durch die Dünenheide bis nach Neuendorf.

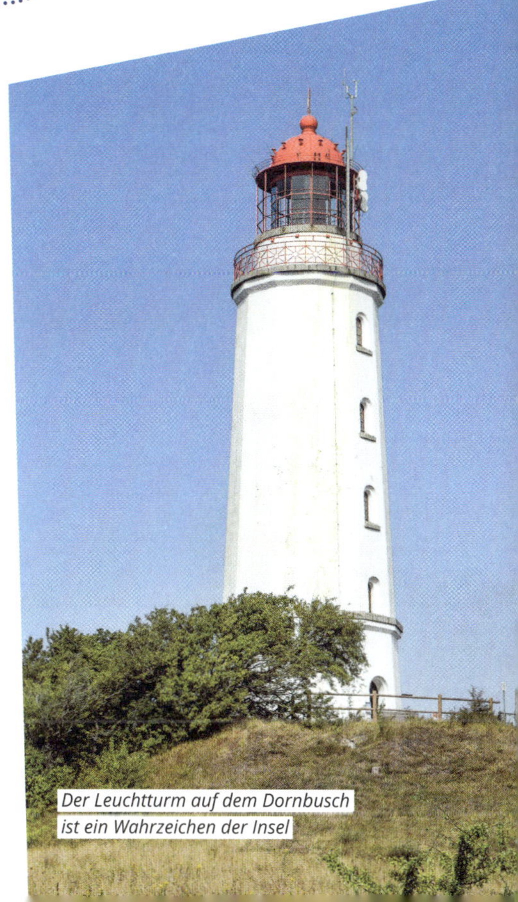

Der Leuchtturm auf dem Dornbusch ist ein Wahrzeichen der Insel

AUF EINEN BLICK

- **Start / Ziel:** Hafen Neuendorf
- **Strecke / reine Radelzeit:** 31,5 km (Rundtour), 2 Std. 30
- **Höhenmeter:** ↗26 m, ↘26 m
- **Wegbeschaffenheit:** Gemischt. Gute asphaltierte Hauptstrecke, sandige Wege im Süden, Plattenwege im Norden der Insel.
- **Beste Zeit:** Ganzjährig, Heideblüte im Spätsommer.
- **Mitnehmen:** Stauraum für Konserven.

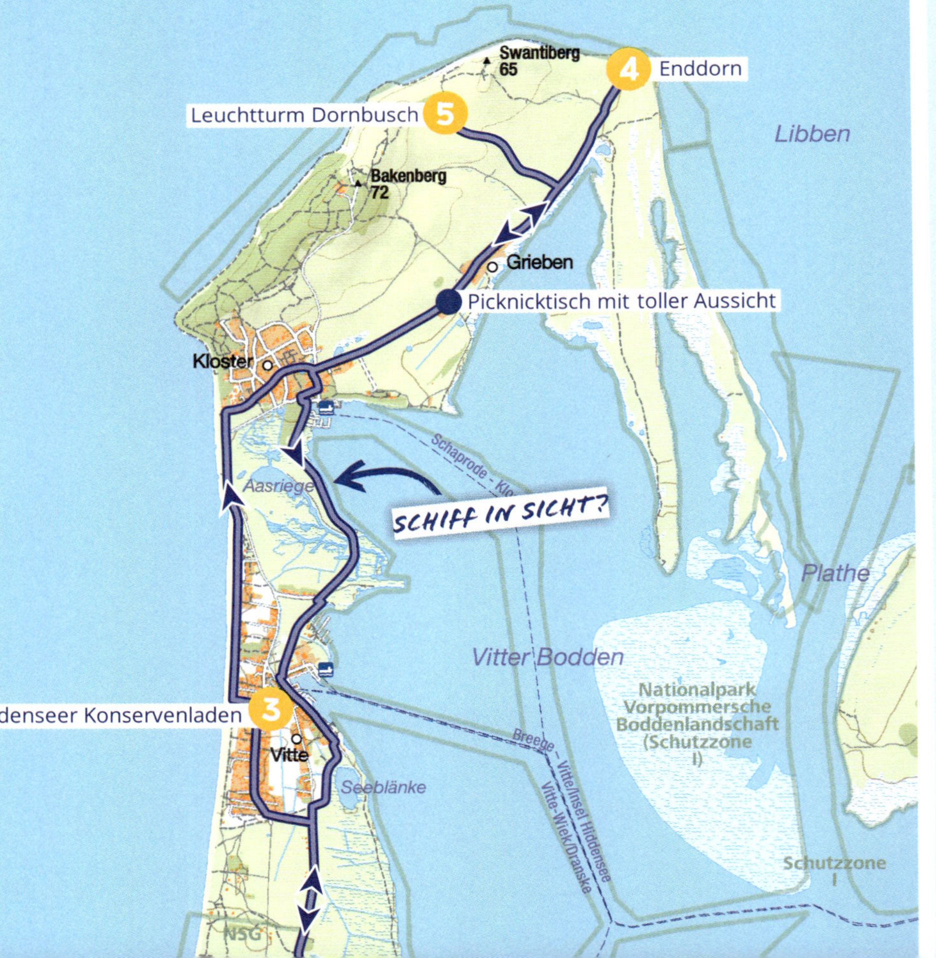

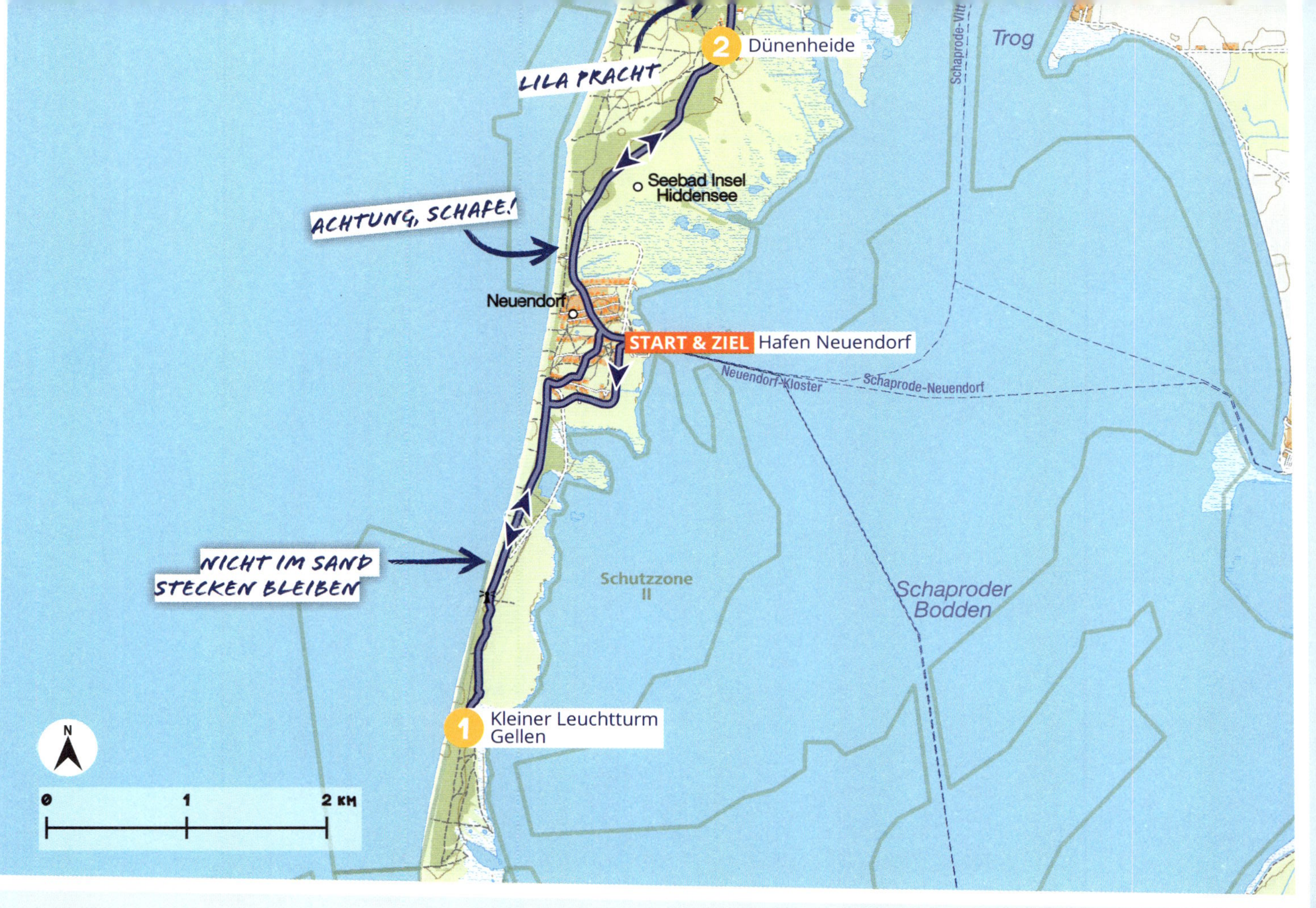

Trog
Schaprode-Vitt
2 Dünenheide
LILA PRACHT
Seebad Insel Hiddensee
ACHTUNG, SCHAFE!
Neuendorf
START & ZIEL Hafen Neuendorf
Neuendorf-Kloster
Schaprode-Neuendorf
NICHT IM SAND STECKEN BLEIBEN
Schutzzone II
Schaproder Bodden
1 Kleiner Leuchtturm Gellen
N
0
1
2 KM

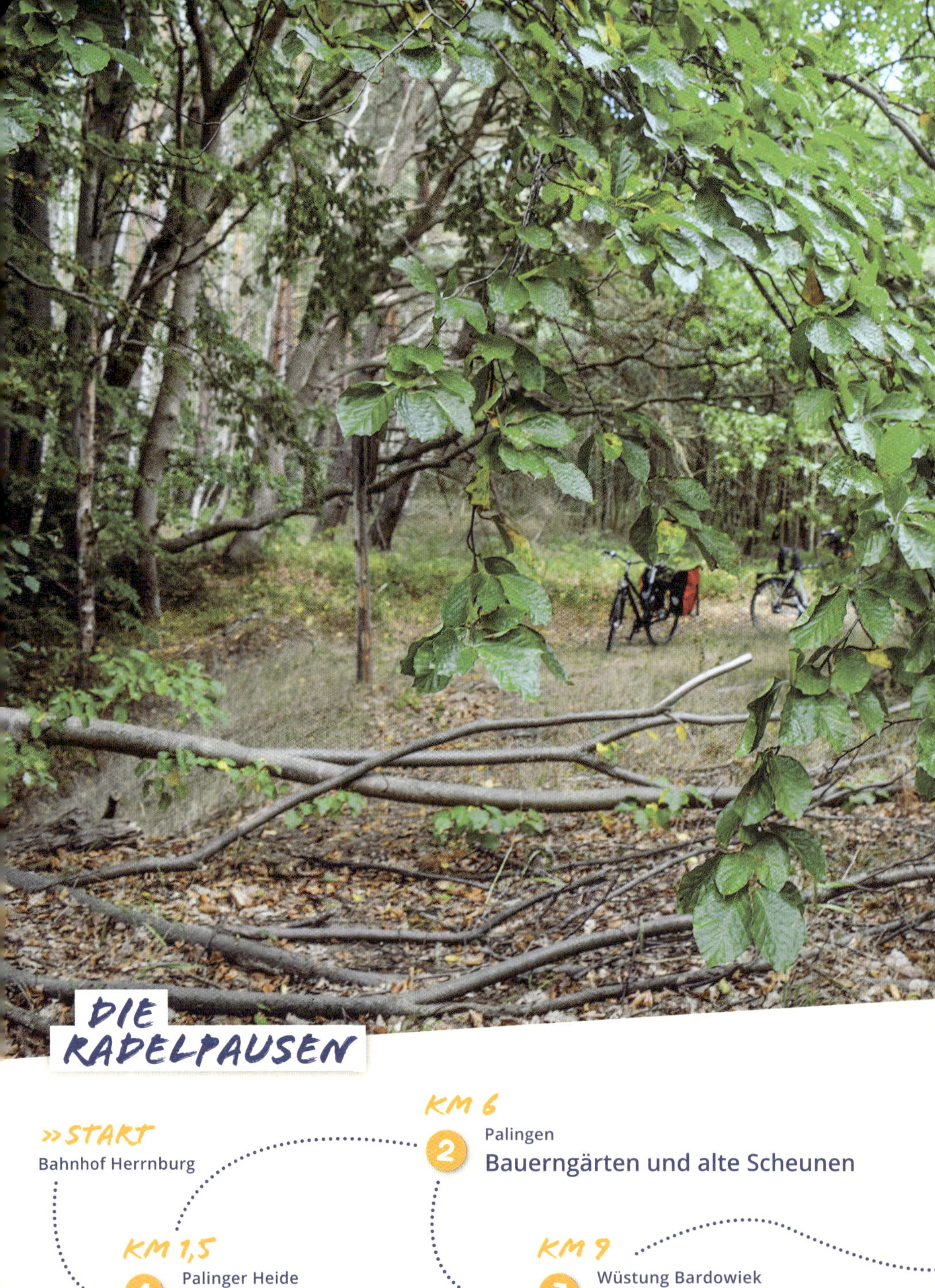

DIE RADELPAUSEN

» START
Bahnhof Herrnburg

KM 1,5
1 Palinger Heide
Kieferduft atmen

KM 6
2 Palingen
Bauerngärten und alte Scheunen

KM 9
3 Wüstung Bardowiek
Zugewucherte Vergangenheit

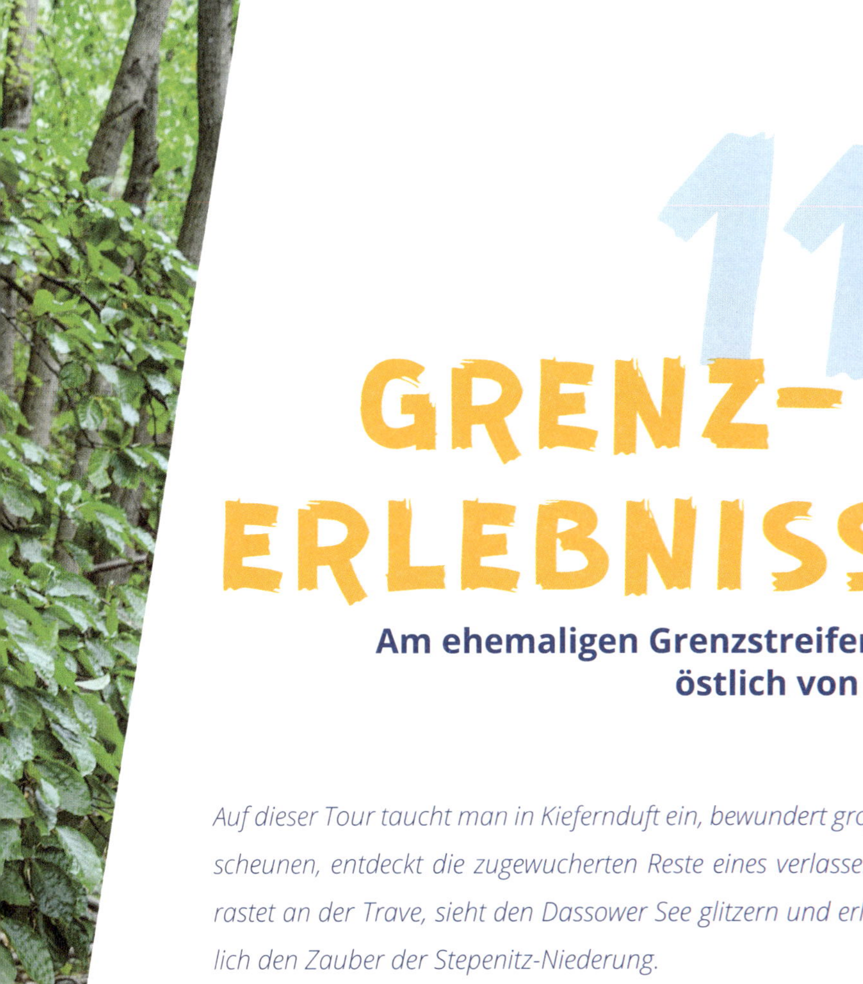

11 GRENZ-ERLEBNISSE

Am ehemaligen Grenzstreifen östlich von Lübeck

Auf dieser Tour taucht man in Kieferndruft ein, bewundert große Bauernscheunen, entdeckt die zugewucherten Reste eines verlassenen Dorfes, rastet an der Trave, sieht den Dassower See glitzern und erlebt schließlich den Zauber der Stepenitz-Niederung.

KM 15
4 Traveufer
Picknicken, versteckt im Wald

KM 25
5 Dassow
Kuchen essen am alten Hafenspeicher

KM 30,5
6 Weite Wiese
Durchatmen auf der Bank

KM 36 » ZIEL
Bahnhof Schönberg

DER PLATTENWEG ...

... auf dem vor mehr als 30 Jahren Grenztruppen patrouillierten, führt heute nicht mehr in die Todeszone, sondern in den dichten Kiefernwald der **Palinger Heide**. Mal stehen die Stämme dicht an dicht, wirkt der Wald dunkel, an anderer Stelle sind die Bäume unterschiedlichen Alters und es gibt mehr Raum zwischen den Stämmen. Kiefern duften nach Sommer und Strand, wenn sie von der Sonne gewärmt werden. Immer wieder wehen Schwaden ihres Dufts über den Weg. Und immer wieder steckt das Rad in einer Sanddüne fest. Am Wegrand hohe Holzstapel, Stämme übereinandergeschichtet.

DER SCHÖNSTE MOMENT: AUF DER BANK VOR DER GROSSEN WIESE SITZEN. TOUR FAST GESCHAFFT. WEITBLICK

Palingen ist ein verträumtes Dorf mit alten Scheunen und blühenden Gärten. Nach dem Erreichen der **Wüstung Bardowiek**, die dem Grenzstreifen weichen musste, fährt man eine Weile auf einer richtigen Straße, bevor es wieder in den Wald hineingeht. Der Wald auf der Halbinsel Teschow ist diverser als der Kiefernwald der Palinger Heide, ein Mischwald, der auf den Hügeln entlang der Trave wächst. Hier ist kaum jemand unterwegs, eine Spaziergängerin mit Hund hat ihr Auto am Waldrand abgestellt, ein einsamer Jogger kreuzt den Weg.

Wenn man nach einem Stopp am **Traveufer** wieder aus dem Wald auftaucht und auf dem Radweg entlang der Bundesstraße fährt, dauert es nicht mehr lange, bis der Dassower See in Sicht kommt. Auf Schautafeln entlang des Wegs kann man sich über die Geschichte der Grenzregion, der Grenzstraße und der Orte informieren. Am Ufer des Dassower Sees blühen Sonnenblumen und weiden Kühe.

Nach dem Stopp in **Dassow** geht es entlang des Alten Bahndamms durch die Stepenitz-Niederung. Schlehen leuchten blau in den Hecken, die Landschaft ist unglaublich abwechslungsreich, Moore und Erlenbruchwälder, ein Eisvogel, der mit einem scharfen Pfiff unten über der Stepenitz fliegt. Dann wieder beweidete und gemähte Wiesen. Nach der Pause an der **Weiten Wiese** sieht man bald auch die ersten Äcker. Jetzt ist es nicht mehr weit bis nach Schönberg. «

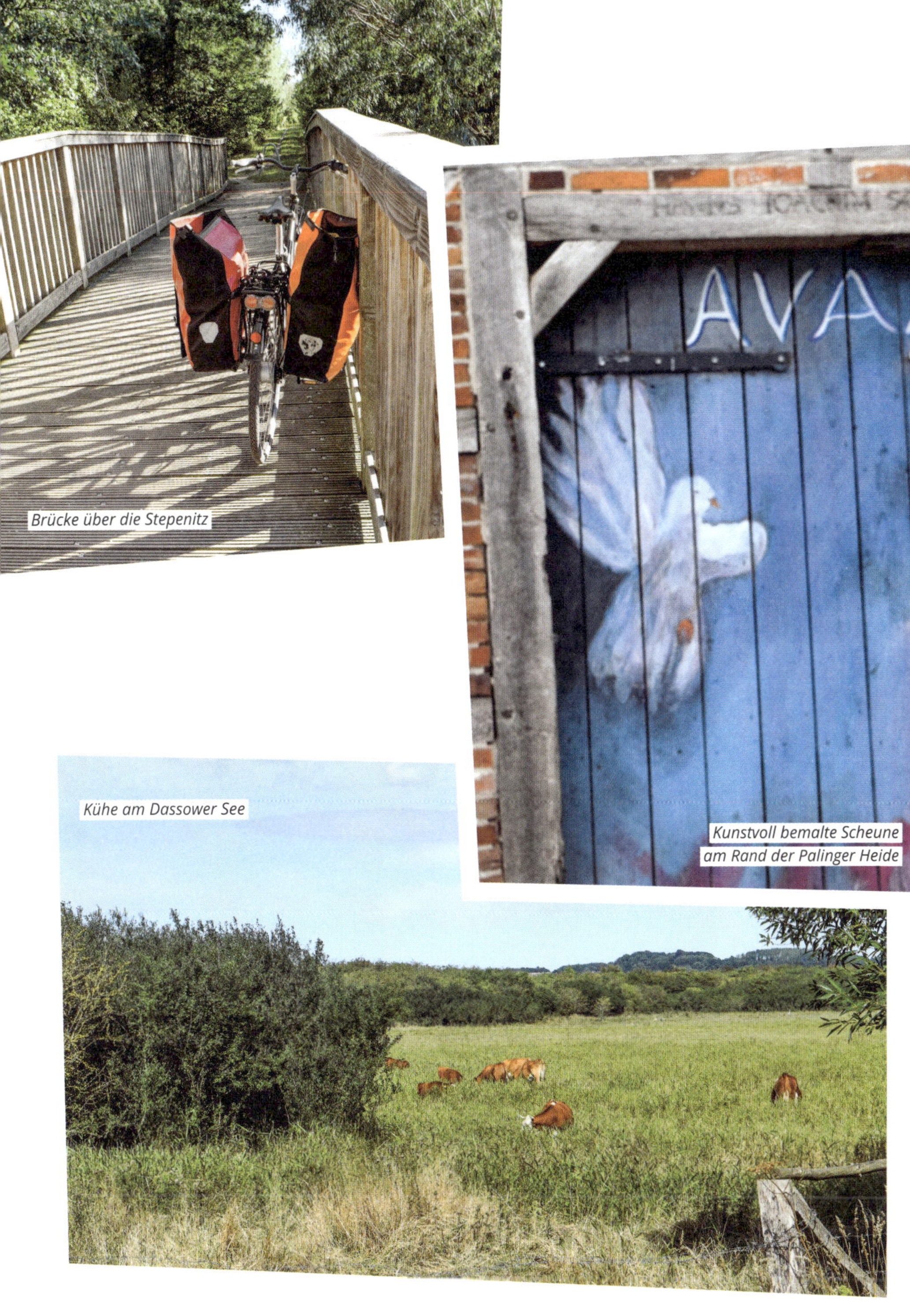

Brücke über die Stepenitz

Kunstvoll bemalte Scheune am Rand der Palinger Heide

Kühe am Dassower See

RADELN & GENIEẞEN

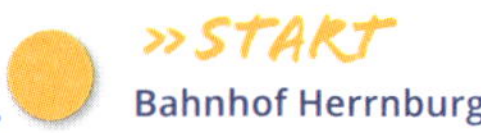

Bahnhof Herrnburg

Vom Bahnhof aus der Hauptstraße eine Weile nach Norden folgen und am Kreisverkehr auf den Krützkamp und gleich wieder links auf den Kolonnenweg abbiegen, der in die Palinger Heide hineinführt.

KM 1,5

1 **Palinger Heide**

Kiefernduft atmen

Der größte Teil der Heide ist heute ein dichter Kiefernwald, durch den man über den Kolonnenweg fährt, auf dem vor Jahrzehnten die Grenztruppen der DDR unterwegs waren. Aber noch bevor man den Kiefernwald erreicht, öffnet sich eine weite Lichtung. Sandboden, kleine Dünen, Heidekraut. Vom Wald weht Kieferndruft herüber. Hier kann man ein paar Minuten im Sand liegen und in den Himmel schauen.

Dem Kolonnenweg knapp drei Kilometer folgen und dann rechts in Richtung Palingen abbiegen. Der Weg führt östlich durch den Kiefernwald bis zur Straße Am Kiebitzmoor und dann in den Ort hinein.

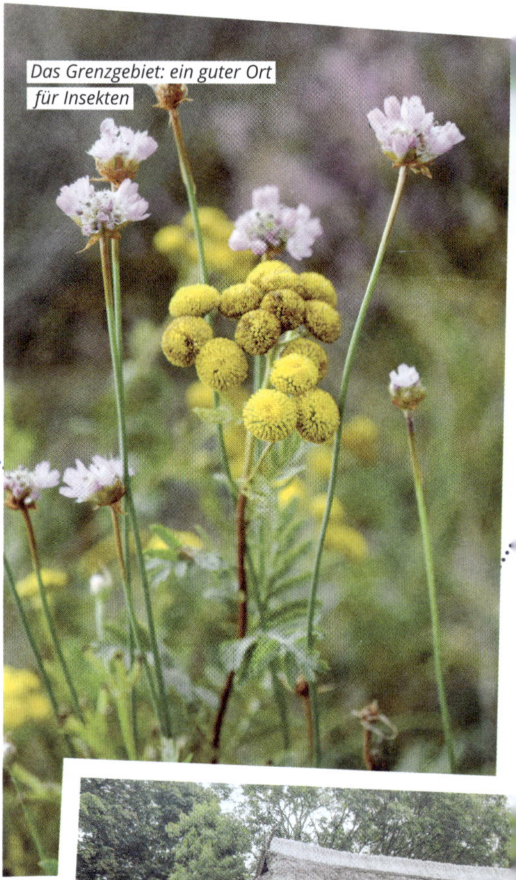

Das Grenzgebiet: ein guter Ort für Insekten

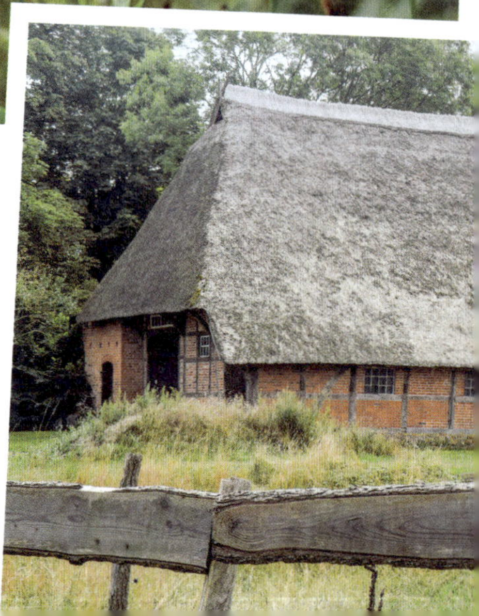

KM 6

2

Palingen

Bauerngärten und alte Scheunen

Zugewachsene Scheunen und alte Bauernhäuser, dahinter Gärten voller Blumen und Gemüse: Ein Spaziergang durch das Dorf Palingen ist eine schöne Unterbrechung der Radtour. Vor der Wende lag Palingen am äußersten Rand der DDR, und auch heute ist das Dorf immer noch abgelegen. So dicht an der Palinger Heide und vergleichsweise weit weg vom Schuss, macht es einen geradezu verwunschenen Eindruck. Viele Häuser sind mit Reet gedeckt, aus Backsteinen und Fachwerk errichtet. Wege und Zufahrten sind sandig oder kopfsteingepflastert.

Zurück zum Wald, dann am Ortseingang links abbiegen und parallel zur B 105 durch den Wald fahren. Wenn der Waldweg auf die Lauener Dorfstraße stößt, rechts abbiegen und einen kleinen Abstecher nach Bardowieck machen, für den man die B 105 400 Meter südwärts fährt. Die Wüstung liegt dann auf der linken Seite.

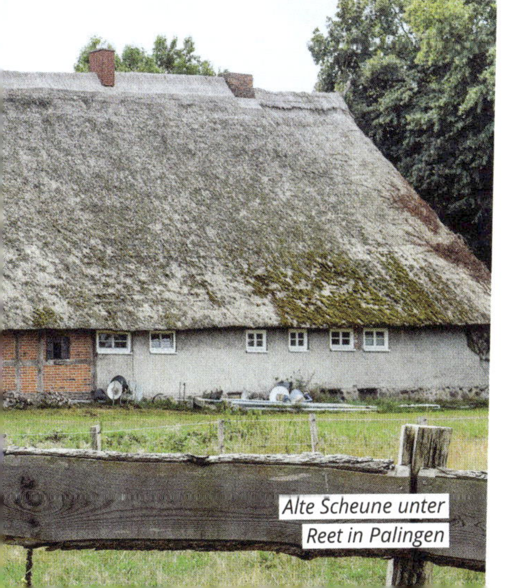

Alte Scheune unter Reet in Palingen

BARDOWIEK:
SEIT 1292 UR-
KUNDLICH ERWÄHNT
1977-'89 IM DDR-
REGIME WIDERRECHT-
LICH ZERSTÖRT.

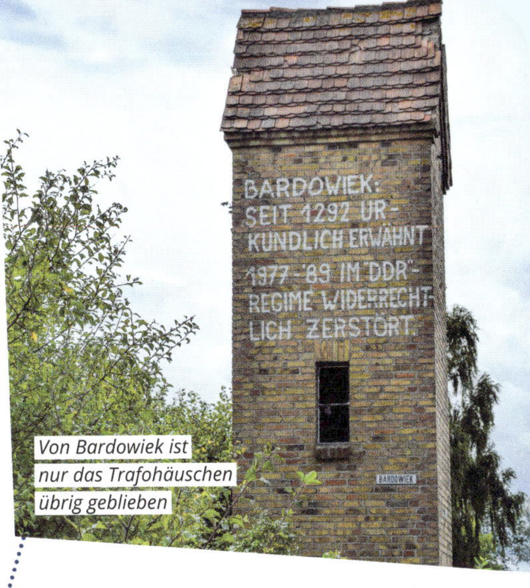

Von Bardowiek ist nur das Trafohäuschen übrig geblieben

KM 9

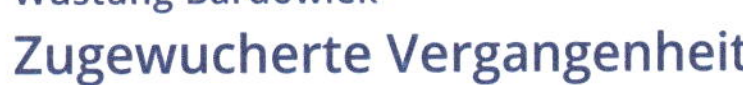

3

Wüstung Bardowiek

Zugewucherte Vergangenheit

Vom Dorf Bardowiek ist nur ein Trafohäuschen übrig geblieben. Dass man sich die Grundstruktur des Dorfes, das im Grenzgebiet lag und darum von der DDR-Regierung entvölkert und abgebaut wurde, noch erschließen kann, macht den Reiz dieses Stopps aus. Die ehemaligen Hofstellen und Obstgärten sind zugewuchert, aber hinter Hecken und Büschen verborgen kann man Apfel- und Birnenbäume ausmachen, die viele Jahrzehnte nach der letzten Ernte durch die Bewohner immer noch Früchte tragen. Und die alte Linde am Dorfeingang – ob sich die Bewohner hier zu Dorffesten trafen? Im Inneren des Dorfes weist eine Installation auf eine der ehemaligen Hofstellen hin.

Zurück auf die Dorfstraße Richtung Lauen und weiter Richtung Selmsdorf, dann vor dem Ort links abbiegen und durch den Forst Hohe Meile Richtung Nordosten fahren, den kleinen Abzweig hinunter zur Trave nicht verpassen.

KM 15

4

Traveufer

Picknicken, versteckt im Wald

Mitten im Wald schimmert auf einmal Wasser hinter den Bäumen hervor – die Trave an der Großen Holzwiek. Jetzt geht es noch ein paar Meter hinunter, und unten am Fluss kann man dann einen kleinen Trampelpfad am Ufer nutzen und auf den Fluss und die Ausläufer von Lübeck auf der anderen Flussseite schauen. Ein schönerer Ort zum Picknicken ist aber oben im Wald, auf einem umgestürzten Baum. Versteckt hinter Zweigen sitzt man hier umgeben von Buchen und Kiefern und lauscht den Geräuschen des Waldes.

Südöstlich weiter durch den Wald, bis der Weg auf die B 105 Richtung Dassow trifft. Auf dem Radweg durch Zarnewenz und dann am Ufer des Dassower Sees bis nach Dassow weiterfahren.

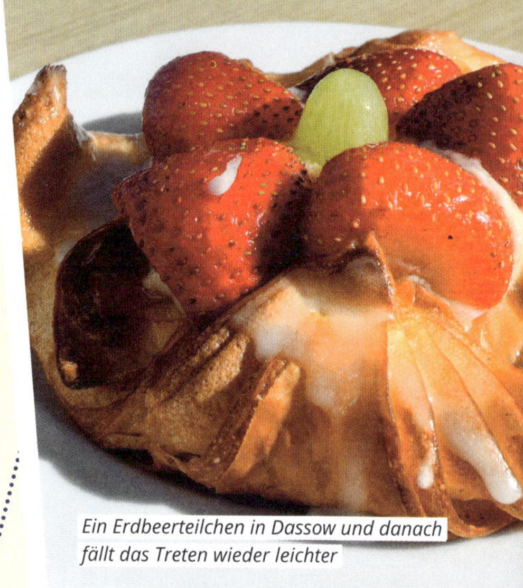

Ein Erdbeerteilchen in Dassow und danach fällt das Treten wieder leichter

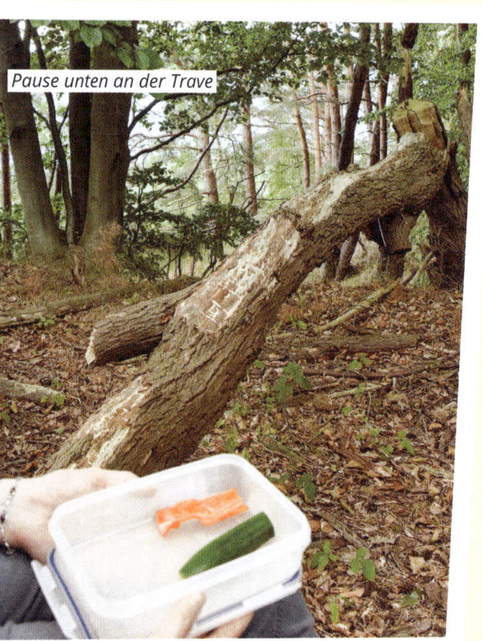

Pause unten an der Trave

KM 25

5

Dassow

Kuchen essen am alten Hafenspeicher

Gleich am Eingang des Ortes, hinter der Dassower Brücke, steht der Dassower Hafenspeicher, gebaut 1861. Hier wurde früher Korn gelagert, heute kann man hier Ferienwohnungen mieten oder Veranstaltungen ausrichten. Hier mündet die Stepenitz in den Dassower See. Und neben dem Speicher liegt eine Filiale der Schönbeker Bäckerei Schwabe (dassow.baeckerei-schwabe.de). Hier holt man sich einen Kaffee oder Tee, ein Stück Kuchen oder ein belegtes Brötchen und hat an einem der Sitzplätze draußen auf der Terrasse einen schönen Blick auf den kleinen Hafen an der Stepenitz und auf den frisch sanierten Speicher.

Auf der Lübecker Straße (die später zur Grevesmühlener Straße wird) durch den Ort fahren und rechts auf die Bahnhofsstraße abbiegen, die entlang der Stepenitz auf einem ehemaligen Bahndamm Richtung Schönberg führt.

KM 30,5

6 Weite Wiese

Durchatmen auf der Bank

Die Bank steht direkt vor der Wiese wie vor einem besonders bedeutsamen Gemälde in einer Galerie. Die Wiese, von Schilf begrenzt, dehnt sich weit aus. Und der Blick weitet sich mit ihr. Über das Schilf fliegt eine Rohrweihe. Der Pausenplatz liegt in der Stepenitz-Niederung. Neben die Bank hat jemand einen kleinen Baum gepflanzt, die Pflanzstelle mit Steinen gekennzeichnet und kommt offensichtlich regelmäßig vorbei, um den kleinen Baum zu gießen – die Erde ist feucht, obwohl es lange nicht geregnet hat.

Dem Alten Bahndamm weiter folgen, bis er auf die Bundesstraße trifft. Rechts abbiegen und den Radweg parallel zur Straße nehmen bis zu einer großen Brücke, auf dieser die Bundesstraße überqueren. In die Ernst-Barlach-Straße und durch ein Industriegebiet, dann nach links in die Straße Am Palmberg abbiegen, die zur Bahnhofsstraße wird. Schließlich rechts in die Straße Am Bahnhof abbiegen.

EXTRA INFOS:

Im **Hafenspeicher Dassow** (Stopp 5) kann man Ferienwohnungen mieten, die nach Getreidesorten benannt sind, die vor fast 200 Jahren hier gelagert wurden (fewo-am-ostseestrand.de/ort/dassow/).

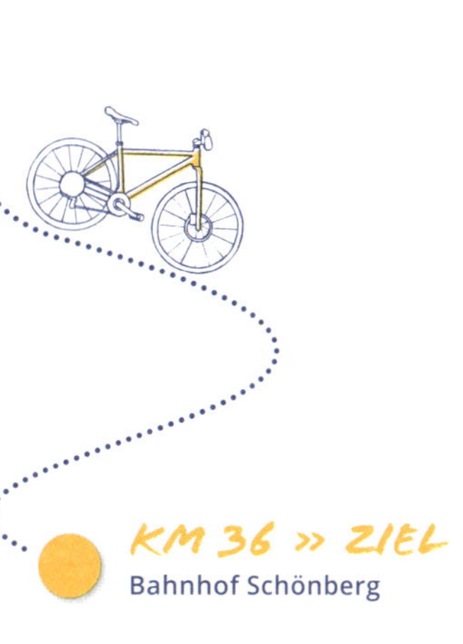

KM 36 » ZIEL

Bahnhof Schönberg

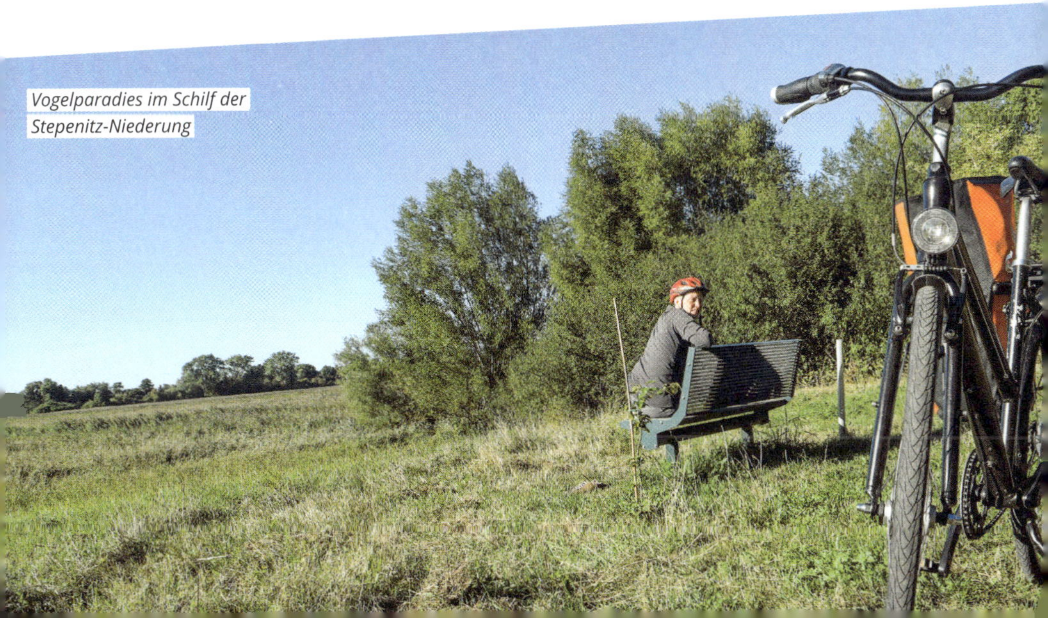

Vogelparadies im Schilf der Stepenitz-Niederung

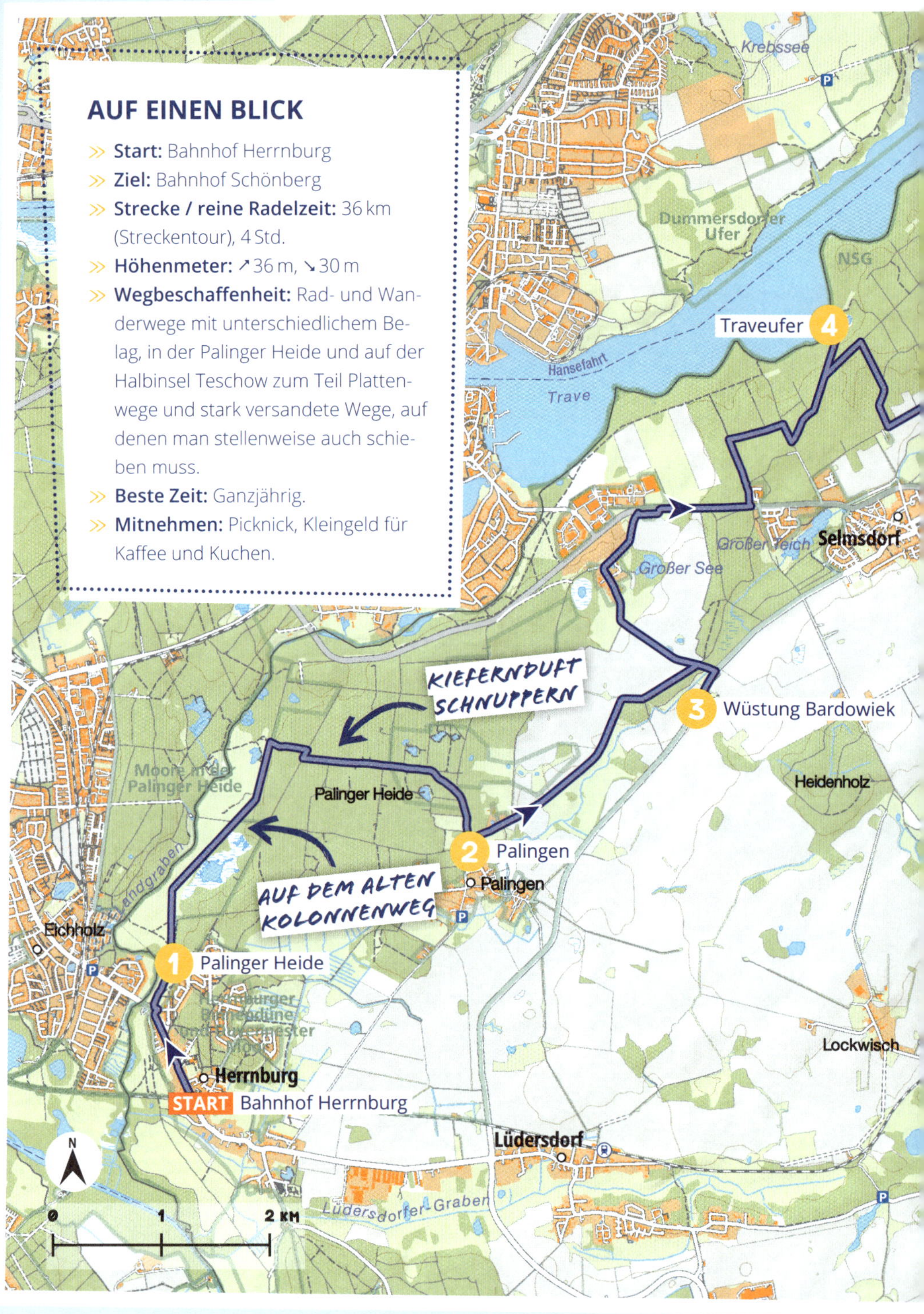

AUF EINEN BLICK

- **Start:** Bahnhof Herrnburg
- **Ziel:** Bahnhof Schönberg
- **Strecke / reine Radelzeit:** 36 km (Streckentour), 4 Std.
- **Höhenmeter:** ↗ 36 m, ↘ 30 m
- **Wegbeschaffenheit:** Rad- und Wanderwege mit unterschiedlichem Belag, in der Palinger Heide und auf der Halbinsel Teschow zum Teil Plattenwege und stark versandete Wege, auf denen man stellenweise auch schieben muss.
- **Beste Zeit:** Ganzjährig.
- **Mitnehmen:** Picknick, Kleingeld für Kaffee und Kuchen.

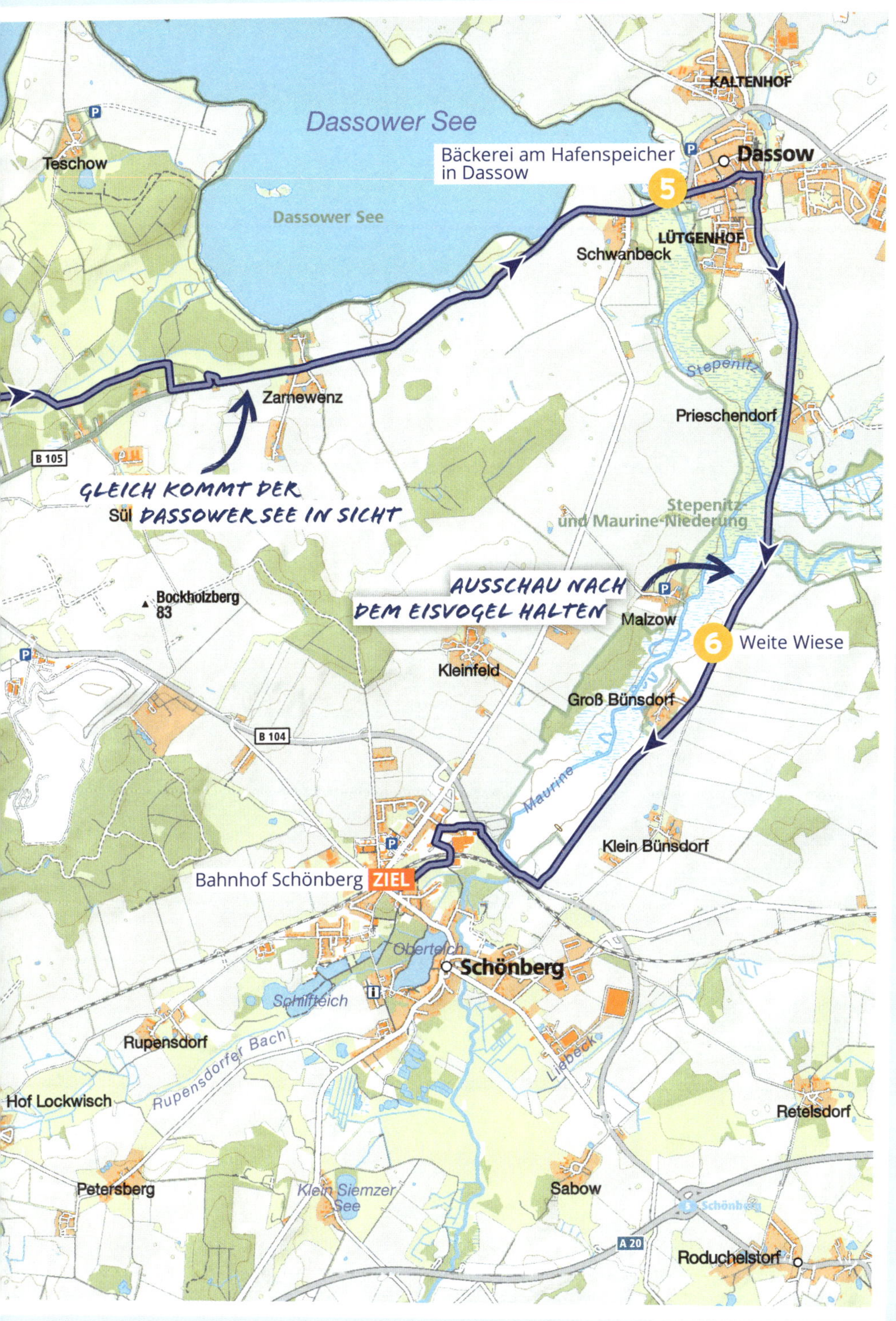

Dassower See
Bäckerei am Hafenspeicher
in Dassow
KALTENHOF
Dassow
Teschow
Dassower See
5
LÜTGENHOF
Schwanbeck
Stepenitz
Zarnewenz
Prieschendorf
B 105
GLEICH KOMMT DER
Sül DASSOWER SEE IN SICHT
Stepenitz-
und Maurine-Niederung
AUSSCHAU NACH
DEM EISVOGEL HALTEN
Bockholzberg
83
Malzow
6
Weite Wiese
Kleinfeld
Groß Bünsdorf
B 104
Maurine
Klein Bünsdorf
Bahnhof Schönberg ZIEL
Oberteich
Schönberg
Schiffteich
Rupensdorf
Rupensdorfer Bach
Liebeck
Hof Lockwisch
Retelsdorf
Petersberg
Klein Siemzer
See
Sabow
A 20
Roduchelstorf

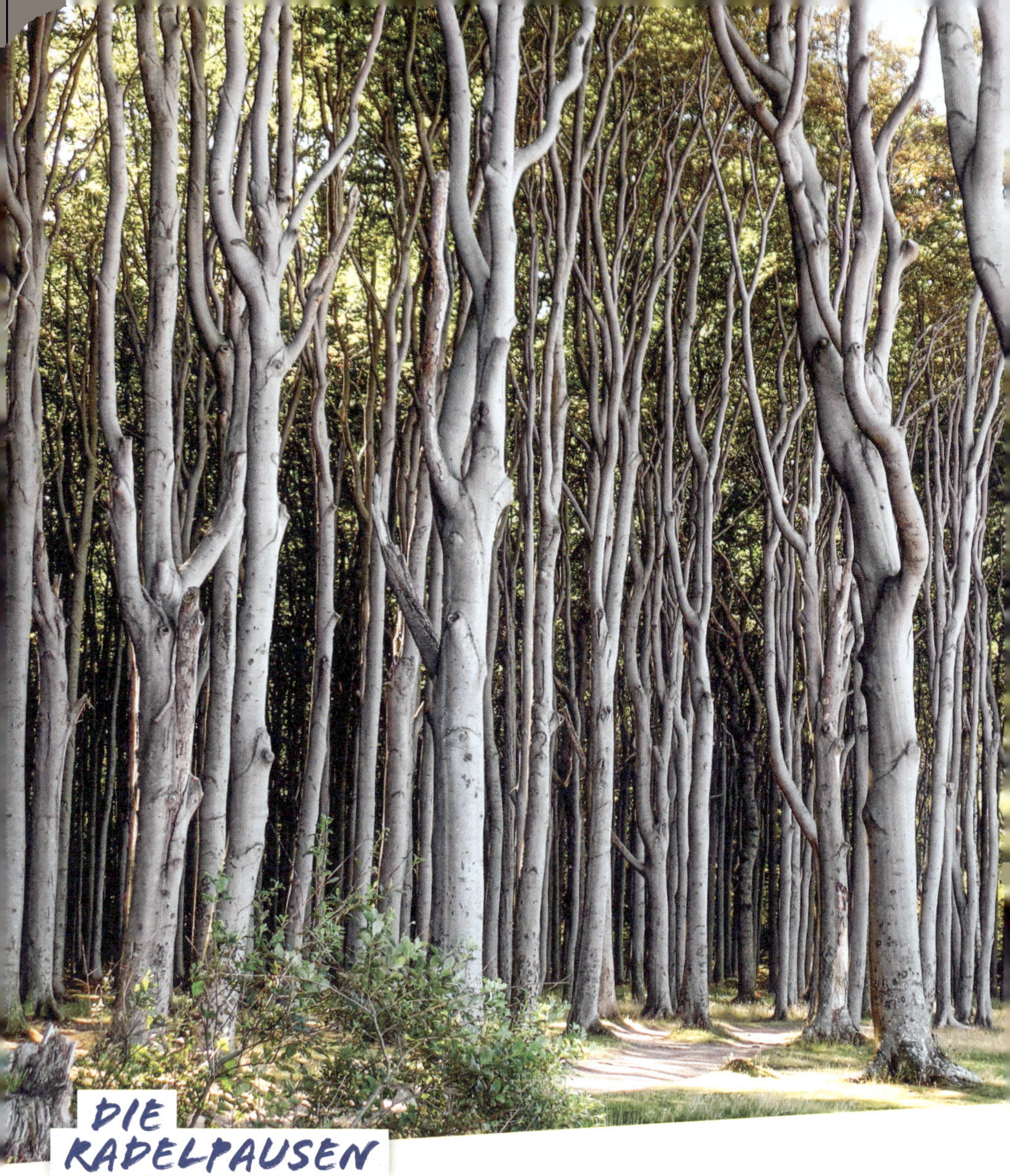

DIE RADELPAUSEN

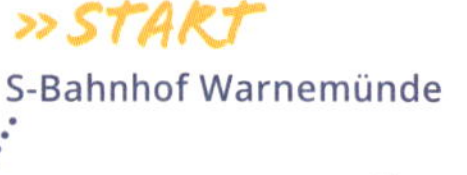

» START
S-Bahnhof Warnemünde

KM 1
1 Warnemünde
Zwischen Leuchtturm und Altem Strom

KM 5
2 Naturschutzgebiet Stoltera
Absteigen für die Steilküste

KM 11

3 Nienhagen
Crêpes mit Aussicht

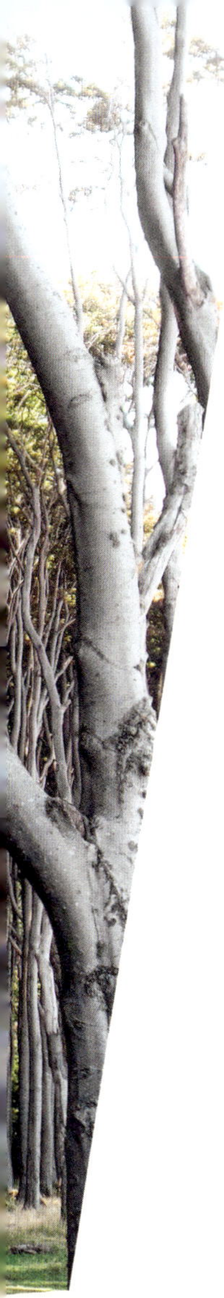

12

IM GESPENSTERWALD

Steilküste, Wald und See westlich von Warnemünde

Radeln zwischen Buchen und Kiefern im Gespensterwald, Blick aufs Meer, Muscheln sammeln und Möwenrufe. Auf dieser Tour fährt man entlang der Küste und umrundet auf schönen Wegen einen See, den man nie wirklich zu Gesicht bekommt.

KM 11,5

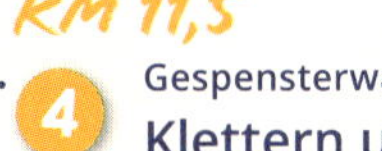

4 Gespensterwald
Klettern und Gucken

KM 19

5 Coventer See
Schäfchen zählen

KM 25,5

6 Dorfkirche Rethwisch
Ein bisschen Skandinavien

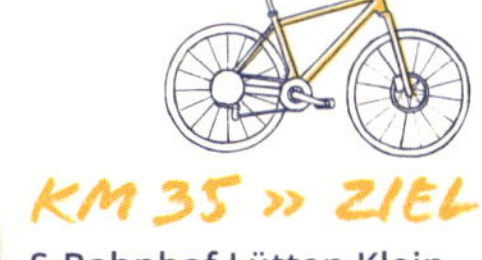

KM 35 » ZIEL
S-Bahnhof Lütten Klein

WÄHREND DAS SEEBAD LANGSAM ERWACHT …

… schiebt man das Rad von der S-Bahn-Station **Warnemünde** am Alten Strom entlang und fährt dann parallel zur Küste westwärts. Wenn man den Ort hinter sich gelassen hat, radelt man am Rand eines schönen Buchenwaldes, der zum **Naturschutzgebiet Stoltera** wird. Vor **Nienhagen** öffnet sich der Wald für den Ort mit seinen Ferienwohnungen und Pensionen. Am Strand stehen Strandkörbe mit ihren wuchtigen Rücken zum Wind gedreht, und in den Dünen wachsen Hundsrosen.

DER SCHÖNSTE MOMENT: WENN MAN AUS DEM GESPENSTERWALD AUFTAUCHT UND HEILIGENDAMM WEISS IN DER FERNE LEUCHTET

Nach einer Pause geht es weiter, und schon bald nach dem Ortsende beginnt der **Gespensterwald**. Hier sollte man schieben – weil es besser für den Wald mit dem sowieso schon sehr verdichteten Waldboden ist. Und weil man dann auch die gespenstische Atmosphäre besser auf sich wirken lassen kann. Am Ausgang des Gespensterwaldes dann plötzlich Weitblick: links ein riesiger Acker, und dadurch, dass der Waldsaum verschwunden ist, sieht man auf einmal richtig weit, bis nach Heiligendamm, dessen weiße Villen in der Ferne leuchten. Und sogar Kühlungsborn ist schon zu sehen.

Bis zur Abzweigung bei der Schleuse Jemnitz radelt man nun wirklich direkt am Meer entlang. Dichter geht es nicht, denn Teile des Radwegs sind bereits auf den Strand gestürzt. Denn hier, wo der Wald fehlt, bröckelt die Erde ins Meer, nagen die Stürme und Winterfröste an der lehmigen Küste. Das abgestürzte Stück Radweg ist notdürftig mit einem in der Zwischenzeit wiederum abgestürzten Geländer gesichert worden. Wo die Jemnitz in die Ostsee mündet, beginnt eine neue Etappe der Tour, der Küste kehrt man jetzt den Rücken.

Auf Plattenwegen holpert man vorbei an einem alten Schäferwagen und einer weiß-braunen Schafherde. Die Schafe liegen zufrieden im hohen Gras und kauen. Goldrute blüht, rechts ein Wald, links der **Coventer See**, den man nur erahnen kann. Besonders schön ist die Pappelallee mit ihren im Wind rauschenden Blättern, die bis zur Straße führt.

Das letzte Wegstück entlang von Landstraßen und durch kleine Orte und Vororte von Rostock ist auch schön: Alte Häuser in **Rethwisch**, eine malerische Kirche und Scheunen, und schließlich die Streuobstwiese in Admannshagen. Der Übergang zur Stadt ist fließend – plötzlich fährt man zwischen hohen Plattenbauten und ist auch schon am S-Bahnhof Lütten Klein. «

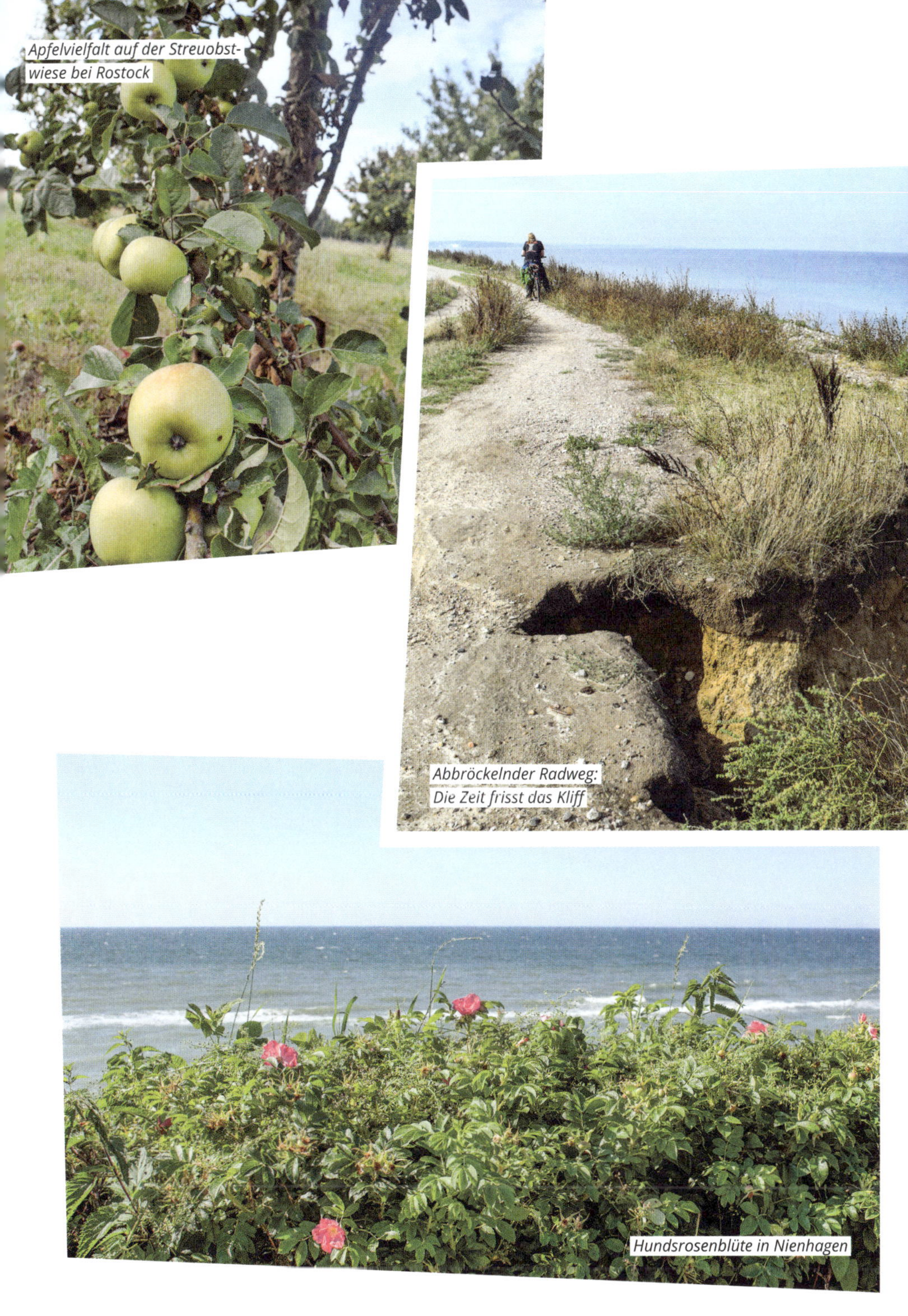

Apfelvielfalt auf der Streuobstwiese bei Rostock

Abbröckelnder Radweg: Die Zeit frisst das Kliff

Hundsrosenblüte in Nienhagen

RADELN & GENIEßEN

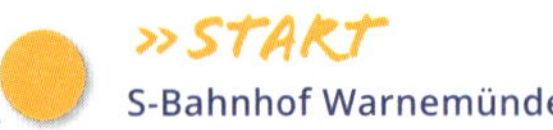

»START

S-Bahnhof Warnemünde

Über den Alten Strom und dann an seinem Ufer entlang bis zur Ostsee schieben.

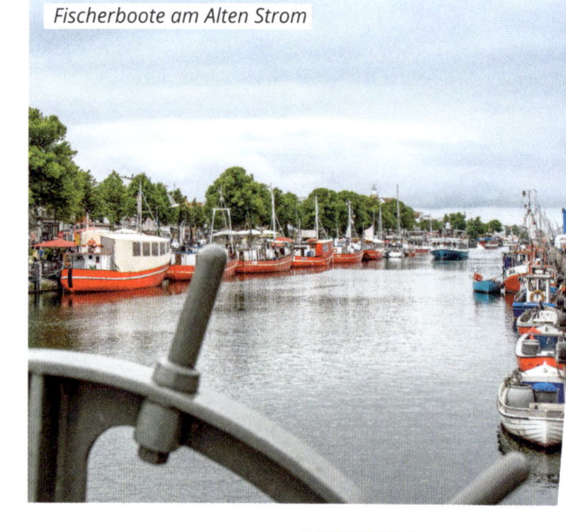

Fischerboote am Alten Strom

KM 1

1 Warnemünde

Zwischen Leuchtturm und Altem Strom

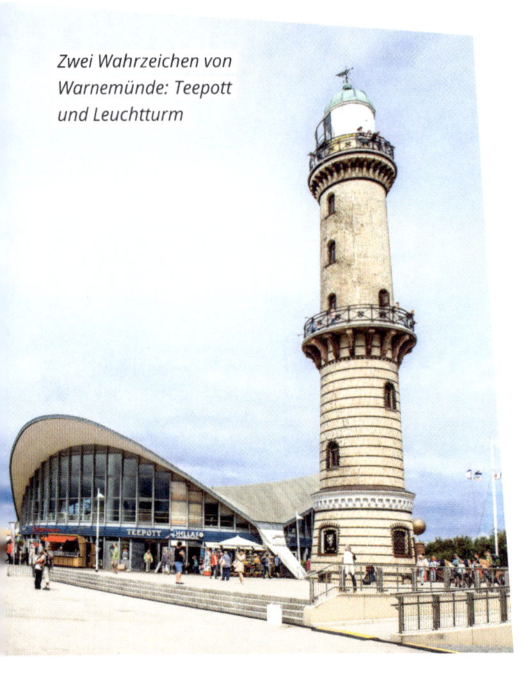

Zwei Wahrzeichen von Warnemünde: Teepott und Leuchtturm

Warnemünde ist von allem ein bisschen: Fischerort, Vorstadt von Rostock, Badeort, Fährhafen. Am Alten Strom liegen Fischerboote und kleine Kähne. In der Ferne sieht man die Hafenkräne. Morgens fängt der Tag in der Nachsaison gemächlich an, viele Restaurants und Cafés sind noch geschlossen, aber einen Kaffee kriegt man am Alten Strom immer. Dann schiebt man das Rad weiter Richtung Teepott, mit seinem futuristischen Dach in Hyperschalenarchitektur eines der Wahrzeichen von Warnemünde. Seinen Namen hat er, weil an diesem Ort seit den 1920er-Jahren ein Teepavillon stand. Ein anderes Wahrzeichen ist der Leuchtturm daneben: Von hier oben kann man sich schon mal einen Überblick über den ersten Teil der Tour verschaffen (www.warnemuende-leuchtturm.de). Die Silhouette einer großen Skandinavienfähre schiebt sich an ein paar Touristen beim Morgenbad vorbei.

Am Strand angekommen links abbiegen und dann parallel zur Küste fahren.

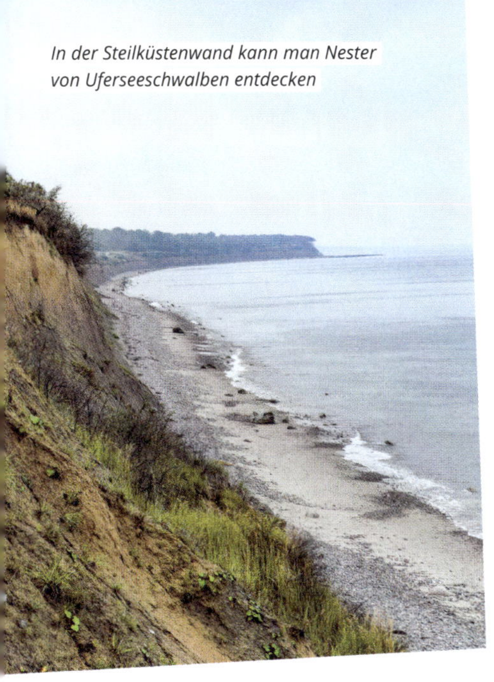

In der Steilküstenwand kann man Nester von Uferseeschwalben entdecken

KM 5

2 Naturschutzgebiet Stoltera
Absteigen für die Steilküste

Hinter Warnemünde beginnt das Naturschutzgebiet Stoltera, das sich rund um ein offenes Kliff erstreckt. Die Steilküste hier ist in Bewegung, regelmäßig bricht ein Teil ab. Oben wächst ein Buchenwald. Hier zwischen den Bäumen zu stehen und auf das Meer zu schauen ist mindestens so schön wie von unten am Strand hinaufzublicken und die vielen Bruthöhlen der Uferseeschwalben zu sehen, die in der Steilküste nisten. Hier lässt auch im Sommer der Druck der Badegäste auf den Strand deutlich nach, ein guter Ort, um die Räder oben an der Treppe stehen zu lassen und baden zu gehen. Segelboote ziehen vorbei, am Strand trippelt eine Lachmöwe, die sich erhofft, dass ein paar Krumen vom Picknickbrot für sie abfallen.

Einfach immer weiter parallel zur Küste fahren.

KM 11

3 Nienhagen
Crêpes mit Aussicht

Wer mittags ankommt, kann im Strandrestaurant Fisch essen oder im Café M Kaffee und Kuchen bekommen. Wer früher da ist: Im Tante-Emma-Laden in der Hofstraße 6 kann man einen Kaffee trinken und sich auf der Terrasse in die Sonne setzen. Und auch die Stadtbäckerei Kühl hat schon ab frühmorgens auf. Fisch zum Mitnehmen für den nächsten Stopp bekommt man in der Fischräucherei in der Doberaner Straße. Direkt oberhalb des Strandes auf der Steilküste hat zudem oft ein Crêpesbäcker seinen Wagen aufgebaut. Auch schon am Vormittag bekommt man hier leckere, dünne Pfannkuchen auf die Hand. Noch pfannenwarm und mit Zimt und Zucker oder Schokocreme bestrichen. Mit jedwedem Proviant kann man sich auf eine der Bänke oben am Hang setzen oder die Treppen runter zum Strand laufen und mit Aussicht über die weite Küste und den Horizont speisen.

Und weiter geht es, die Küste entlang. Im Gespensterwald soll kein Rad gefahren werden. Hier absteigen und schieben oder auf dem Radweg ca. 100 Meter landeinwärts fahren.

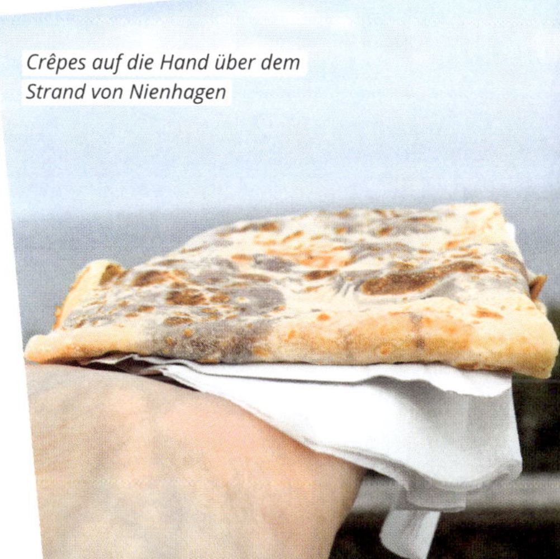

Crêpes auf die Hand über dem Strand von Nienhagen

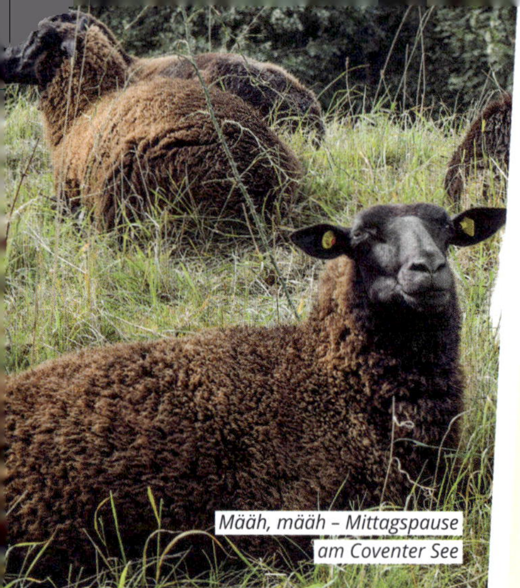
Määh, määh – Mittagspause am Coventer See

KM 11,5

4 Gespensterwald
Klettern und Gucken

Direkt an der Kliffkante steht er, der Gespensterwald, und jedes Jahr holt sich das Meer 16 Zentimeter Boden, der abbricht und hinunterstürzt. Die hellsilbrigen Buchenstämme und das viele Totholz, das durch die Stürme anfällt, die ungebremst in den Wald hineinfegen, haben dem Gespensterwald seinen Namen gegeben. So sehr der Wald durch die Nähe zum Meer, den Wind und den verdichteten Boden unter Druck steht, so beliebt ist er bei seinen Besucherinnen und Besuchern. Auf entwurzelten Stämmen kann man balancieren und klettern. Kinder tragen Äste zusammen und bauen daraus ein Tipi, ein Paar sitzt versunken auf einer Bank und schaut auf den Horizont. Das Zusammenspiel aus den glatten Stämmen, das jähe Ende an der Kliffkante, das Grün des Waldes zusammen mit dem Blau des Wassers sorgen für eine ganz besonders schöne Stimmung.

Und weiter, aus dem Wald heraus, entlang der Küste, bis bei der Schleuse Jemnitz ein Weg nach rechts abzweigt.

KM 19

5 Coventer See
Schäfchen zählen

Diesem See nähert man sich bei seiner Umrundung lediglich an, ohne ihn je ganz zu Gesicht zu bekommen. Das macht ihn geheimnisvoll und besonders. Ab und zu schimmert ein blauer Streifen Wasser zwischen dem Grün. Rund um den See ist ein Moorgebiet, liegen Sümpfe und nasse Wiesen. Die Plattenwege um den See herum sind gesäumt von Schafweiden. Die weißen und schwarzen Schafe liegen da versonnen in der Sonne und verbreiten so viel Gleichmut, dass man sich für ein paar Augenblicke dazulegen möchte, um die Schäfchenwolken am Himmel zu zählen. Schön ist auch der Wald im Hintergrund.

Dem Plattenweg folgen, wo möglich, links abbiegen und schließlich auf einer Pappelallee zur Nienhäger Straße hin fahren. Links abbiegen, in Rethwisch dann rechts abbiegen Richtung Admannshagen Ausbau.

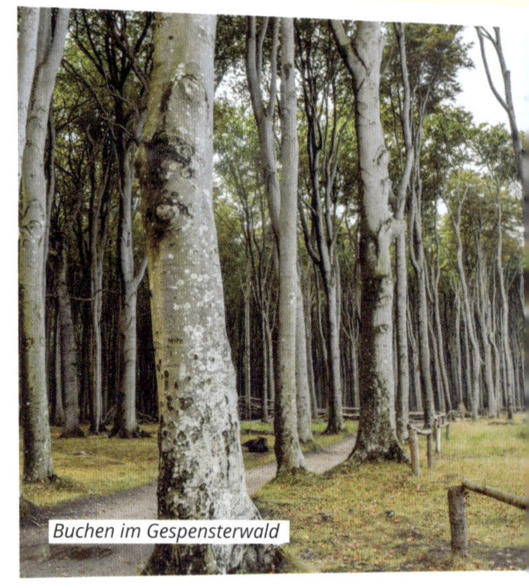
Buchen im Gespensterwald

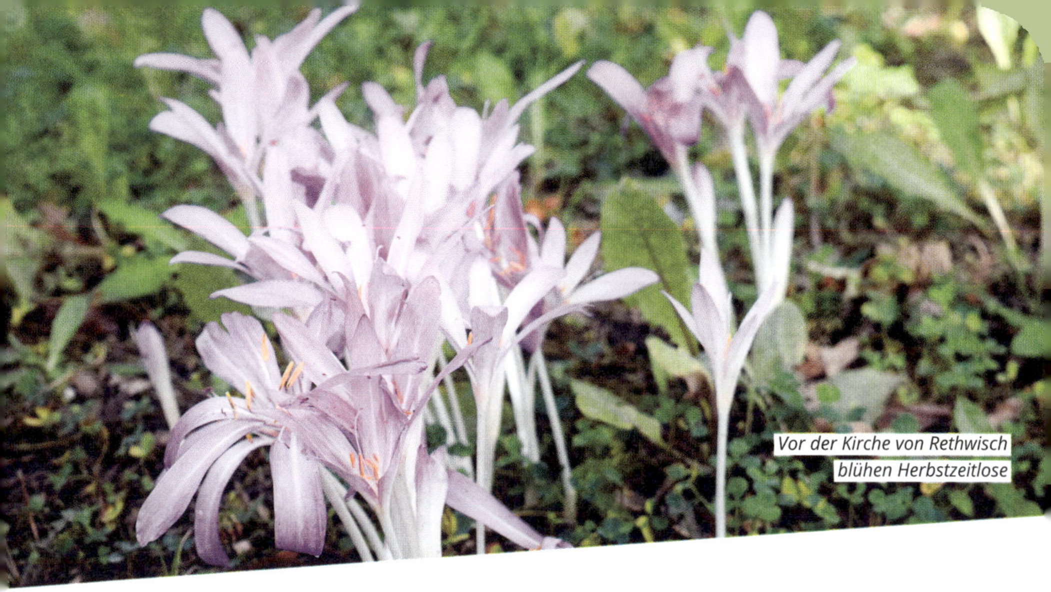

Vor der Kirche von Rethwisch blühen Herbstzeitlose

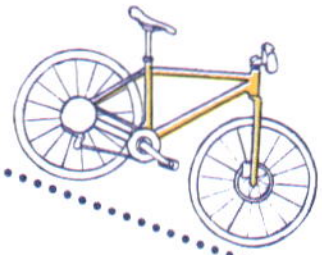

KM 25,5

6 Dorfkirche Rethwisch

Ein bisschen Skandinavien

KM 35 » ZIEL

S-Bahnhof Lütten Klein

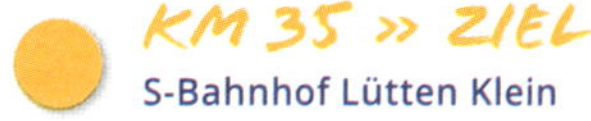

Die Kirche von Rethwisch ist aus Feldsteinen und Backstein gebaut und würde sich optisch damit unter den Kirchen der Region einfach so einreihen. Wäre da nicht ihr kastenförmiger Turm: Der ist aus Holz gebaut und sieht einigermaßen ungewöhnlich aus. Seine verwitterte graue Farbe (nicht die Bauweise) erinnert sogar ein wenig an skandinavische Stabkirchen. Auf dem schönen Friedhof vor der Kirche steht unter einem Baum eine Bank, auf der man eine Weile gut im Schatten sitzen kann.

Das Dorf über den Mühlenweg nach Osten verlassen und rechts nach Admannshagen Ausbau abbiegen, durch Lichtenhagen Dorf nach Lütten Klein, auf der Warnowallee bis zum S-Bahn-Bahnhof Lütten Klein

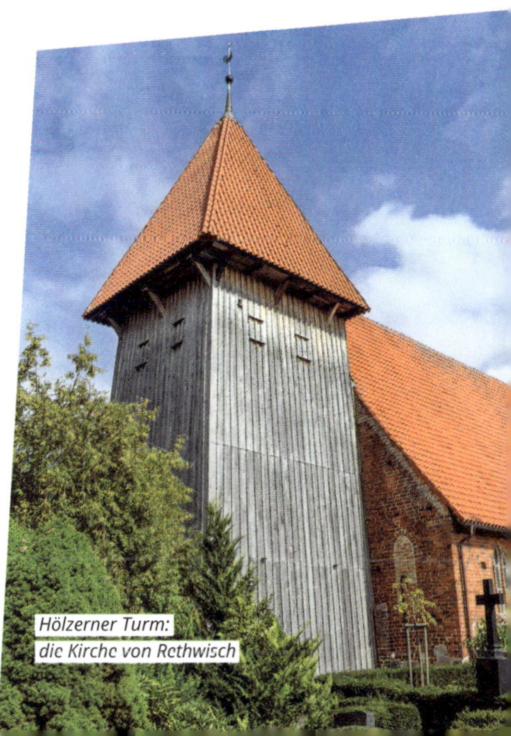

Hölzerner Turm: die Kirche von Rethwisch

AUF EINEN BLICK

- **Start:** S-Bahnhof Warnemünde
- **Ziel:** S-Bahnhof Lütten Klein
- **Strecke / reine Radelzeit:** 35 km (Streckentour), 3 Std. 15
- **Höhenmeter:** ↗ 17 m, ↘ 15 m
- **Wegbeschaffenheit:** Wald- und Plattenwege, auf der zweiten Hälfte der Tour auch Radwege.
- **Beste Zeit:** Frühjahr bis Herbst.
- **Mitnehmen:** Gutes Schuhwerk, Badezeug.

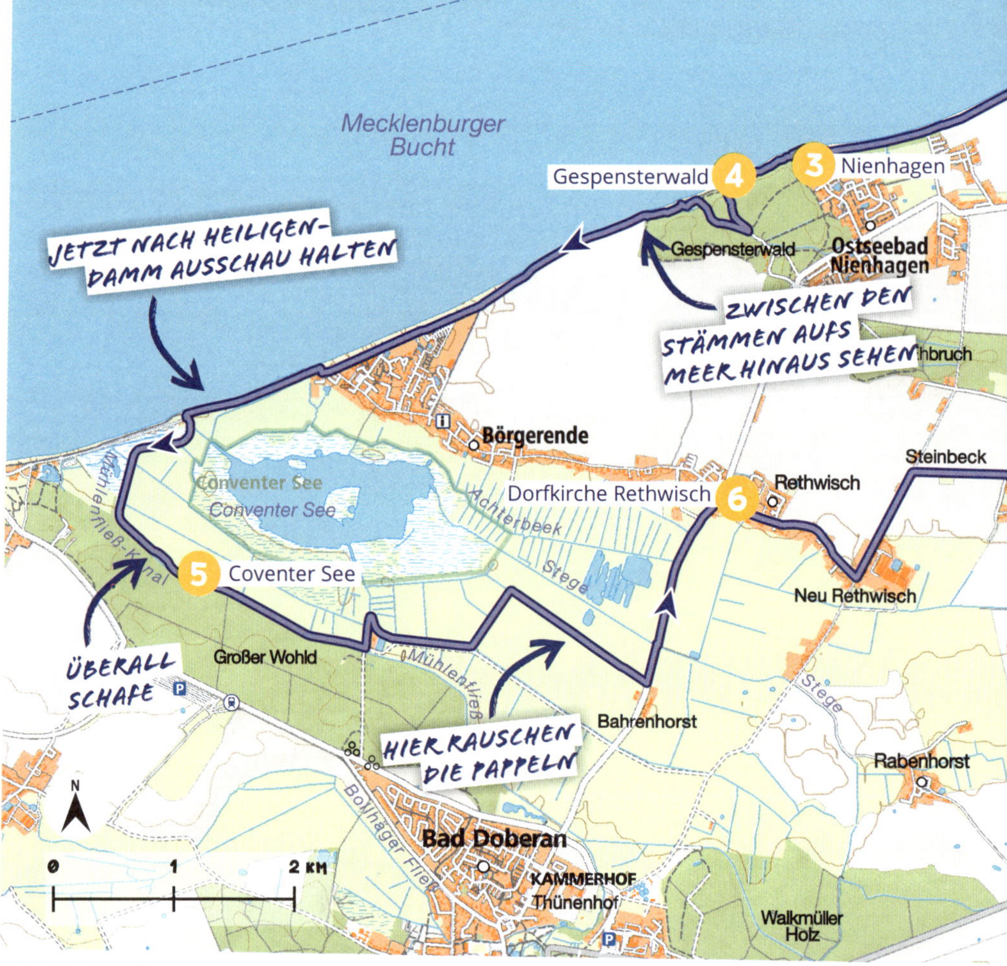

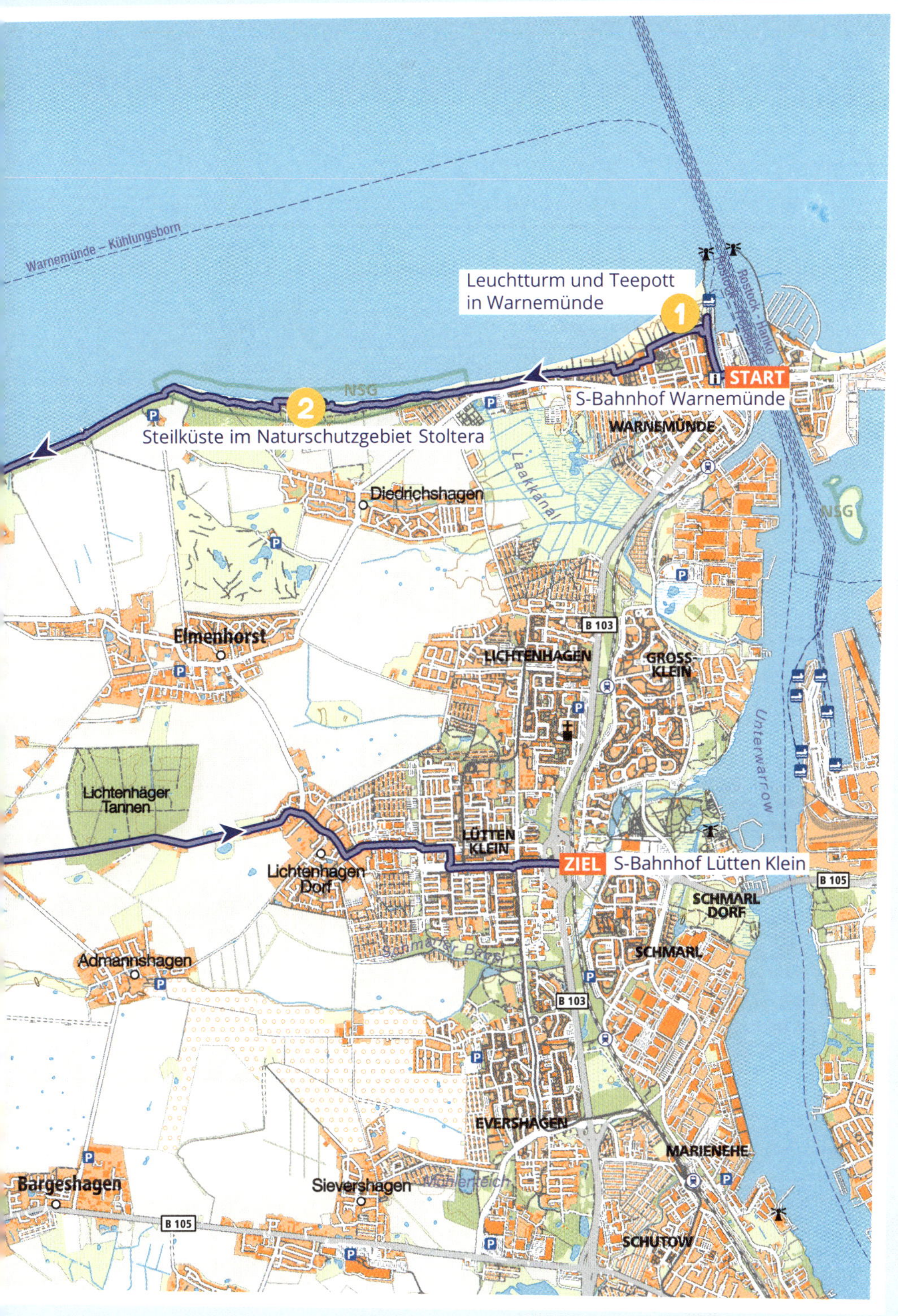

Warnemünde – Kühlungsborn
Leuchtturm und Teepott
in Warnemünde
1
START
S-Bahnhof Warnemünde
NSG
2
Steilküste im Naturschutzgebiet Stoltera
WARNEMÜNDE
Laakkanal
Diedrichshagen
NSG
B 103
Elmenhorst
LICHTENHAGEN
GROSS-KLEIN
Unterwarrow
Lichtenhäger Tannen
LÜTTEN KLEIN
ZIEL
S-Bahnhof Lütten Klein
Lichtenhagen Dorf
B 105
SCHMARL DORF
Admannshagen
Schmarler Bach
SCHMARL
B 103
EVERSHAGEN
MARIENEHE
Bargeshagen
Sievershagen
Mühlenteich
B 105
SCHUTOW

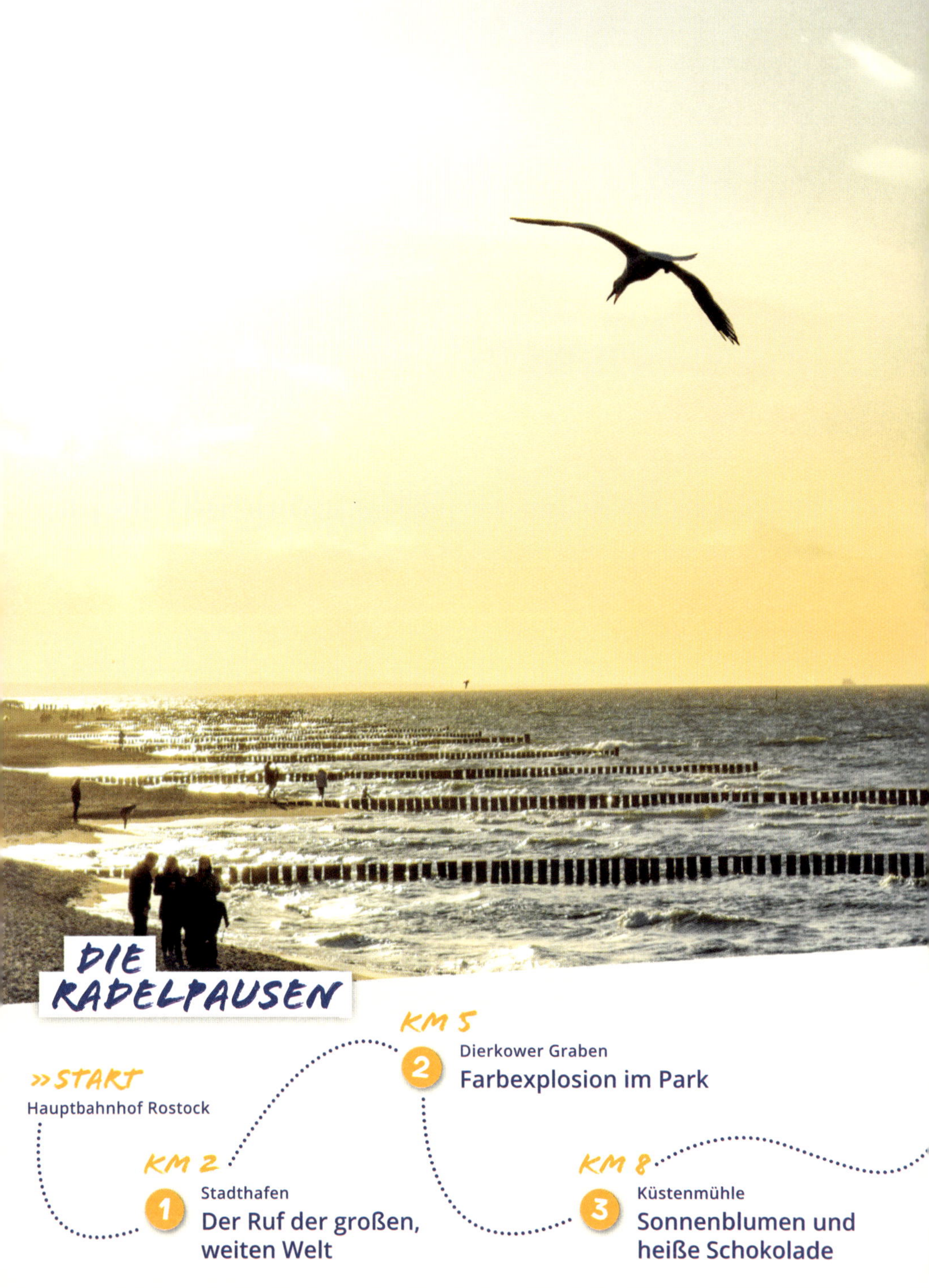

DIE RADELPAUSEN

»START
Hauptbahnhof Rostock

KM 2
1 Stadthafen
Der Ruf der großen, weiten Welt

KM 5
2 Dierkower Graben
Farbexplosion im Park

KM 8
3 Küstenmühle
Sonnenblumen und heiße Schokolade

13 MÖWEN-RUFE

Von Rostock nach Graal-Müritz

Raus aus der Stadt! Vom Rostocker Stadthafen weht einen der Westwind schneller als man gucken kann durch die Rostocker Heide nach Graal-Müritz, ans Meer. Zu Muscheln, Möwen und dem weichen Abendlicht am Strand.

KM 16,5
4 Borwins Eiche
Picknick in der Rostocker Heide

KM 25
5 Meerblick
Endlich Weite

KM 30
6 Seebrücke Graal-Müritz
Den Möwen von oben aufs Gefieder schauen

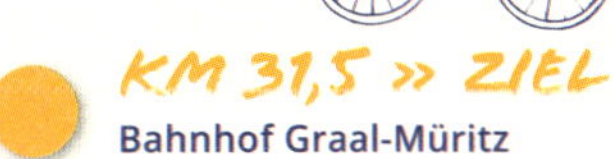

KM 31,5 » ZIEL
Bahnhof Graal-Müritz

WINDUMPUSTET

Rostocks Innenstadt mit allem, was die einzige Großstadt in Mecklenburg-Vorpommern auszeichnet: Cafés, Läden, alte Häuser, Straßenzüge, Verkehr … lässt man auf dem Weg zum windumpusteten **Stadthafen**, immer entlang der Straßenbahnschienen, einfach rechts liegen. Angekommen, hat man dann einen Augenblick mit Ausblick an der Warnow. Von dort geht es an der Kaikante entlang, Blick aufs Wasser, Schiffe und Boote. Und dann über den grünen und windgeschützten **Dierkower Graben** in die Vororte. Wohngebiete, Autobahn, Gewerbe. Die **Küstenmühle** ist ein kleines Idyll inmitten von typischer Stadtrandbebauung.

DER SCHÖNSTE MOMENT: AUS DEM WALD LINKS RICHTUNG OSTSEE ABBIEGEN UND WISSEN: GLEICH KOMMT DAS MEER!

Nach der Pause dort geht es weiter, und jetzt wird es richtig schön: durch die Rostocker Heide nordwärts, Waldwege durch Mischwald, Kiefern, Buchen, Birken und Eichen. Am Wegrand Holzstapel, Mäuse rascheln auf dem Boden, der Wind rauscht in den Baumkronen, wann immer man kurz anhält, um zu lauschen. Dazu das hallende Klopfen eines Spechts. Hier und da gibt es Hinweise auf Aussichtspunkte. Einer ist **Borwins Eiche**, ein anderer der Aussichtspunkt am Heiligensee und Hütelmoor. Von der Plattform dort schaut man weit über die flachen Wiesen. Heuballen sind aufgetürmt, Kraniche rasten, suchen Futter, ab und zu hört man ihre eindrücklichen Rufe.

Das Meer ist währenddessen nie weit entfernt, aber doch verborgen hinter den Wald- und Moorflächen. Wenn man dann endlich abbiegt, Richtung Ostsee und Strand, hin zum ersten **Meerblick** des Tages, hat es etwas von einem Countdown. Der Boden wird sandiger. Und dann kann man zwischen Farn und Kiefern endlich das Meer sehen!

Ab jetzt führt der Weg parallel zur Küste, durch den Küstenwald, auf Graal-Müritz zu. Das Erste, was man vom Ort sieht, ist der weitläufige Campingplatz, über dessen Gelände man auf der Uferstraße entlangfahren oder -schieben kann. Ausläufer des Kiefernküstenwalds, am Meer die Dünen. Immer mal wieder kann man das Rad kurz stehen lassen und bis zum Meer nach vorne laufen. Die **Seebrücke** schließlich liegt im Zentrum des Ortes, und je näher man ihr kommt, desto mehr Menschen sind unterwegs, die zum Sonnenuntergangslicht an den Strand gekommen sind. Wenn die Sonne untergegangen ist und es zu dämmern beginnt, kann man schließlich den Rückweg durch den Ort antreten, hin zum Bahnhof von Graal-Müritz. «

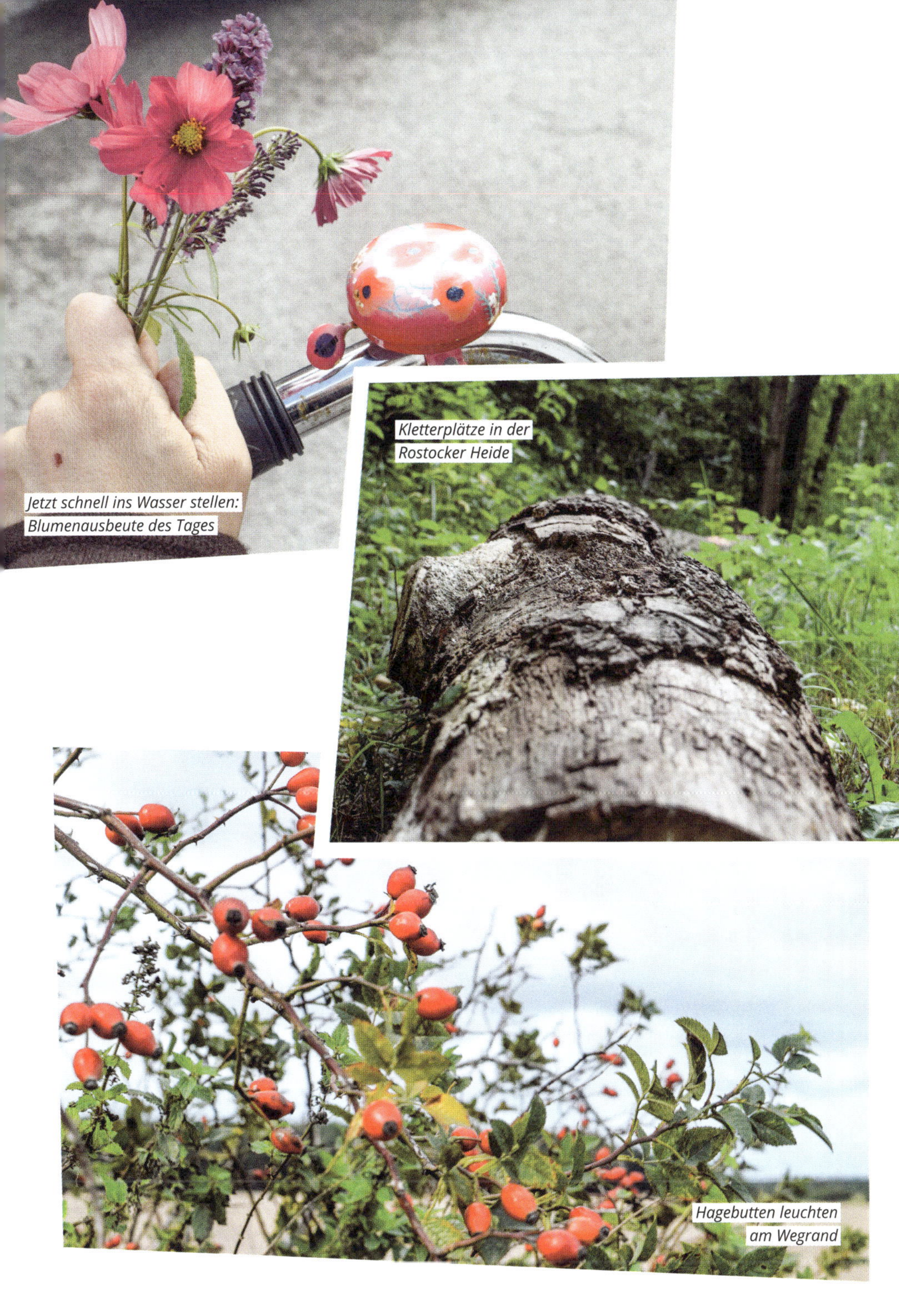

Jetzt schnell ins Wasser stellen: Blumenausbeute des Tages

Kletterplätze in der Rostocker Heide

Hagebutten leuchten am Wegrand

RADELN & GENIEßEN

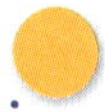

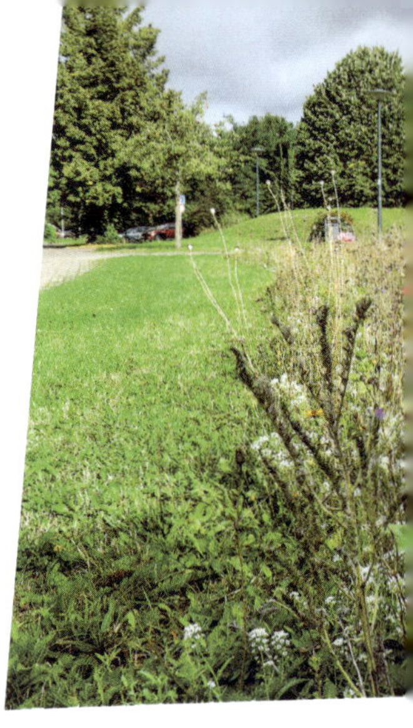

» START

Hauptbahnhof Rostock

Vor dem Bahnhof links in die Goethestraße abbiegen, am Goetheplatz rechts abbiegen und dem Verlauf der Straßenbahnschienen Richtung Norden folgen. An der Haltestelle Kröpeliner Tor weiter geradeaus nach Norden bis zum Stadthafen.

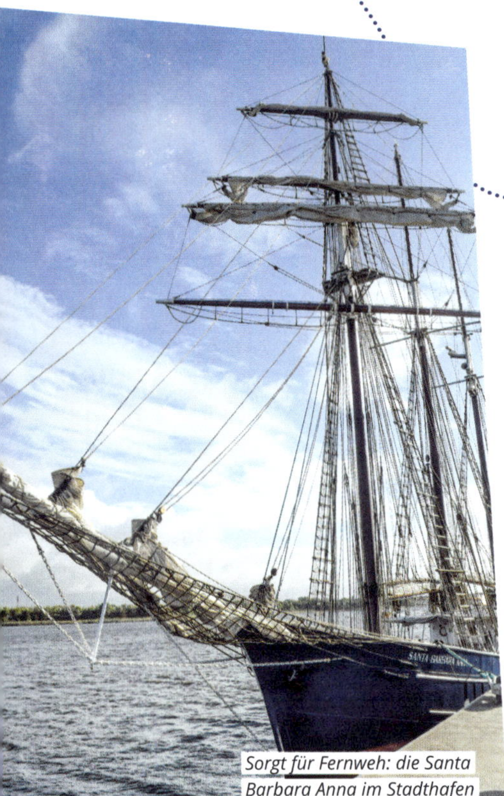

Sorgt für Fernweh: die Santa Barbara Anna im Stadthafen

KM 2

1 **Stadthafen Rostock**

Ruf der großen, weiten Welt

Am Hafen ist es wie immer windig, am Himmel jagen die Wolken. Den Rostocker Hafen gibt es seit dem Mittelalter, und lange war er das Zentrum und der Motor der Stadt. Seitdem es weiter nördlich, die Warnow abwärts, den Überseehafen gibt, ist es hier ruhiger. Am Pier liegen Museumsschiffe: der ehemalige Eisbrecher Stephan Jantzen neben dem Segelschiff Santa Barbara Anna, und im Hintergrund steht der blaue Rostocker Hafenkran, gebaut 1952. Er ist ein Wahrzeichen und eine Erinnerung an die Zeit, als hier noch täglich Waren gelöscht wurden. Auf einer der Bänke sitzt man mit der Stadt im Rücken und dem Blick auf Schiffe und Wasser.

Der Warnow abwärts folgen und nach der Straßenbahnhaltestelle Stadthafen auf der Petribrücke die Unterwarnow überqueren. Rechts in den Dierkower Graben abbiegen.

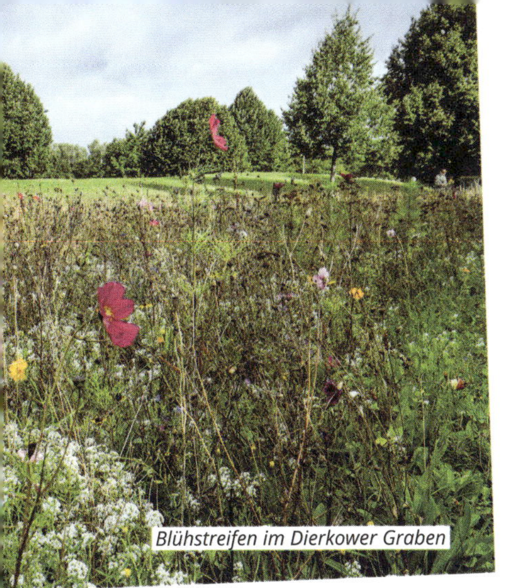
Blühstreifen im Dierkower Graben

KM 5

Dierkower Graben

2 Farbexplosion im Park

Ruhig und grün ist es in diesem kleinen und vor allem sehr schmalen parkartigen Naherholungsgebiet. Und windgeschützt(er). Kurz hinter einem kleinen Teich ist ein Beet mit leuchtenden Blumen bepflanzt. Kurz anhalten und eintauchen in diese Farbexplosion und Blütenpracht. Auch wenn gerade nicht so viele Blüten zu sehen sind – ehe man wieder auf das Rad steigt und der Weg durch die Rostocker Vorstadt führt, kann man sich auf einer der Bänke in die Sonne setzen, ein bisschen Ruhe tanken und sich am Grün der Parkanlage freuen.

Am Ende des Grabens der Lorenzstraße nach Nordosten folgen, an der Shell-Tankstelle links in die Dierkower Allee einbiegen, rechts auf die Hinrichsdorfer Straße, auf der Brücke die A 19 überqueren und direkt hinter der Brücke rechts auf die Hansestraße Neu Hinrichsdorf einbiegen, danach gleich wieder rechts zur Küstenmühle..

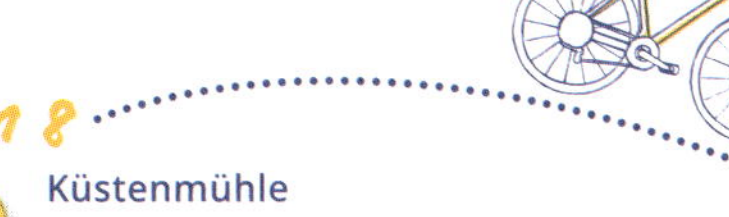

KM 8

Küstenmühle

3 Sonnenblumen und heiße Schokolade

Vor der Tür steht eine riesige Bodenvase mit Sonnenblumen, drinnen findet man zwei große Säle mit eingedeckten Tischen. Die Küstenmühle wirtschaftet regional und ökologisch und beschäftigt auch Mitarbeiter mit Handicaps. Hier bekommt man sonntags Frühstück und von Montag bis Freitag Frühstück und Mittagessen. Oder einfach nur Tee, Kaffee oder heiße Schokolade. Draußen stehen hölzerne Stühle und Tische unter Apfelbäumen. Neben der Mühle gibt es auch eine kleine Biogärtnerei, die man besichtigen kann (www.kuestenmuehle.de).

Jetzt zurück, die Hansestraße überqueren, auf die Straße Neu Hinrichsdorf, hinter dem Gokart-Platz links abbiegen und bis nach Stuthof fahren. Der Stuthöfer Schneise nach Norden folgen. Zur Borwins Eiche führt ein Hinweisschild.

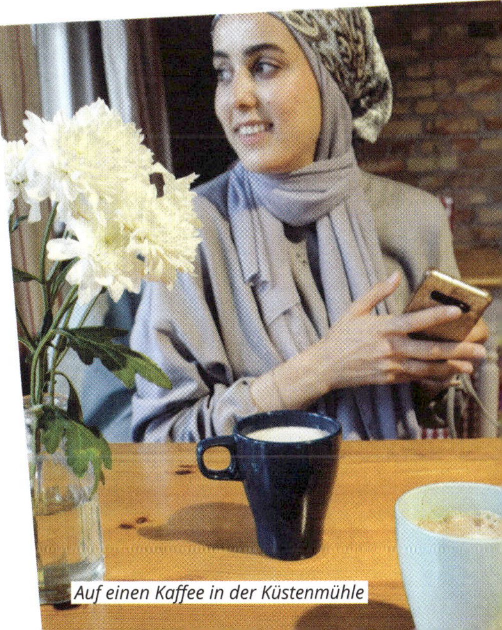
Auf einen Kaffee in der Küstenmühle

KM 16,5

4 Borwins Eiche

Picknick in der Rostocker Heide

Hier muss einmal ein sehr eindrücklicher Baum gestanden haben: Die Eiche wurde im 19. Jahrhundert nach dem Mecklenburger Fürsten Borwin benannt. Alte Aufnahmen zeigen einen gigantischen Stamm. Ihre Krone soll einen Umfang von 60 Metern gehabt haben. Die Eiche wurde über 500 Jahre alt, hat aber den Jahrtausendwechsel nicht mehr erlebt. An ihrem Standort steht nun eine noch sehr kleine, 1992 gepflanzte Eiche, die noch ordentlich wachsen muss, um ihrem Namen Ehre zu machen. Eine Tafel erzählt die Geschichte der Eiche(n), und ein großer Picknicktisch lädt zu einer kleinen Pause ein.

Weiter geradeaus auf dem Fesselbrandsweg durch die Rostocker Heide, an der Markgrafenheider Straße rechts abbiegen und gleich wieder links in den Brandts-Kreuz-Weg und Sandfurtsweg, Kellerheidenweg. Den Heiligensee und das Hütelmoor links liegen lassen, dann dem Blocksbrückenweg Richtung Graal-Müritz folgen. Links die Birkholzschneise für einen Abstecher zum Meer nutzen.

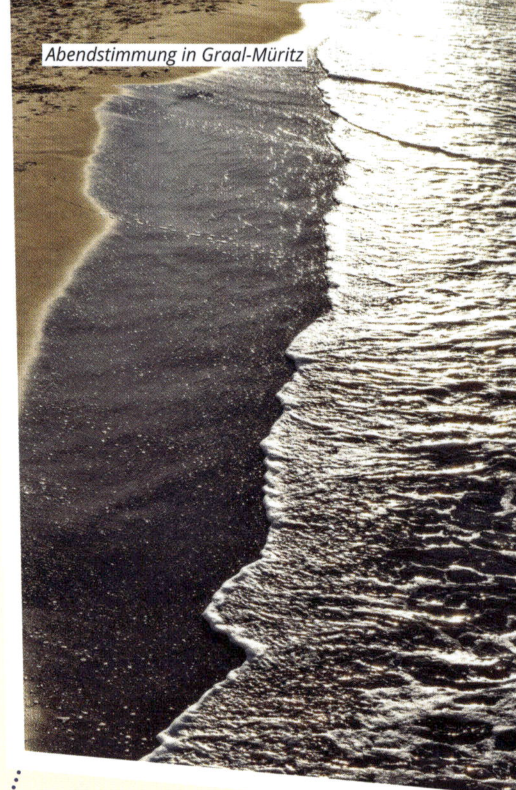
Abendstimmung in Graal-Müritz

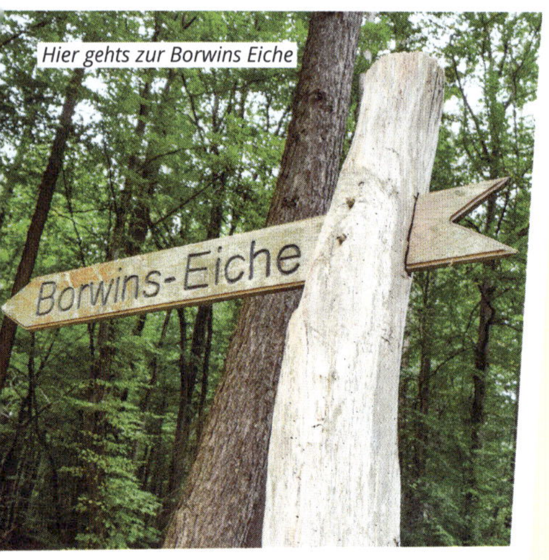

Hier gehts zur Borwins Eiche

KM 25

5 Meerblick

Endlich Weite

Zwei Kilometer südlich von Graal-Müritz, nach der langen Strecke durch die Rostocker Heide, mit Blick auf Bäume und Sträucher und nur das vom Himmel, was die Baumkronen freigegeben haben, bedeutet der erste Blick auf die Ostsee zugleich den Atem anhalten und Durchatmen. Das Wasser brandet an den Strand und lässt Schaum am Spülsand zurück. Noch ein Stück von Graal-Müritz entfernt ist es hier leerer und ruhiger als in Ortsnähe. Schuhe ausziehen und mit den Füßen im Wasser waten, vielleicht sogar baden – jetzt ist der richtige Moment dafür.

Parallel zum Strand weiter nach Graal-Müritz fahren.

KM 30

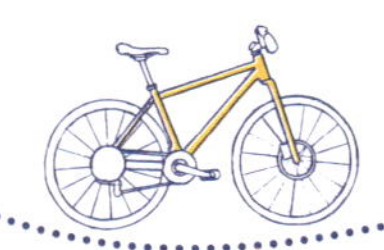

6

Seebrücke Graal-Müritz

Den Möwen von oben aufs Gefieder schauen

Im Herbst flattern Drachen über der Seebrücke, dem Wahrzeichen von Graal-Müritz. Die Brücke wurde 1992 wieder aufgebaut, nachdem die ursprüngliche Seebrücke 1941 durch Eisgang – also sich verkeilende treibende Eisschollen – zerstört wurde. Von hier oben kann man das Strandleben beobachten: zum Beispiel wie ein Junge mit seinem Vater eine gigantische Sandburg baut, kleine Gruppen von Spaziergängern unterwegs sind und alles warm im Licht der niedrig stehenden Sonne leuchtet, die im Westen, Richtung Rostock immer tiefer sinkt. Immer wieder fliegen junge Mantelmöwen von der Seebrücke aus zum Strand hinunter, jagen sich gegenseitig Brotkrumen ab, lassen sich von oben auf das Gefieder schauen.

Der Straße zur Seebrücke bis zur Birkenallee folgen, dort rechts abbiegen, dann rechts in die Bahnhofsstraße bis zum Bahnhof.

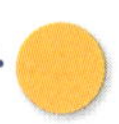

KM 31,5 » ZIEL

Bahnhof Graal-Müritz

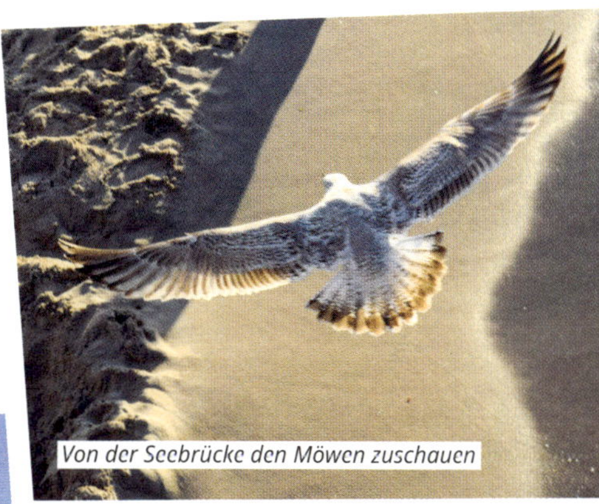

Von der Seebrücke den Möwen zuschauen

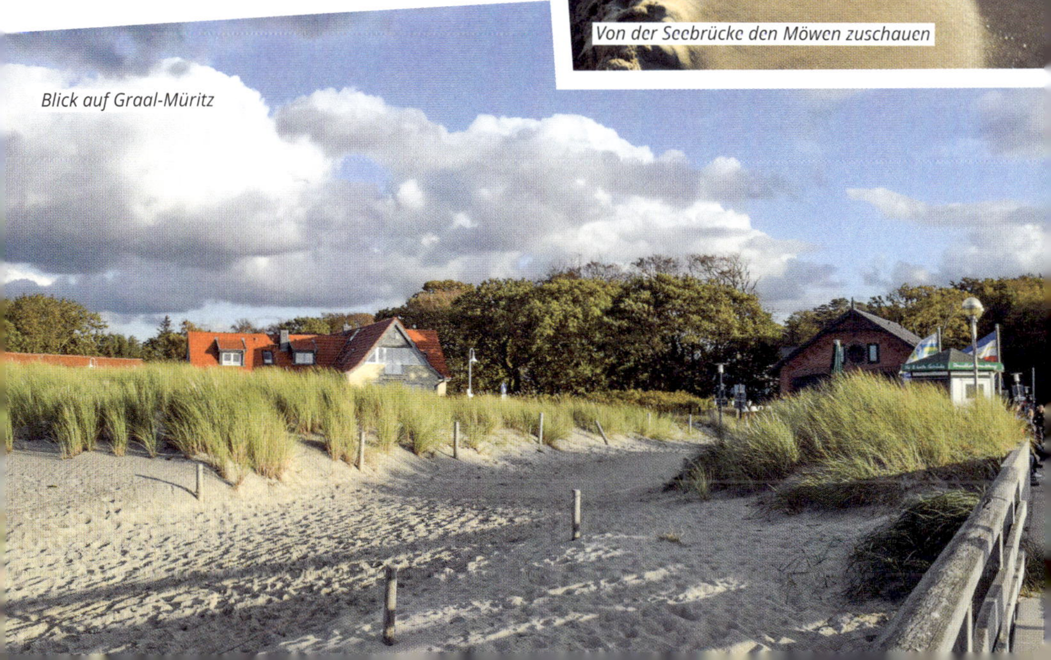

Blick auf Graal-Müritz

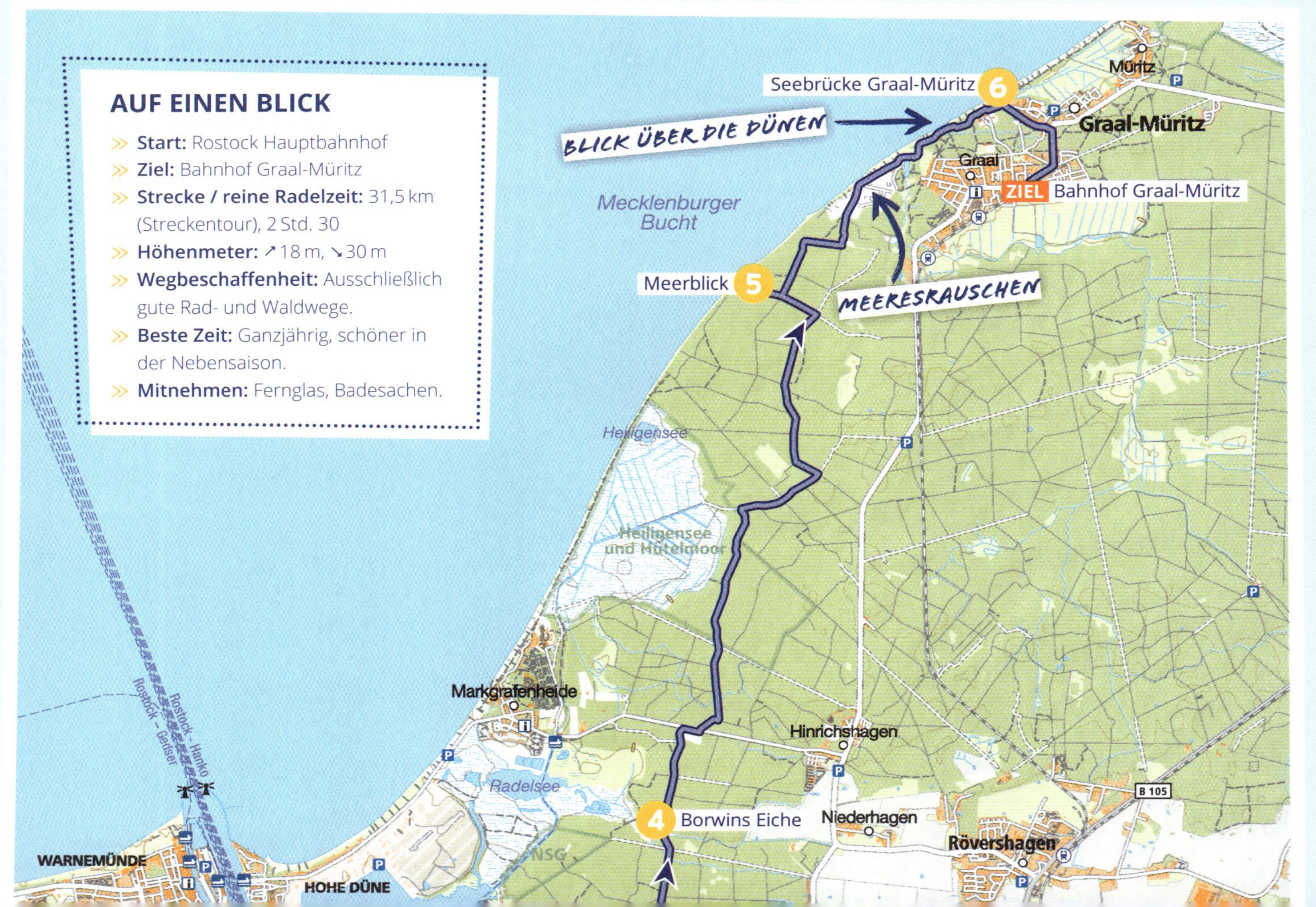
AUF EINEN BLICK
» Start: Rostock Hauptbahnhof
» Ziel: Bahnhof Graal-Müritz
» Strecke / reine Radelzeit: 31,5 km (Streckentour), 2 Std. 30
» Höhenmeter: ↗18 m, ↘30 m
» Wegbeschaffenheit: Ausschließlich gute Rad- und Waldwege.
» Beste Zeit: Ganzjährig, schöner in der Nebensaison.
» Mitnehmen: Fernglas, Badesachen.
Seebrücke Graal-Müritz 6
Müritz
Graal-Müritz
BLICK ÜBER DIE DÜNEN
Graal
ZIEL Bahnhof Graal-Müritz
Mecklenburger Bucht
Meerblick 5
MEERESRAUSCHEN
Heiligensee
Heiligensee und Hütelmoor
Markgrafenheide
Hinrichshagen
Rostock - Hanko
Rostock - Gedser
Radelsee
B 105
4 Borwins Eiche
Niederhagen
Rövershagen
NSG
WARNEMÜNDE
HOHE DÜNE

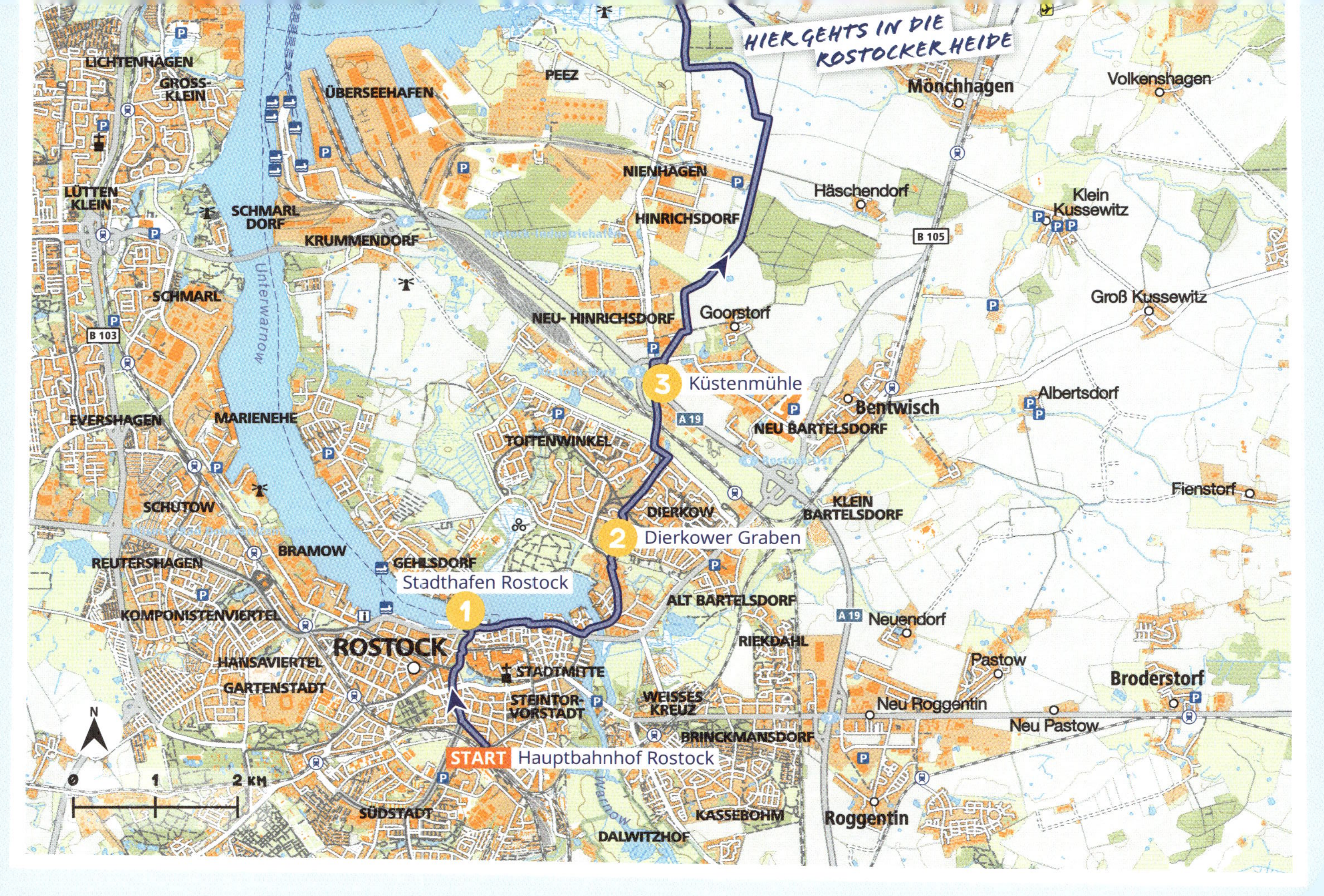
HIER GEHTS IN DIE ROSTOCKER HEIDE
START Hauptbahnhof Rostock
1 Stadthafen Rostock
2 Dierkower Graben
3 Küstenmühle
ROSTOCK
LICHTENHAGEN
GROSS-KLEIN
ÜBERSEEHAFEN
PEEZ
LÜTTEN KLEIN
SCHMARL DORF
KRUMMENDORF
NIENHAGEN
HINRICHSDORF
SCHMARL
Unterwarnow
NEU- HINRICHSDORF
Goorstorf
EVERSHAGEN
MARIENEHE
TOITENWINKEL
SCHUTOW
BRAMOW
DIERKOW
REUTERSHAGEN
GEHLSDORF
KOMPONISTENVIERTEL
ALT BARTELSDORF
HANSAVIERTEL
GARTENSTADT
STADTMITTE
STEINTOR-VORSTADT
WEISSES KREUZ
BRINCKMANSDORF
RIEKDAHL
SÜDSTADT
KASSEBOHM
DALWITZHOF
Warnow
Mönchhagen
Volkenshagen
Häschendorf
Klein Kussewitz
Groß Kussewitz
Albertsdorf
Bentwisch
NEU BARTELSDORF
KLEIN BARTELSDORF
Fienstorf
Neuendorf
Pastow
Broderstorf
Neu Roggentin
Neu Pastow
Roggentin
B 103
B 105
A 19
N
0
1
2 KM

DIE RADELPAUSEN

» START
Bahnhof Wismar
KM 10,5
1
Breitling
Pferde auf Salzwiesen
KM 15
2
Hafen von Kirchdorf
Schiffe und Kirche
KM 21
3
Timmendorf
Fischbrötchenpause

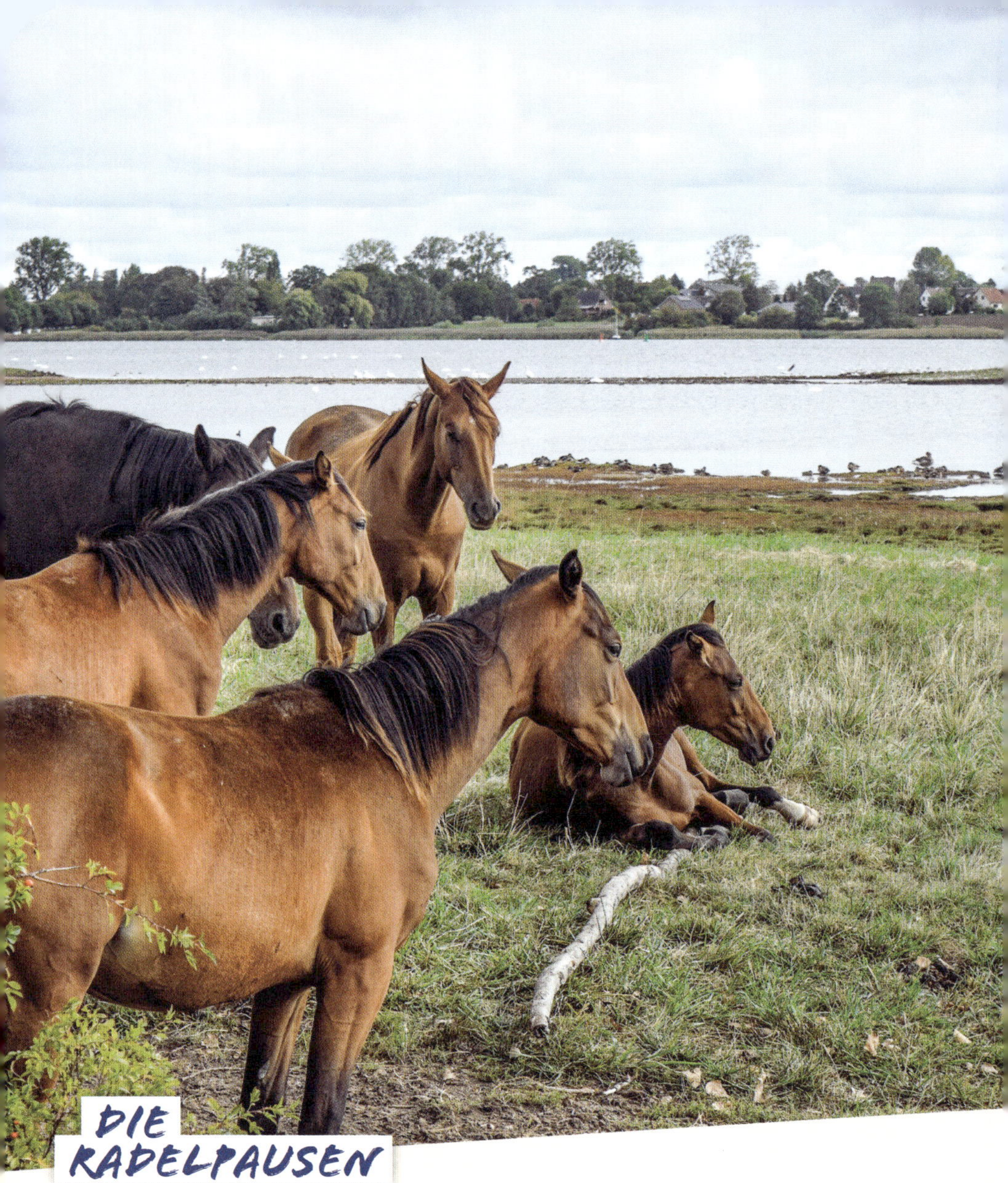

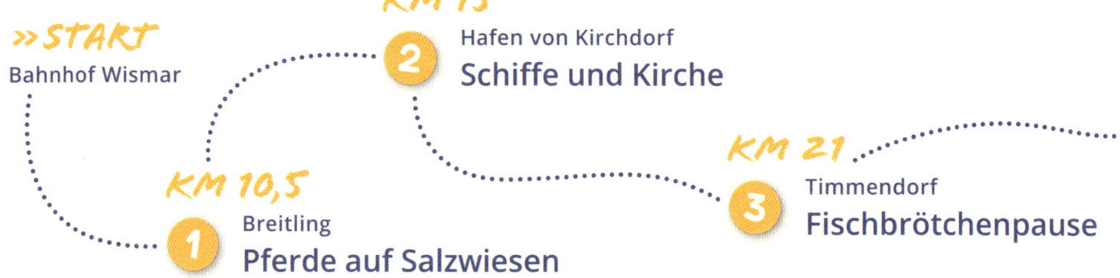

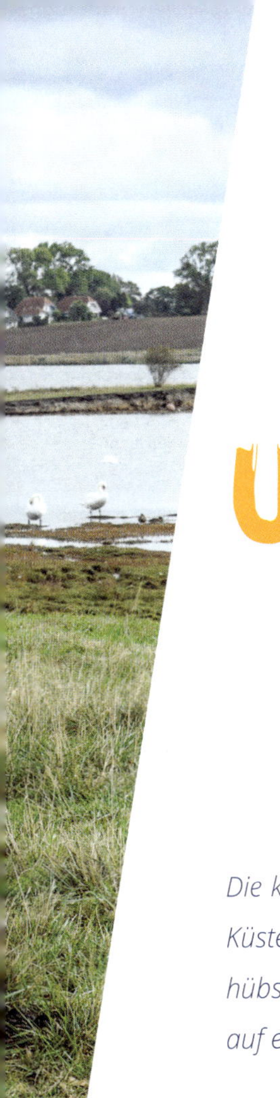

14 PFERDE UND GÄNSE-KOLONIEN

Von Wismar auf die Insel Poel

Die kleine Insel Poel hat zwar nur elf Kilometer Küste, vereint aber alle Küstenformen der Ostsee: Strände, Salzwiesen, Steilküste. Dazu gibt es hübsche Dörfer, ein Seebad und zwei kleine Häfen. Das alles kann man auf einem Tagesausflug von Wismar aus mit dem Fahrrad entdecken.

KM 24

4 Wilder Strand
Das Wellenspiel beobachten

KM 25

5 Schwarzer Busch
Schaukeln zum Abschied von der Küste

KM 27

6 Poeler Auszeiten
Tee und Bananenkuchen

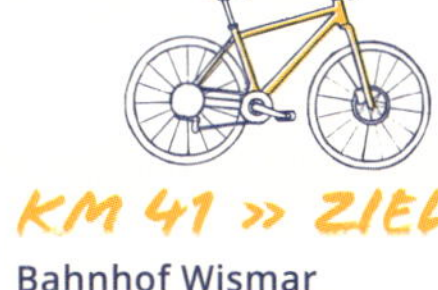

KM 41 » ZIEL

Bahnhof Wismar

DEM MEER IMMER GANZ NAH

In Wismar wendet man der schönen Altstadt mit leichtem Bedauern den Rücken zu und radelt durch die Vororte. Zum Glück kommt schnell das Meer in Sicht, und Meerblick begleitet auch den größten Teil der Fahrt bis zur Insel Poel. Spätestens am **Breitling,** der Meerenge zwischen Festland und Poel, ist jeder Gedanke an die Stadt in Vergessenheit geraten. Zu schön, wie da die Pferde auf den Salzwiesen grasen und die Vögel zu Hunderten rasten.

Auf der Insel ist **Kirchdorf** die erste Station, man fährt über eine kleine Brücke, umgeben von Schilf, immer auf den Kirchturm zu, und kommt dann zum Hafen und automatisch auch zur Kirche von Poel. Und dann geht es weiter Richtung **Timmendorf**, wieder an Salzwiesen, Pferden und Vogelkolonien entlang. Der Himmel leuchtet zwischen pluderigen Wolken blau und das Licht reflektiert an der Steilküste von Timmendorf. Fischbrötchen, Strand und Kitesurfer, und der Radweg fernab von Straßen ist gesäumt von Hecken und Gebüsch. Die Wege sind gut zu fahren, immer weiß man das Meer nur einen Katzensprung entfernt, manchmal ist es auch in Sicht- und Hörweite. Dann schimmert es plötzlich blau zwischen der Vegetation durch, und der Wind weht Brandungsgeräusche herüber.

DER SCHÖNSTE MOMENT: AM WILDEN STRAND IM WARMEN SAND LIEGEN UND GRILLEN UND FRÖSCHEN ZUHÖREN

Am **Wilden Strand** schiebt man eine Weile schwer durch den Sand. Das ist anstrengend, aber den Strand, einer der schönsten Orte der Insel, kann man im Gehen noch besser wahrnehmen. Schieben muss man dann auch auf der Strandpromenade vom **Schwarzen Busch**, kann aber dafür Urlauber beobachten und nebenbei vielleicht ein Eis essen. Das letzte Stück Radweg führt über das Binnenland, Felder und Wiesen, und dann fährt man auch schon wieder nach Kirchdorf hinein und stellt das Rad beim **Café Poeler Aussichten** ab. Auf dem Rückweg tröstet es, das Meer noch eine ganze Weile im Blick haben zu können. Und wenn der Zug jetzt noch nicht fährt, ist ja vielleicht auch noch Zeit für einen Abstecher in die Altstadt, ehe die Fahrt wieder am Bahnhof Wismar endet. «

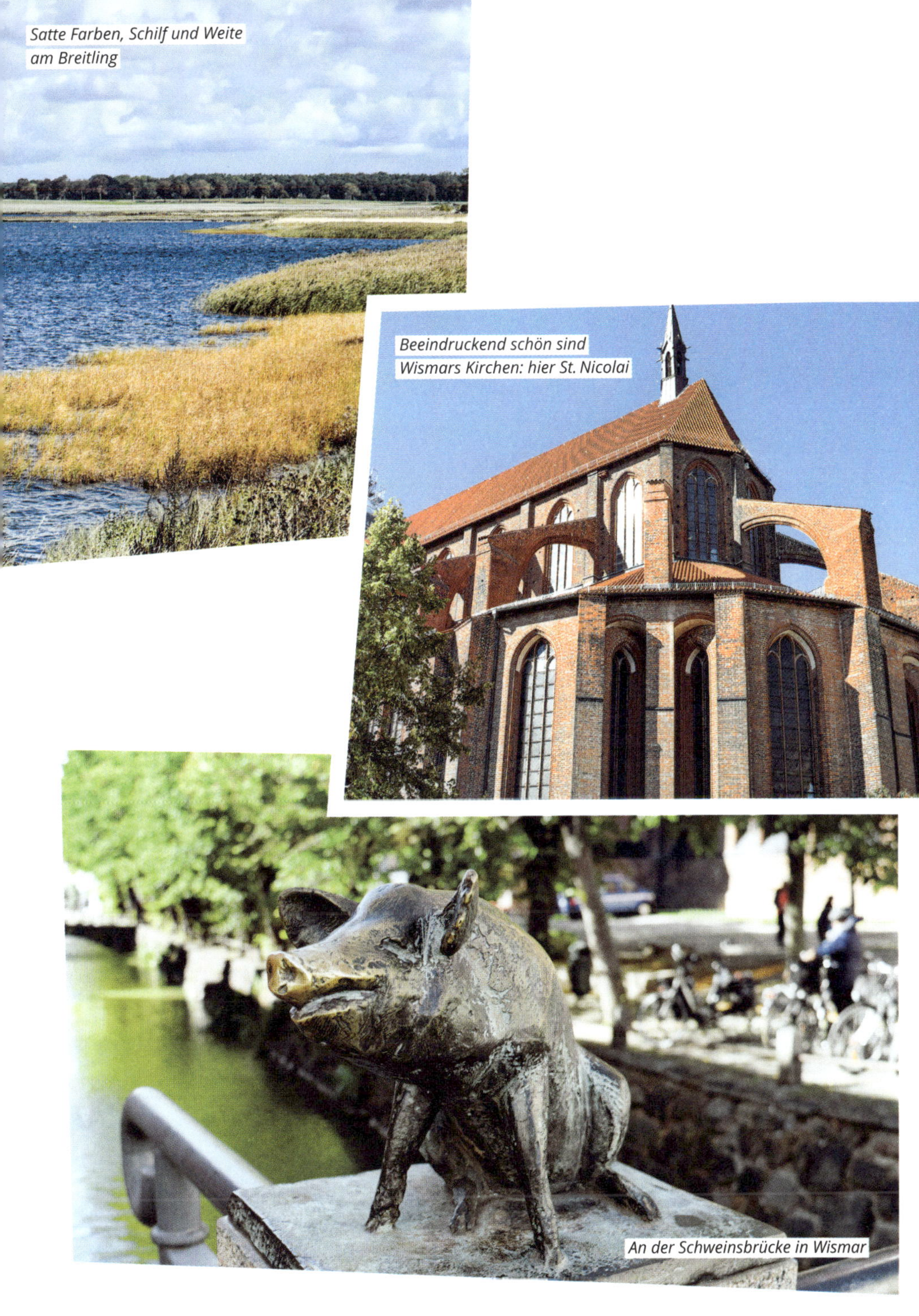

Satte Farben, Schilf und Weite am Breitling

Beeindruckend schön sind Wismars Kirchen: hier St. Nicolai

An der Schweinsbrücke in Wismar

RADELN & GENIEßEN

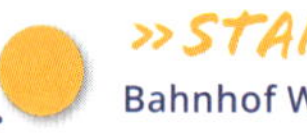

»START

Bahnhof Wismar

Am Bahnhof rechts abbiegen und dann gleich wieder rechts, hinterm Wallensteingraben Richtung Hafen links abbiegen, und hafen- beziehungsweise küstennah bis Redentin weiterfahren. In Redentin auf die Inselstraße einbiegen und der bis Groß Strömkendorf folgen. Dort dann links Richtung Insel abbiegen.

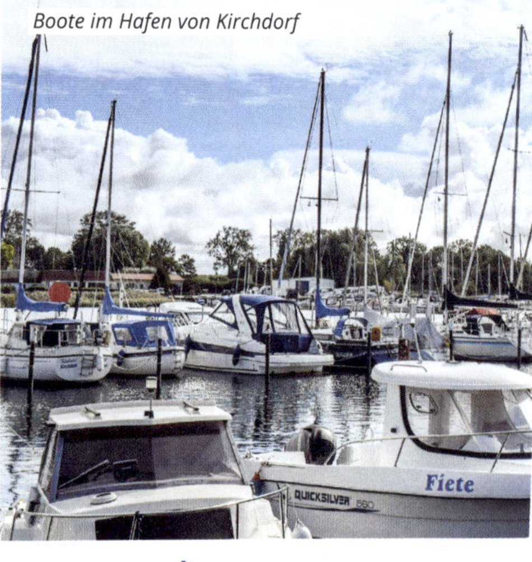

Boote im Hafen von Kirchdorf

KM 10,5

1 **Breitling**

Pferde auf Salzwiesen

Ocker, fuchsfarben, kastanienbraun glänzen die Fellfarben der Ponys in der Sonne, die auf den Salzwiesen am Breitling grasen. Der Breitling, das ist die kleine Meerenge zwischen Festland und Poel, über die ein Damm zur Insel führt. Auf der anderen Seite des Damms rasten Hunderte Vögel, eine Gänsekolonie, Kraniche, Kormorane und viele Schwäne. Ein paar Schwäne fliegen mit lautem Flügelschlag über die nassen Wiesen. Hier sollte man unbedingt anhalten und die Gras- und Schilflandschaft, die ein Rast- und Futterplatz für vorbeiziehende Vögel ist, auf sich wirken lassen.

Der Hauptstraße durch Fährdorf und Niendorf folgen und noch vor Kirchdorf der Ausschilderung nach den Ort über den »Schleichweg« am Kirchdorfer Hafen erreichen.

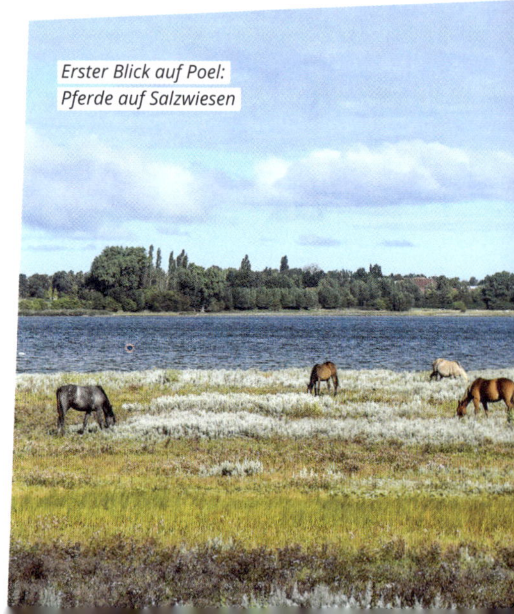

Erster Blick auf Poel: Pferde auf Salzwiesen

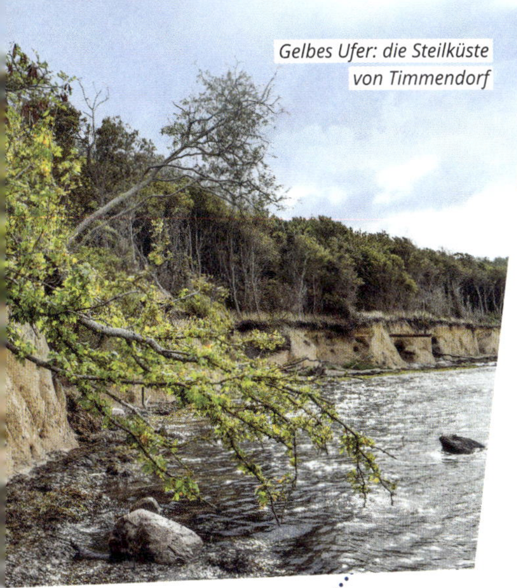

Gelbes Ufer: die Steilküste von Timmendorf

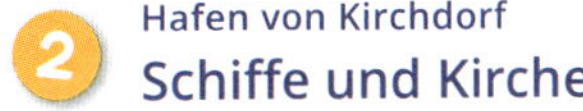

2 Hafen von Kirchdorf
Schiffe und Kirche

Segelboote und Motorjachten liegen im gleißenden Morgenlicht am Hafen von Kirchdorf, der direkt in die »Kirchsee« übergeht, eine schmale Ostseebucht, an deren Ende Kirchdorf liegt. Hier kann man Fisch kaufen, auf den Stegen entlanglaufen und Boote anschauen. In der Ferne sieht man Wismar mit Hafen, Kränen und dem großen Werftgebäude. Am Hafen steht auch die Dorfkirche aus dem frühen 13. Jahrhundert, die schon die ganze Radfahrt zu sehen war und die man nun besichtigen kann. Prachtvoll sind zwei holzgeschnitzte mittelalterliche Altäre und ein mittelalterliches Kruzifix. Um die Kirche herum drängen sich hohe alte Laubbäume dicht an dicht.

Hinter der Kirche links abbiegen und der Straße Richtung Weitendorf folgen. In Weitendorf rechts Richtung Wangern und dann Timmendorf abbiegen.

KM 21

3 Timmendorf
Fischbrötchenpause

Der ein oder andere Sturm hat tiefe Höhlen in die Steilküste im Süden von Timmendorf geschlagen. An manchen Stellen muss man aufpassen, keine nassen Füße zu bekommen, das Wasser reicht bis fast an den gelben Lehm heran, von dem das Grün herabwuchert wie ein dichter Haarschopf. Was es bedeutet, wenn es heißt, dass das Meer am Land nagt, kann man hier live beobachten. Im flachen Wasser vor der Steilküste hat ein Kormoran seine Flügel zum Trocknen ausgebreitet. Im Hafen von Timmendorf liegen ein kleiner Seenotrettungskreuzer und viele Jachten. Und es gibt Fischbrötchen vom Kutter. Vor dem Strand im Norden flitzen Kitesurfer auf und ab. Hier findet man, wenn man will, den typischen weißen feinkörnigen Ostseesand, Dünen und ein Küstenwäldchen.

Hinter Timmendorf auf die Ausschilderung auf den Holzschildern achten und nach knapp einem Kilometer links abbiegen Richtung Schwarzer Busch. Knapp drei Kilometer weiter mündet der Weg in einen wilden Strand.

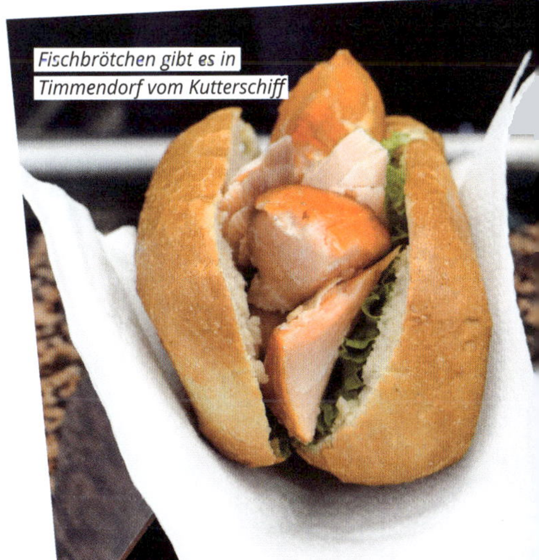

Fischbrötchen gibt es in Timmendorf vom Kutterschiff

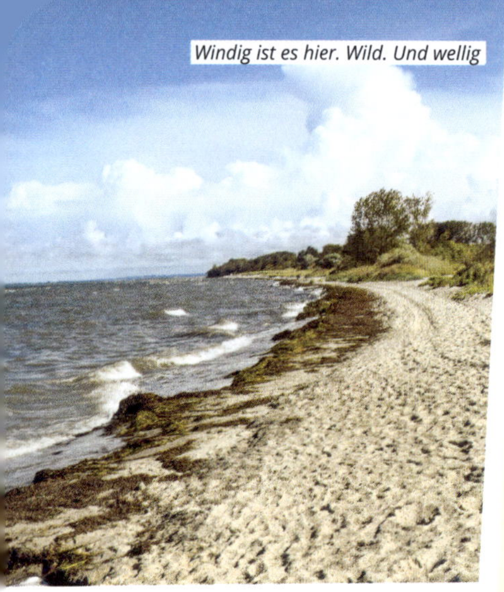

Windig ist es hier. Wild. Und wellig

KM 25

5 Schwarzer Busch
Schaukeln zum Abschied von der Küste

Zeit, Abschied vom Meer zu nehmen: Noch einmal in die Weite schauen, Strand, Sand, Horizont. Ab dem Schwarzen Busch, dem Ort mit dem seltsamen Namen, führt der Weg über die Insel zurück zum Festland. Der Schwarze Busch ist ein kleiner Ort mit Imbissen und Restaurants und Ferienwohnungen. Man kriegt also auch ein Eis auf die Hand oder einen Kaffee zum Mitnehmen. Und direkt an der Promenade hängt eine kleine Hängematte, die dazu einlädt, das Rad abzustellen und ein paar Momente zum Rauschen der Wellen und mit Blick in den Himmel zu schaukeln.

Der Ausschilderung Richtung Kirchdorf folgen.

KM 24

4 Wilder Strand
Das Wellenspiel beobachten

Der Wind tost, Wolken bilden sich am Himmel und lösen sich wieder auf. Welle für Welle brandet hier ans Ufer, beim Rückzug murmelt das Wasser, bleibt Schaum zurück. Hinter der Küste wachsen kleine Büsche und Bäume auf dem Sand, und kaum hat man ihren Windschutz erreicht, fühlt sich die Luft ein paar Grad wärmer an, der Sand ist warm unter den Füßen. Eine Libelle schillert in der Luft, Grillen zirpen, von den moorigen Flächen landeinwärts quaken Frösche. Der warme Sand lädt zu einer Pause im Windschatten ein.

Um weiterzufahren, muss man erst mal etwa zehn Minuten lang das Rad schieben. Dann beginnt der Weg wieder fester zu werden und führt zum Schwarzen Busch.

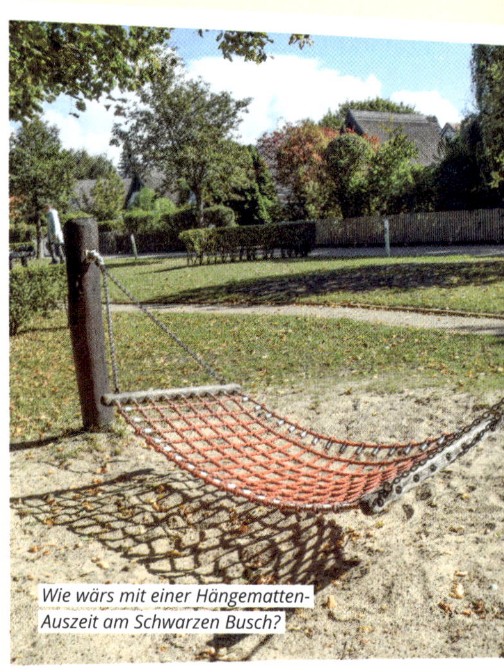

Wie wärs mit einer Hängematten-Auszeit am Schwarzen Busch?

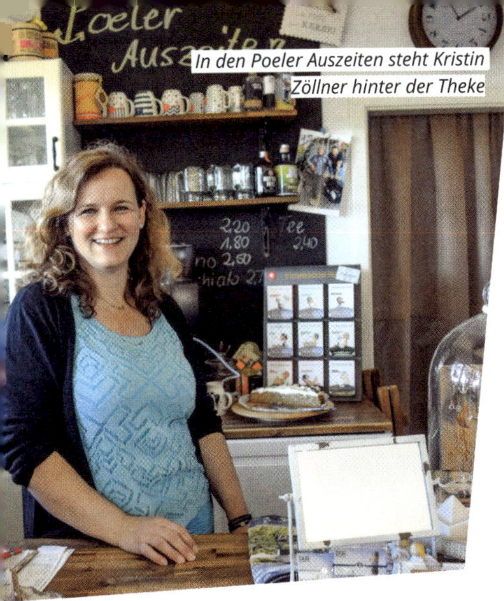
In den Poeler Auszeiten steht Kristin Zöllner hinter der Theke

EXTRA INFOS:

Wer die Stadt noch nicht kennen sollte: Die **Innenstadt von Wismar** hat Weltkulturerbe-Status. Die weitgehend erhaltene Anlage der mittelalterlichen Hansestadt ist einen Besuch unbedingt wert.

Ganz dicht am Bahnhof liegt die mächtige St.-Nikolai-Kirche, und wenn man die Schweinsbrücke davor überquert hat, ist man auch schon fast beim ● **Café Glücklich** (cafe-glucklich-cafe.business.site) wo es extrem gute Kuchen und Torten gibt.

KM 27

6 Poeler Auszeiten

Tee und Bananenkuchen

KM 41 » ZIEL

Bahnhof Wismar

Kristin Zöllner hat Bananenkuchen mit Frischkäsetopping gebacken, und ihr Tee hat einen Piraten in einer Nussschale auf der Beutelverpackung. Maritim ist auch alles andere in ihrem kleinen Ladengeschäft, das in jeder kleinen Nische Mitbringsel, Geschenke und andere Kleinigkeiten verbirgt, die man hier kaufen kann. Kristin Zöllner gibt auch Ausflugstipps und packt ihren Gästen auf Wunsch Picknickkörbe für eine Tour an den Strand. Draußen auf der Terrasse gibt es einen Platz im Strandkorb neben einer selbst gebauten Kräuterwand (www.poeler-auszeiten.de).

Jetzt wieder über den Damm zurück aufs Festland – und immer der Hauptstraße bis nach Wismar zurück folgen.

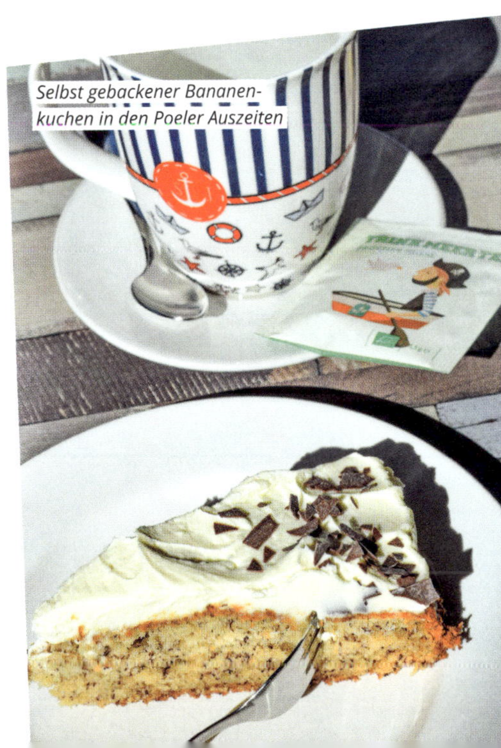
Selbst gebackener Bananenkuchen in den Poeler Auszeiten

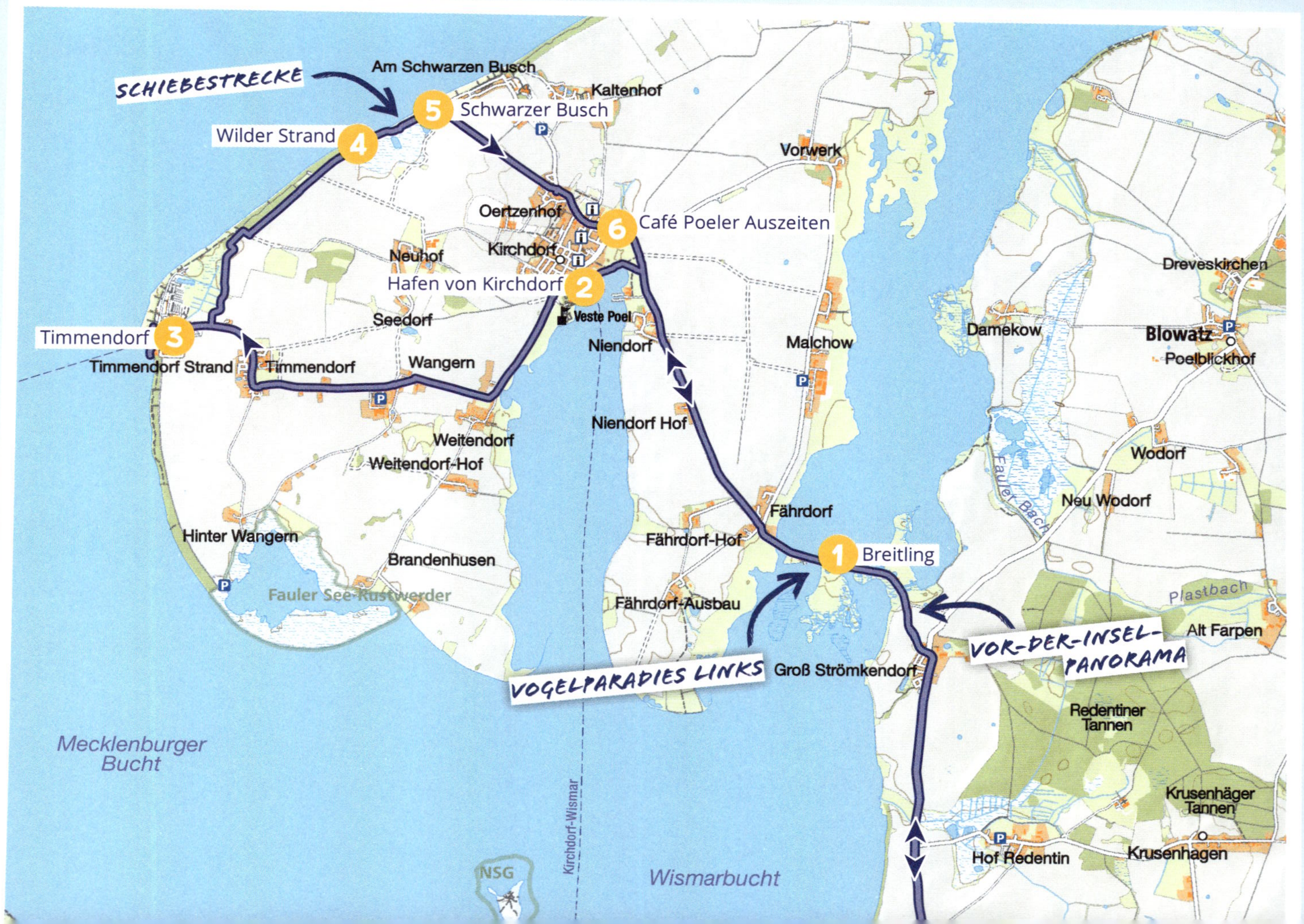
SCHIEBESTRECKE
Am Schwarzen Busch
Kaltenhof
5 Schwarzer Busch
4 Wilder Strand
Vorwerk
Oertzenhof
6 Café Poeler Auszeiten
Neuhof
Kirchdorf
Dreveskirchen
2 Hafen von Kirchdorf
Seedorf
Veste Poel
Damekow
Blowatz
3 Timmendorf
Niendorf
Malchow
Poelblickhof
Timmendorf Strand
Timmendorf
Wangern
Niendorf Hof
Weitendorf
Weitendorf-Hof
Wodorf
Fauler Bach
Neu Wodorf
Fährdorf
Hinter Wangern
Fährdorf-Hof
1 Breitling
Brandenhusen
Plastbach
Fauler See-Rustwerder
Fährdorf-Ausbau
Alt Farpen
VOR-DER-INSEL-PANORAMA
VOGELPARADIES LINKS
Groß Strömkendorf
Redentiner Tannen
Mecklenburger Bucht
Krusenhäger Tannen
Kirchdorf-Wismar
NSG
Wismarbucht
Hof Redentin
Krusenhagen

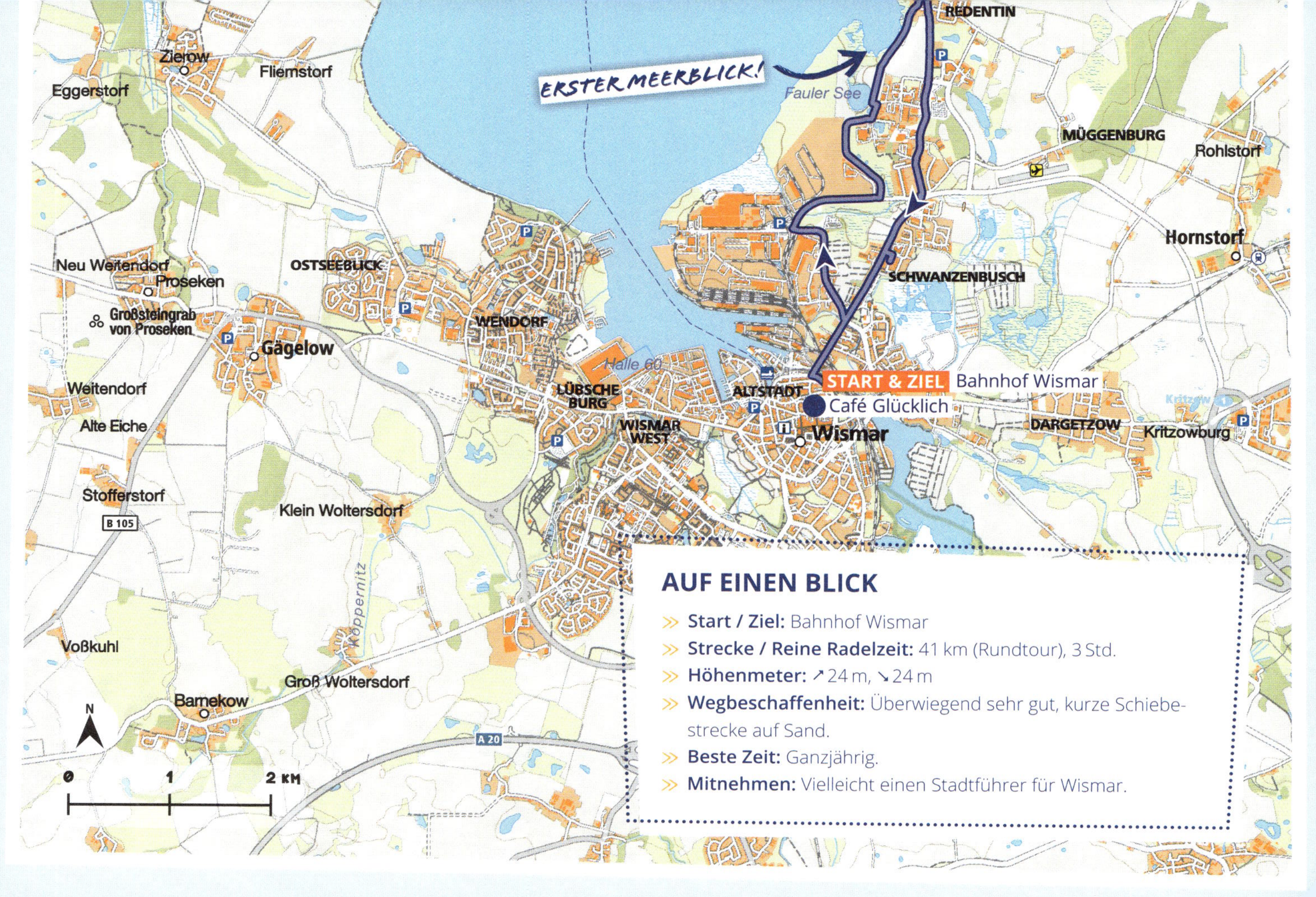

AUF EINEN BLICK

- **Start / Ziel:** Bahnhof Wismar
- **Strecke / Reine Radelzeit:** 41 km (Rundtour), 3 Std.
- **Höhenmeter:** ↗24 m, ↘24 m
- **Wegbeschaffenheit:** Überwiegend sehr gut, kurze Schiebestrecke auf Sand.
- **Beste Zeit:** Ganzjährig.
- **Mitnehmen:** Vielleicht einen Stadtführer für Wismar.

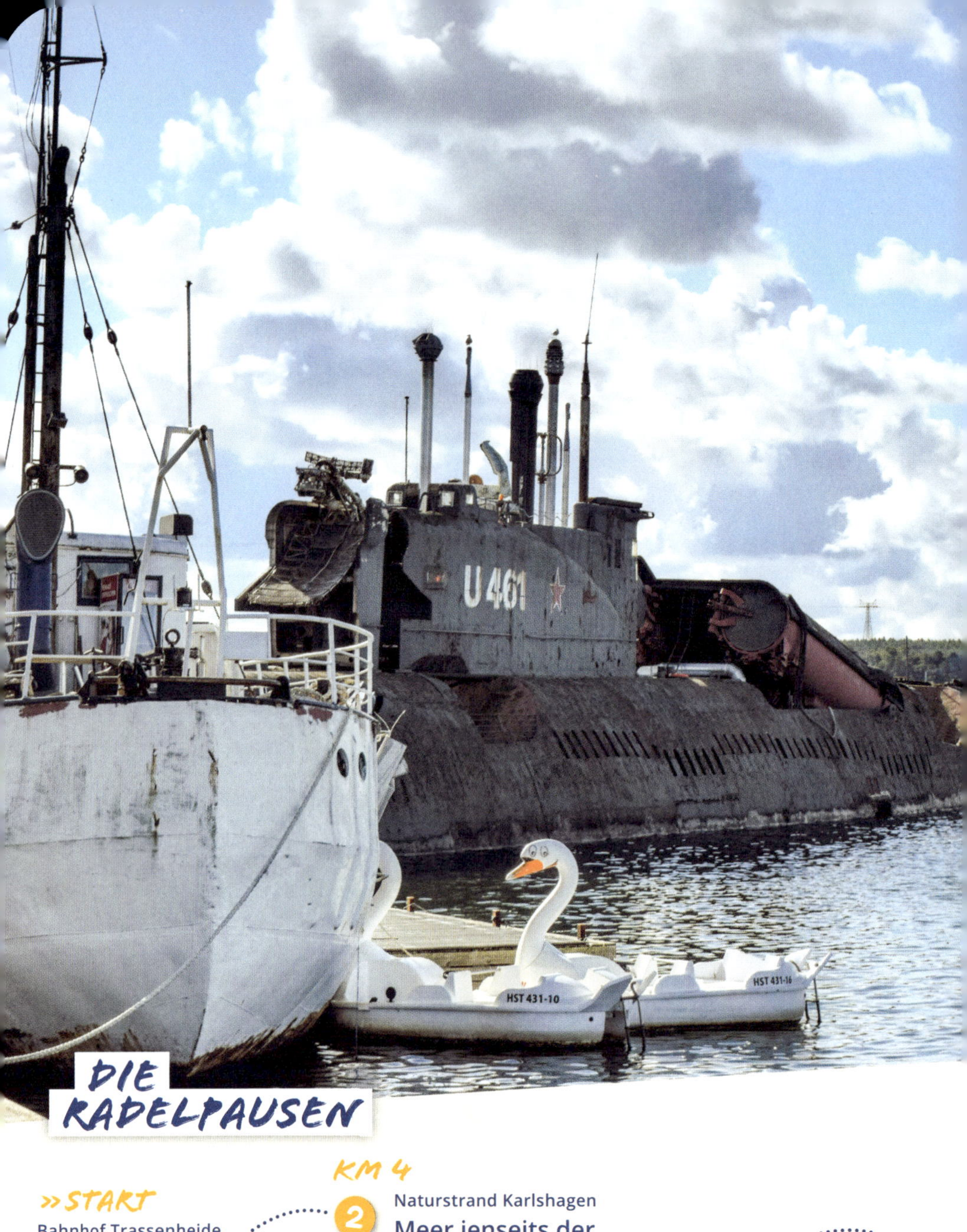

DIE RADELPAUSEN

>> START
Bahnhof Trassenheide

KM 3
1 Blaubeerwald
Unter Kiefern

KM 4
2 Naturstrand Karlshagen
Meer jenseits der Seebäder

KM 17
3 Peenemünde
U-Boot, Raketen und Denkmal-Landschaft

15

GEISTER DER VERGANGENHEIT

Im Norden von Usedom

Ostseeurlaub, Strand, Sonnenschein, tiefer Kiefernwald. Blaubeeren. Karlshagen und sein Hafen. Peeneblicke. Auf dieser Tour erlebt man einen landschaftlichen Rundumschlag im schönen Norden von Usedom. Dazwischen immer wieder Ruinen – im Zweiten Weltkrieg wurden hier in der Heeresversuchsanstalt Raketen entwickelt.

KM 19

4 Cämmerer See
Schwäne hinterm Deich

KM 23

6 Hafen Karlshagen
Fischimbiss und alte Schiffe gucken

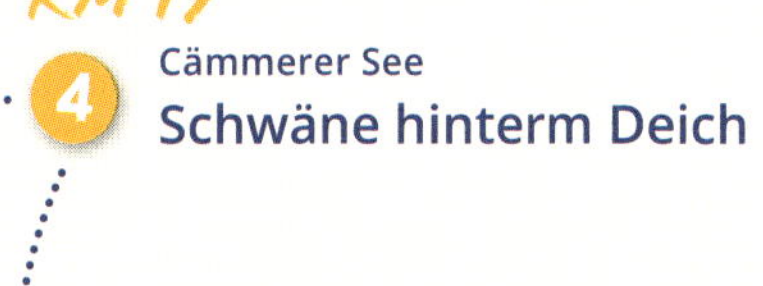

KM 20

5 Bunkerreste
Lost Place im Schilf

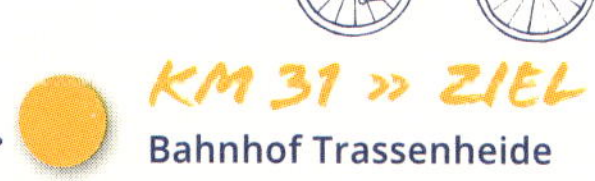

KM 31 » ZIEL

Bahnhof Trassenheide

TIEF UND WEIT UND STILL

Nach einer kurzen Fahrt durch Trassenheide biegt man in den Wald ab, den **Blaubeerwald.** Der Wald ist tief und weit und still. Mit dem Fahrtwind weht Kiefernduft herüber, zwischen dem Heidekraut sieht man überall Blaubeertupfen. Verlassen muss man die Waldwege nur, um am **Naturstrand Karlshagen** über die Dünen das Meer zu erreichen, zu baden, im Sand zu liegen und dem Meer beim Rauschen zuzuhören.

DER SCHÖNSTE MOMENT: AUS DEM KIEFERNWALD HINAUSFAHREN UND PLÖTZLICH DAS MEER HÖREN

Hinter Karlshagen fährt man mit dem Rad auf der breiten asphaltierten Straße des Flughafenrings vorbei an zugewucherten Schienensträngen, verfallenden Gebäuden und vielen Hinweisschildern der Denkmal-Landschaft, die von der Entstehung und dem Betrieb der Heeresversuchsanstalt Peenemünde erzählen. Bäume und Büsche wuchern an beiden Straßenrändern, die Natur holt sich hier das ehemalige Militärgelände zurück. Der Weg führt vorbei am Flugplatz Peenemünde, wo regelmäßig Maschinen zu Rundflügen starten.

Nördlich von Peenemünde liegt ein kleiner, neu ausgebauter Jachthafen, in **Peenemünde** kann man im Historisch-Technischen Museum mehr über die Geschichte des Ortes erfahren und dann auf dem Deichweg Richtung Südosten radeln.

Nach einer Pause mit Schwanenbeobachtung am **Cämmerer See** führt der Weg weiter, parallel zum Deich und vorbei an **Bunkerresten** einer Ruine, ebenfalls ein Teil der Denkmal-Landschaft. Wenn man auf die Deichkrone klettert, sieht man weit über den Peenestrom, über Schilflandschaften und bis zur anderen Seite der Peene. Vor Karlshagen liegt eine Wiese voller großer Heuballen, die zum Klettern einladen. Nach einem Stopp in **Karlshagen** führt der Weg weiter am Peeneufer, hinter dem Deich entlang. Über den Wiesen schraubt sich ein Seeadler in die Luft. Man überquert einen Graben auf einer schmalen Brücke, ehe der Weg über Mölschow und vorbei an Feldern und Wiesen zurück nach Trassenheide führt. «

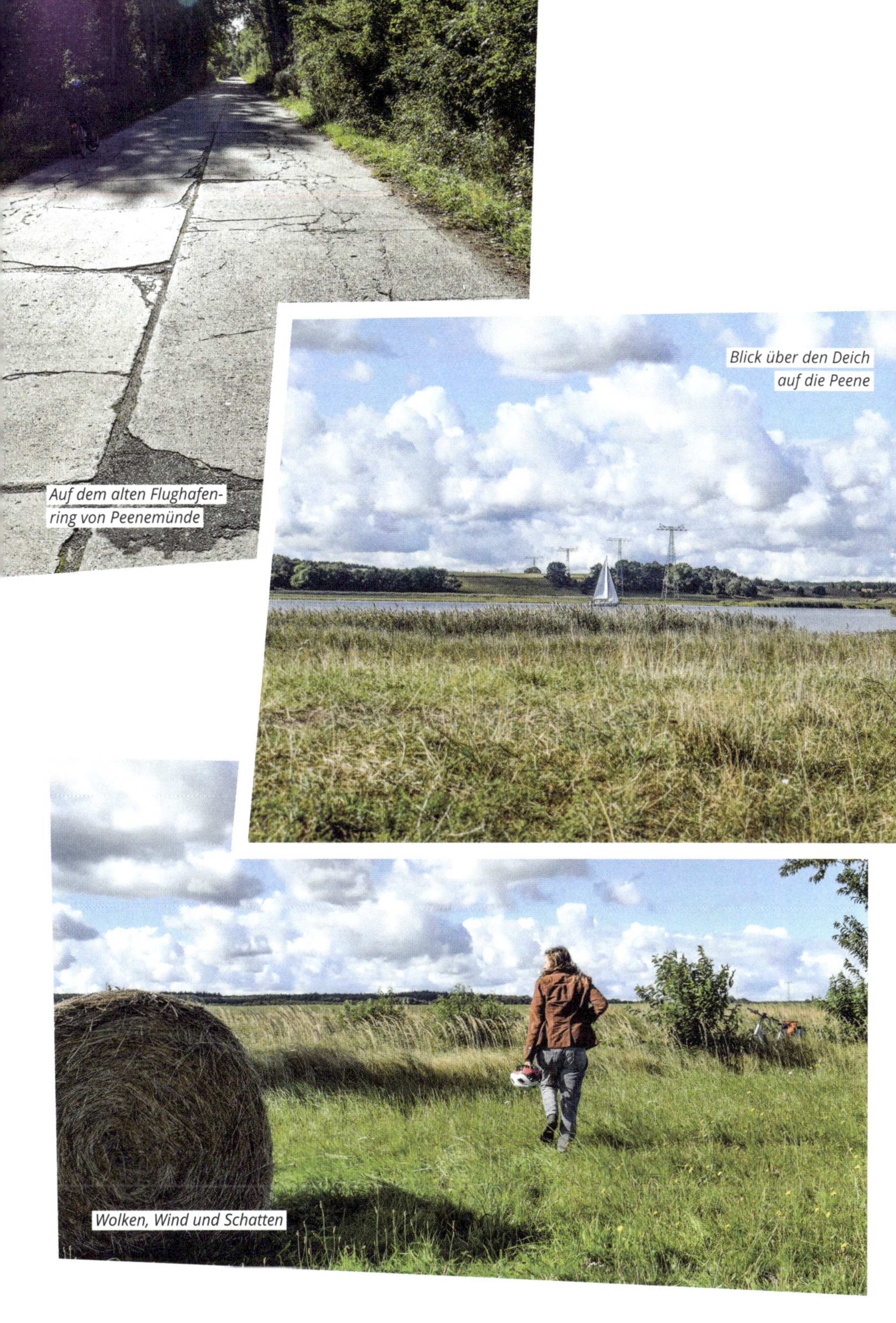
Auf dem alten Flughafenring von Peenemünde

Blick über den Deich auf die Peene

Wolken, Wind und Schatten

RADELN & GENIEẞEN

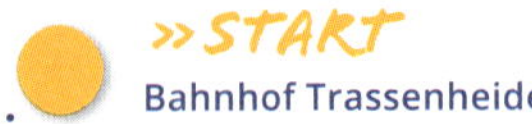

Bahnhof Trassenheide

Am Bahnhof rechts abbiegen und durch Trassenheide fahren, von der Bahnhofstraße rechts in die Strandstraße und dann bei nächster Gelegenheit links in den Wald.

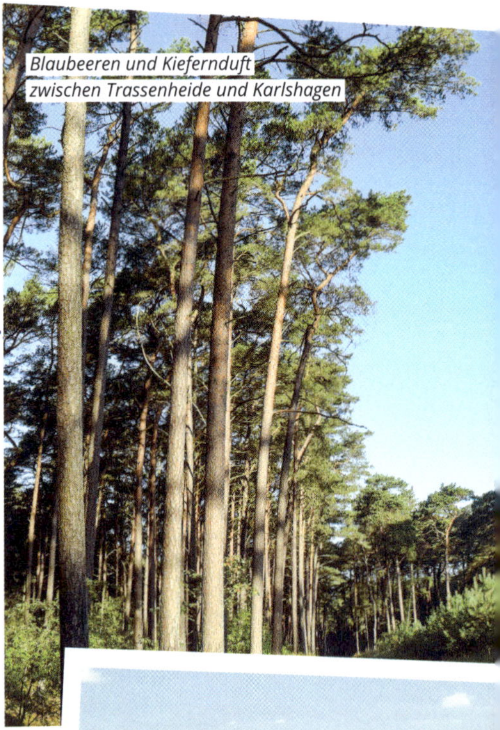

Blaubeeren und Kiefernduft zwischen Trassenheide und Karlshagen

KM 3

1 Blaubeerwald

Unter Kiefern

Die Fahrt durch den Kiefernwald zwischen Trassenheide und Karlshagen erinnert an Sommertage in Südschweden. Und dann wird sie auch noch zu einer Schatzsuche. Denn unter den Kiefern wächst bräunlich grün das Heidekraut und darin leuchtet es immer wieder blau. Im Spätsommer gibt es hier Massen von Blaubeeren. Das Rad auf dem Weg abstellen, in die Hocke gehen, die morgens noch taufeuchten Beeren pflücken und erst mal probieren. Wenn man ein verschließbares Gefäß dabeihat, kann man auch Proviant für den Rest der Tour mitnehmen. Aber auch ohne Blaubeeren ist der Wald wunderschön. Und duftet nach sonnenwarmen Kiefern.

Den Wegen durch den Wald folgen und dabei tendenziell eher zur Küste hin orientieren.

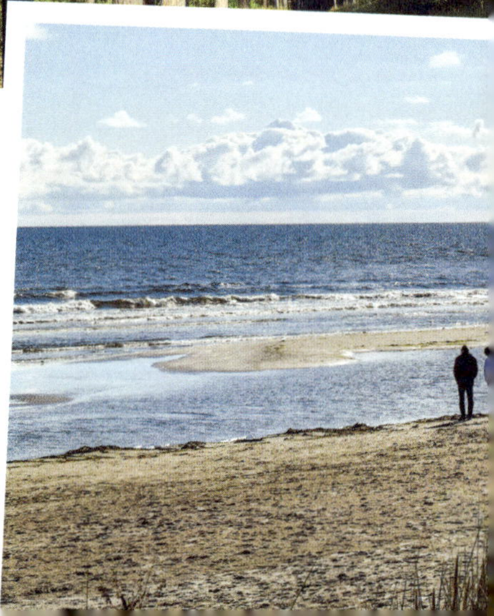

KM 4

2 Naturstrand Karlshagen
Meer jenseits der Seebäder

Der Strand zwischen Trassenheide und Karlshagen ist vielleicht der schönste von ganz Usedom. Schon alleine deshalb, weil man, um ihn zu erreichen, erst mal zu Fuß oder mit dem Rad durch den Wald muss. Und dann tritt man aus dem Wald in die Dünen und an den Strand. Da steht man dann und schaut auf die Insel Greifswalder Oie, auf Schiffe, die vorbeiziehen, und kann die Weite des Strandes und der Ostsee kaum begreifen. Muscheln sammeln, durch die Wellen tauchen, Sonnenbaden, alles geht hier. Die größeren Seebäder sind weit genug weg, und dass es keine Parkplätze in der näheren Umgebung gibt, lässt den Strand in der Nachsaison einsam, im Sommer immerhin noch verhältnismäßig leer erscheinen.

In der Stadtmitte Karlshagen auf die ehemalige Peenemünder Straße abbiegen und nordwärts fahren, bis man an der ehemaligen Hauptwache auf den Flughafenring und das Gelände der ehemaligen Heeresversuchsanstalt abbiegt. Dem Ring am Flugplatz vorbei folgen und nach rechts abbiegen, einen Abstecher zum Peenemünder Nordhafen machen. Dann die Straße ein Stück zurückfahren, bis nach Peenemünde.

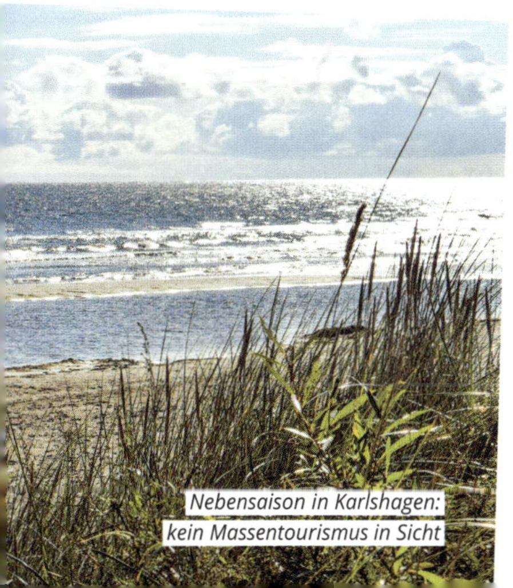

Nebensaison in Karlshagen: kein Massentourismus in Sicht

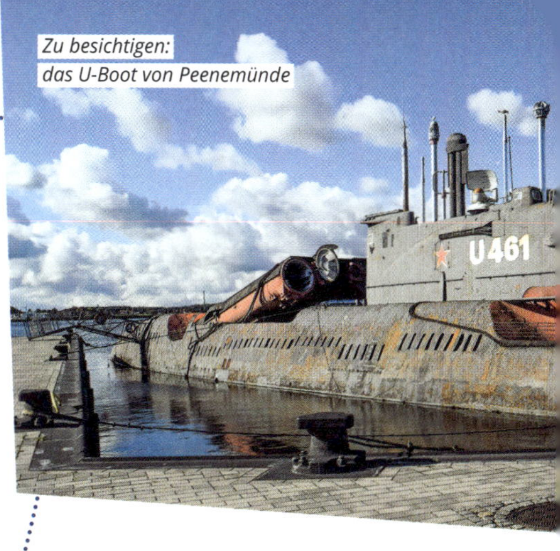

Zu besichtigen: das U-Boot von Peenemünde

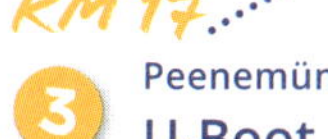

KM 17

3 Peenemünde
U-Boot, Raketen und Denkmal-Landschaft

Ein verlorener Schienenstrang parallel zum Flughafenring, schief hängende Tore, Gebäudereste: Das ganze Gelände rund um Peenemünde und seinen Flugplatz ist auch fast 80 Jahre nach dem Ende des Zweiten Weltkriegs noch voller Spuren, die auf die Geschichte der Heeresversuchsanstalt hinweisen. Hier wurden in der NS-Zeit Raketen für die Luftwaffe entwickelt, und hier fand auch der Start der ersten Rakete in den Weltraum statt. Rund um Peenemünde finden sich Hinweisschilder der Denkmal-Landschaft, die Hintergründe zu den Relikten aus der Zeit liefern. Die App Peenemünde Denkmal-Landschaft kann zusätzlich heruntergeladen werden. Am Hafen von Peenemünde kann man – weniger digital – das Historisch-Technische Museum und ein U-Boot besuchen.

In Peenemünde hinter dem Hafen rechts auf den Deichweg entlang der Peene abbiegen.

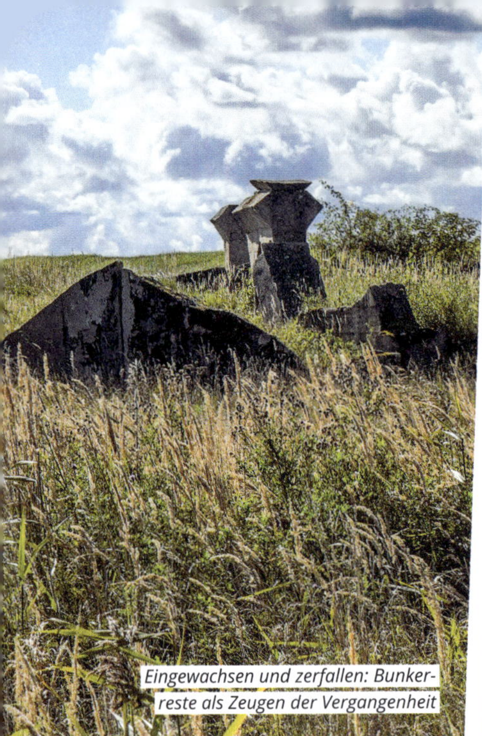

Eingewachsen und zerfallen: Bunkerreste als Zeugen der Vergangenheit

KM 20

5

Bunkerreste

Lost Place im Schilf

Bevor der Weg vom Deich wegführt, tauchen auf einmal die Überreste von Bunkern wie Mahnmale im Gras auf. Ein guter Ort für eine kurze Pause. Auf den Schautafeln des Denkmal-Wegs findet man Informationen über die Bunker, in denen Raketen gelagert und die nach dem Krieg gesprengt wurden. Dann ist noch Zeit für ein paar Momente zwischen dem hohen Gras, für Fotos von den verwitterten Betonresten und einen Blick vom Deich über den Peenestrom, wo oft Seeadler auf Dalben am Ufer sitzen oder über dem Fluss kreisen.

Weiter auf dem Weg Richtung Karlshagen.

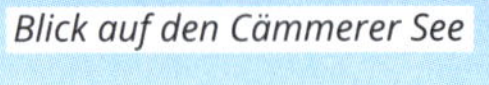

KM 19

4

Cämmerer See

Schwäne hinterm Deich

Ein kleiner Pfad führt vom Weg unten am Deich links zu einem Steg auf den Cämmerer See. Der See war einmal ein Teil des Peenestroms, der beim Deichbau für die Heeresversuchsanstalt abgetrennt wurde. Am Kopf des Steges steht eine Bank, auf der zwei Menschen gut nebeneinander Platz finden. Hier kann man sehr ruhig und ein bisschen versteckt hinter hohem Schilf sitzen und eine Trinkpause oder ein kleines Picknick machen. Von der Bank aus hat man einen schönen Blick über das stille blaue Wasser und die Schwäne, die auf dem See dümpeln.

Weiter dem Weg hinter dem Deich zum Peenestrom folgen.

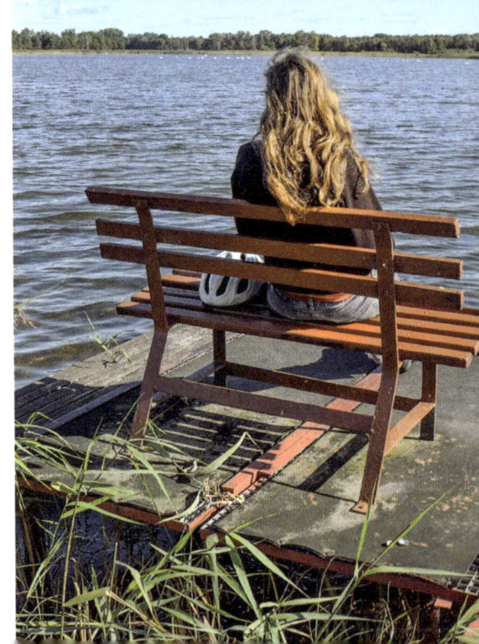

Blick auf den Cämmerer See

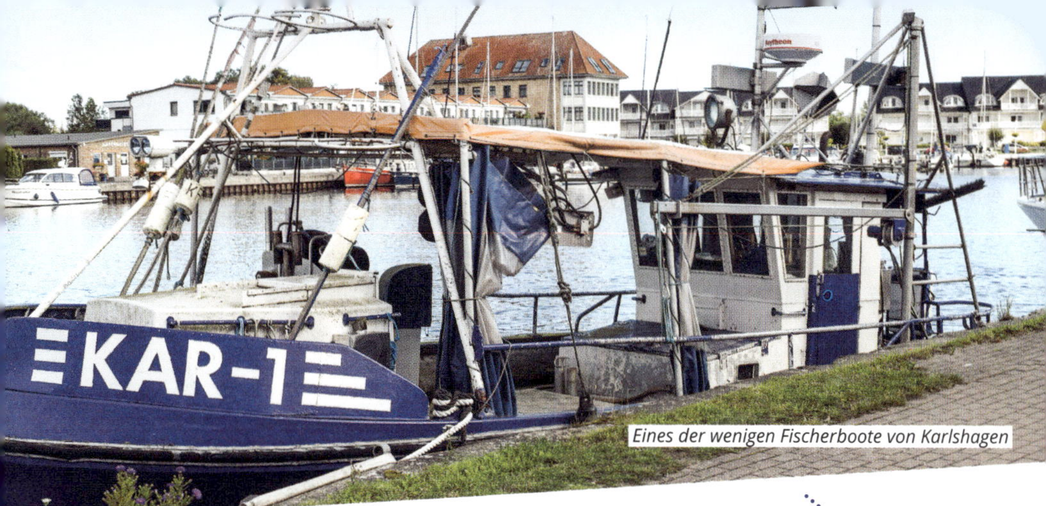

Eines der wenigen Fischerboote von Karlshagen

KM 23

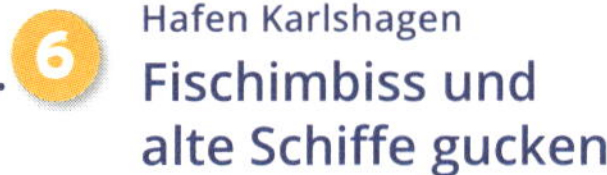

6

Hafen Karlshagen

Fischimbiss und alte Schiffe gucken

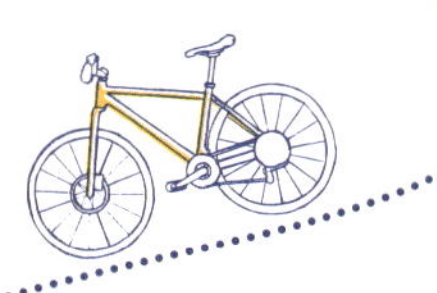

Der Hafen von Karlshagen ist lebendig, einer der wenigen Orte auf der Insel, an denen sich nicht alles um Badetourismus dreht. An der Nordmole von Karlshagen liegen Tonnenleger, die mit den grünen, roten und schwarz-gelben Tonnen die Gewässer in der Peene und im Bodden bestücken. An der Südmole legen nachmittags und abends oft größere traditionelle Segelschiffe an. Unter dem Dach bei Ehmkes Fischimbiss sitzen ein paar alte Fischer und klönen. Einiges von dem Fisch, der bei Ehmkes Fischimbiss gekauft wird, wird drüben auf der anderen Peeneseite von den Fischern der Freester Fischereigenossenschaft gefangen.

Direkt hinter dem Hafen von Karlshagen wieder auf den Deichweg einbiegen und dem Weg bis zur Abbiegung nach Mölschow kurz vor dem Wäldchen folgen. In Mölschow kurz hinter der Destillerie links abbiegen und über Feldwege dem Verlauf bis nach Trassenheide folgen. In den Mittelweg einbiegen und am Ende links in den Ostring abbiegen. Links in die Bahnhofstraße abbiegen und diese für den Bahnhof Trassneheide überqueren.

KM 31 » ZIEL

Bahnhof Trassenheide

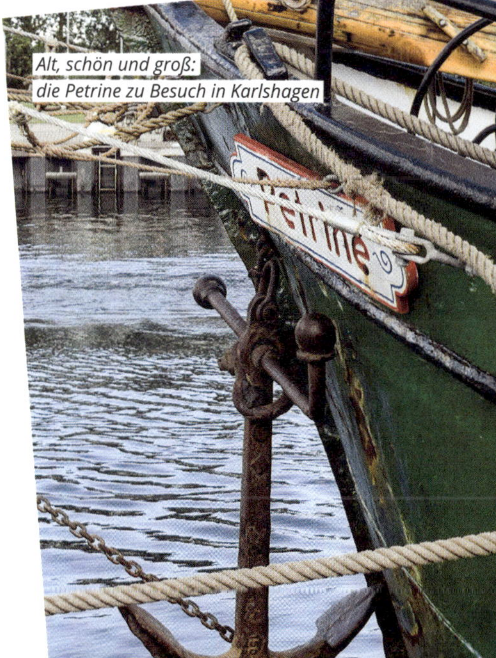

Alt, schön und groß: die Petrine zu Besuch in Karlshagen

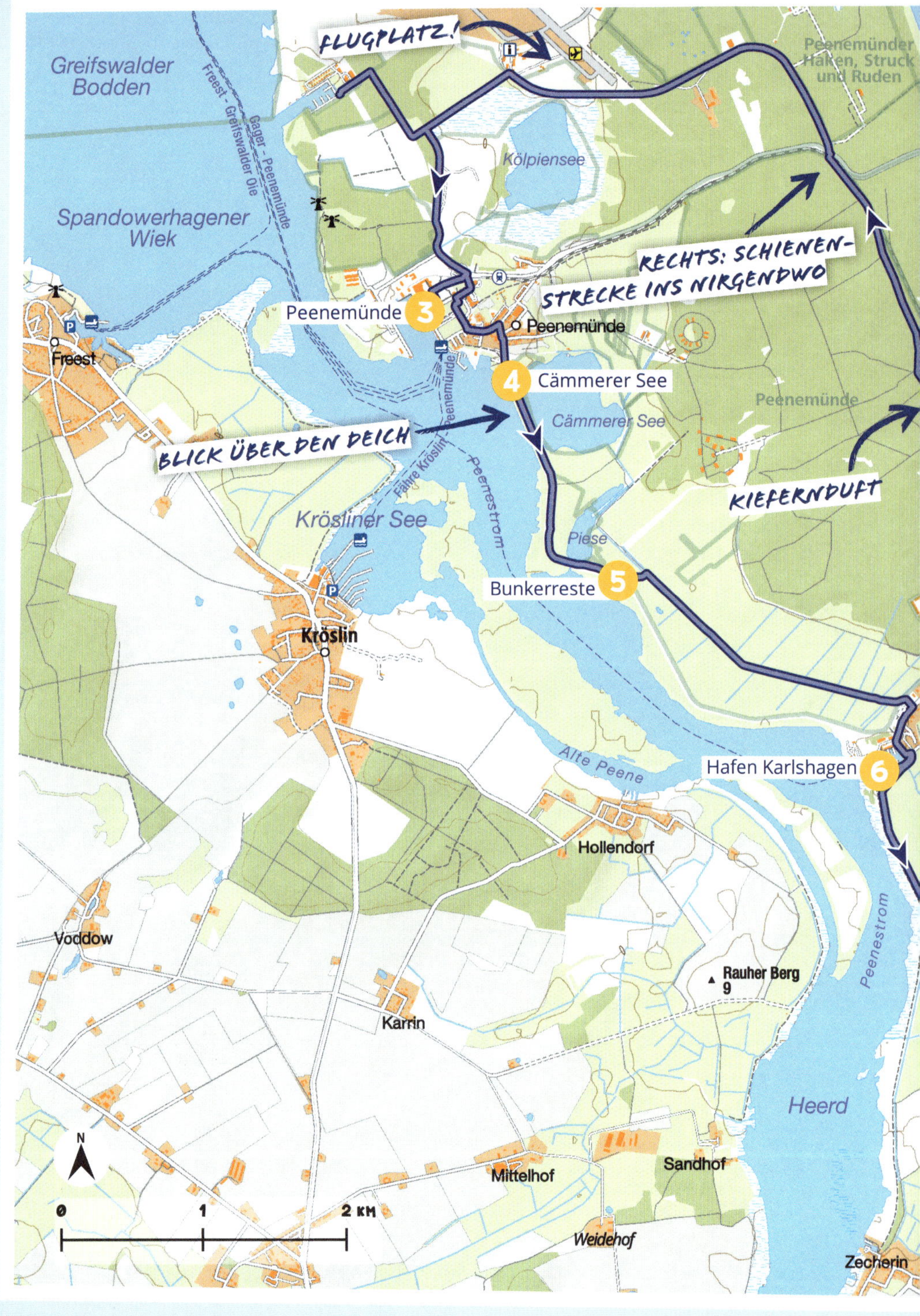

FLUGPLATZ!
Greifswalder Bodden
Peenemünder Haken, Struck und Ruden
Kölpiensee
Freest - Greifswalder Oie
Gager - Peenemünde
Spandowerhagener Wiek
RECHTS: SCHIENENSTRECKE INS NIRGENDWO
Peenemünde 3
Peenemünde
Freest
4 Cämmerer See
Cämmerer See
Peenemünde
BLICK ÜBER DEN DEICH
KIEFERNDUFT
Fähre Kröslin - Peenemünde
Peenestrom
Kröslinger See
Piese
Bunkerreste 5
Kröslin
Alte Peene
Hafen Karlshagen 6
Hollendorf
Voddow
Rauher Berg 9
Peenestrom
Karrin
Heerd
Sandhof
Mittelhof
N
0
1
2 KM
Weidehof
Zecherin

AUF EINEN BLICK

- **Start / Ziel:** Bahnhof Trassenheide
- **Strecke / reine Radelzeit:** 31 km (Rundtour), 2 Std. 30
- **Höhenmeter:** ↗ 6 m, ↘ 6 m
- **Wegbeschaffenheit:** Mischung aus Waldwegen, Plattenwegen, Fahrradstreifen und ausgebauten Radwegen.
- **Beste Zeit:** Ganzjährig, Blaubeerzeit im Spätsommer.
- **Mitnehmen:** App »Peenemünde Denkmal-Landschaft«, verschließbares Gefäß zum Blaubeeren sammeln.

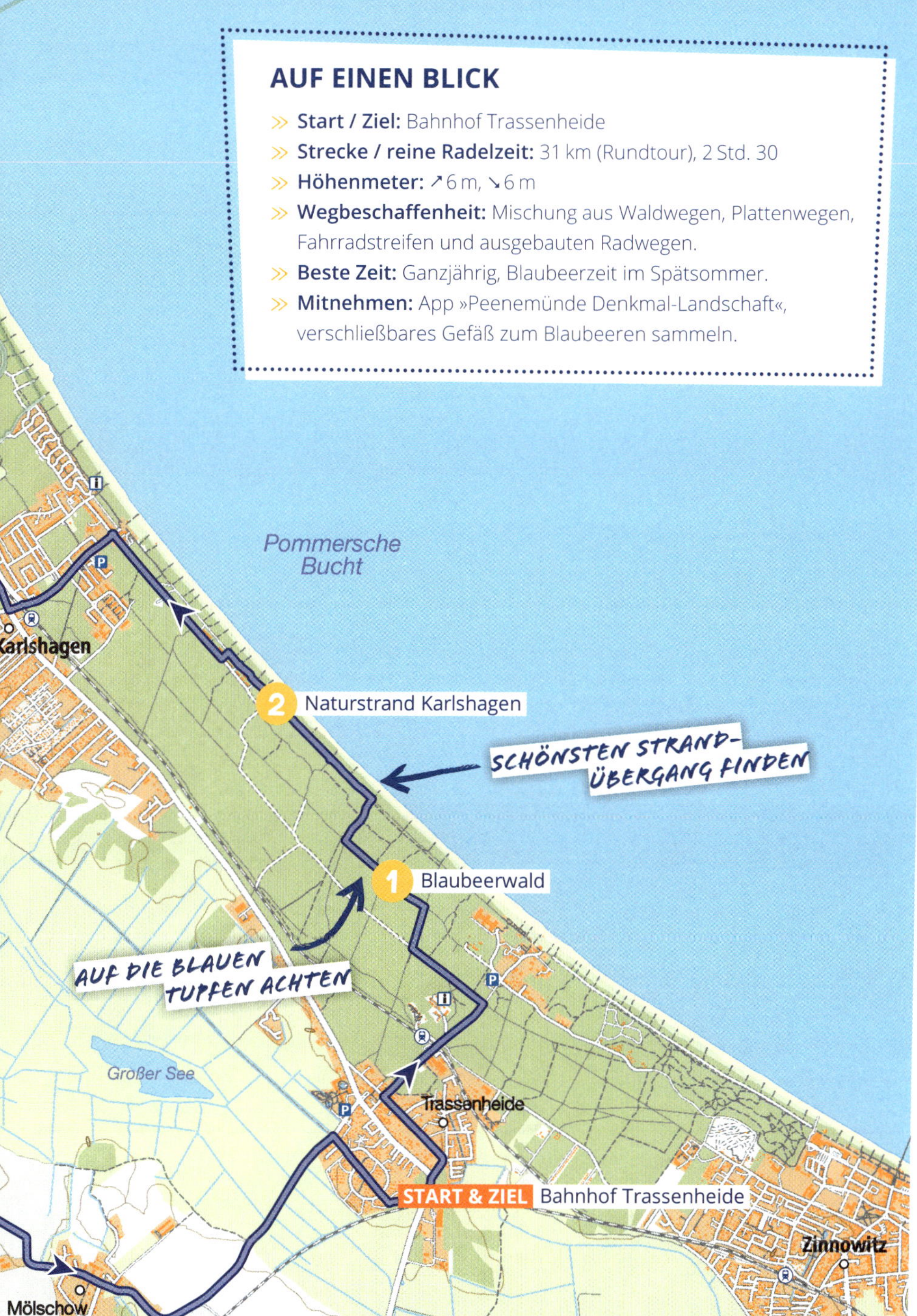

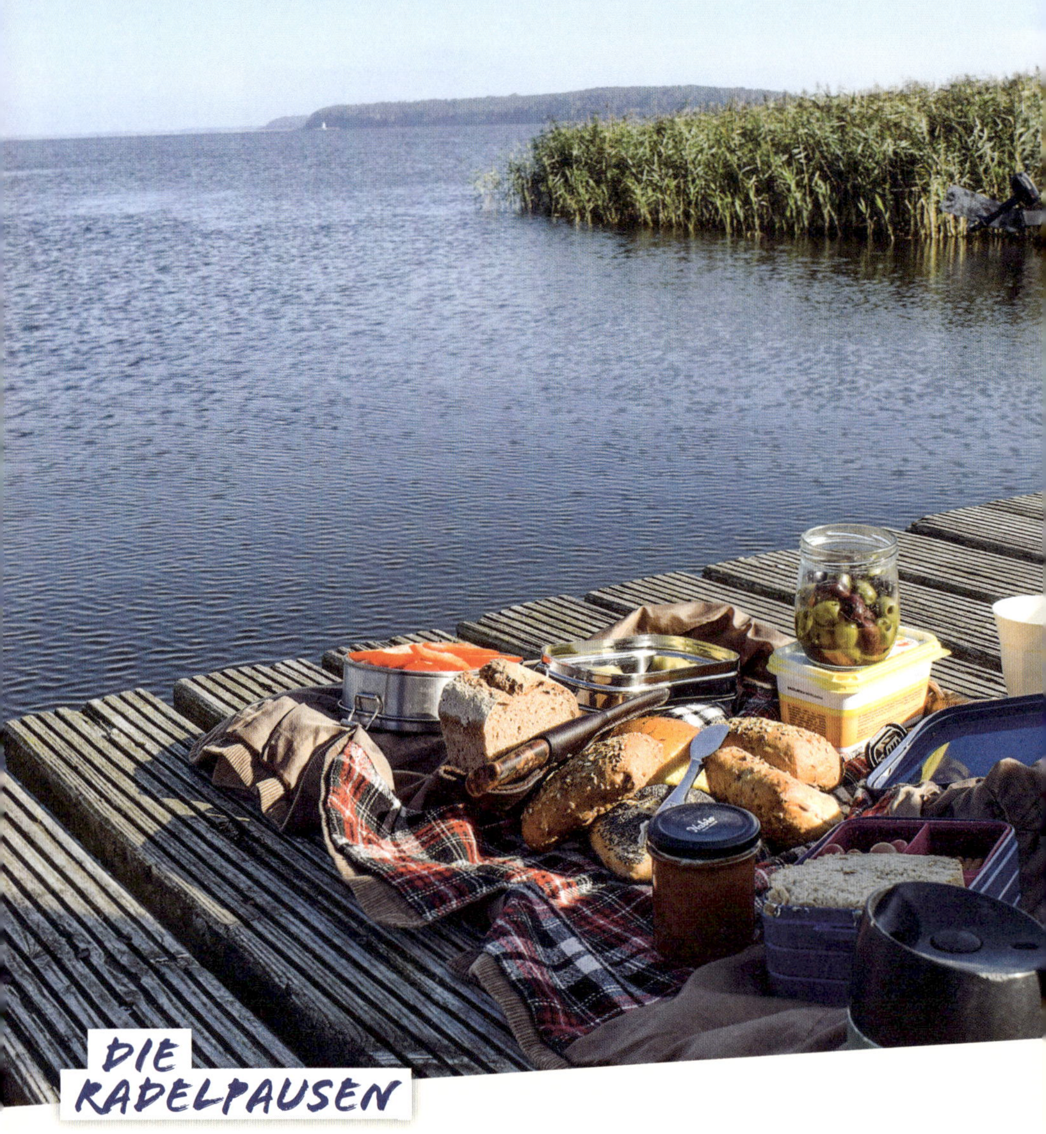

DIE RADELPAUSEN

» START
Bahnhof Hohendorf

KM 8
1 Kirche in Bauer
In die Vergangenheit blicken

KM 9
2 Steg am Strom
Frühstück mit Peenepanorama

KM 16
3 Pulower See
Einmal rundherum

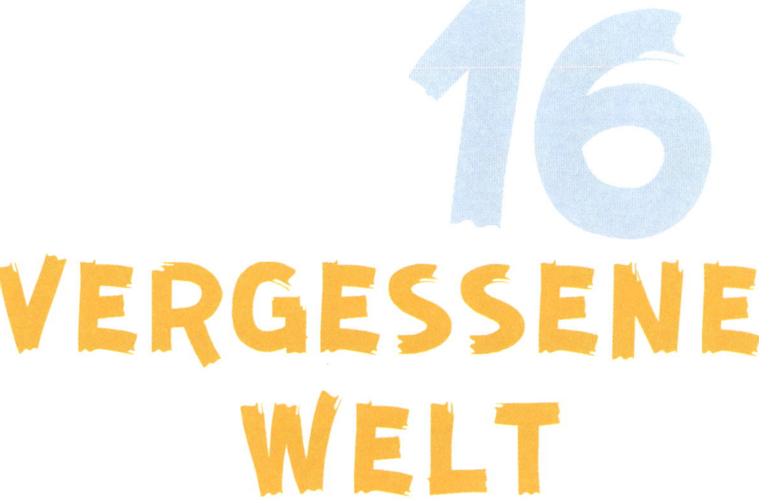

16 VERGESSENE WELT

Am Peenestrom im Lassaner Winkel

In Rekordgeschwindigkeit aus dem Alltag und in einen Mini-Urlaub katapultiert wird man auf dieser Tour. Das liegt an der Abgeschiedenheit und weltvergessenen Schönheit des Lassaner Winkels – die schon Wolf Biermann in seiner Ballade von der alten Stadt Lassan besungen hat.

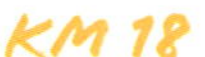

KM 18
4 Duft- und Tastgarten Papendorf
Einfach reinschnuppern

KM 22
5 Lassan
Kleine Stadt am Strom

KM 35
6 Höfeladen Esslust
An der Winkel-Grenze

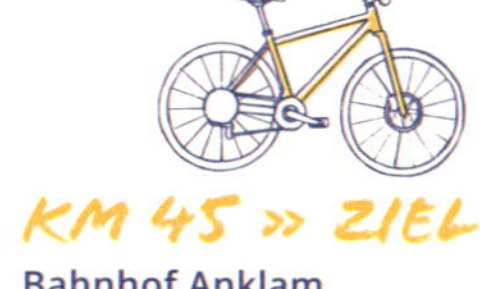

KM 45 » ZIEL
Bahnhof Anklam

AN DER PEENE

Wenn man in Hohendorf am Bahnhof steht, liegt er vor einem, der Lassaner Winkel am Peeneufer, gegenüber der Insel Usedom. Tiefe Wälder, Sand- und Kopfsteinpflasterstraßen, kleine Orte und die Peene, die träge fließt. Hier sickert der Sand langsamer durch die Sanduhren, rasten Kraniche und Reiher auf den Wiesen, sichtet man Seeadler, kaum dass man den Blick zum Himmel hebt.

In der buckeligen **Kirche von Bauer** sieht man die schöne Rankendecke und bekommt auch einen Einblick in die Geschichte und Gegenwart der Gemeinde. Dann weiterfahren, runter zur Peene, zum Picknick auf dem **Steg am Strom**. Um nach Pulow zu kommen, fährt man erst mal durch Klein Jasedow, ein kleines Dorf vor einem dichten Wald, jeder kennt jeden, offene Türen, Holzhäuser, wild wuchernde Gärten. Stille. Ganz ähnlich ist die Atmosphäre in **Pulow,** besonders schön ist es an dem mit hohen Bäumen bewachsenen See am Ortseingang. Nach Papendorf führt eine Mirabellenallee, neben dem Kopfsteinpflaster fährt man auf Sand.

DER SCHÖNSTE MOMENT: WENN AM RAND DES PEENETALMOORS PLÖTZLICH ZWEI SILBERREIHER DICHT ÜBER DIE STRASSE HINWEGFLIEGEN

Nach dem Besuch des **Duft- und Tastgartens in Papendorf** gehts weiter nach **Lassan**, in die Hauptstadt des Lassaner Winkels. Nach den abgeschiedenen Dörfern wirkt Lassan zwar deutlich belebter, aber es ist ein kleines Städtchen mit einer kaum befahrenen Hauptstraße, die zur Peene hinführt. Von Lassan aus geht der Weg über Buggenhagen, vorbei am Till Richter Museum und durch das schöne Dorf Klotzow, das direkt am Peenetalmoor liegt. Zwischen den reetgedeckten Häusern hindurch sieht man die Peene und die durch die Wiedervernässung abgestorbenen Bäume am Strom.

Nach Klotzow windet sich der Weg, dann geht es durch einen Wald, Widdschweinspuren am Wegrand. Ein Kuckuck fliegt dicht über dem Weg. Taucht man aus dem Wald auf, ist man bald an der Bundesstraße, der Grenze zum Lassaner Winkel. Einen Kaffee zum Abschied im **Höfeladen Esslust,** und dann ist der Weg nach Anklam auf einem Radweg durch eine Wald- und Wiesenlandschaft über das Dorf Relzow ein schöner Ausklang der Tour, die schließlich am Bahnhof Anklam endet. «

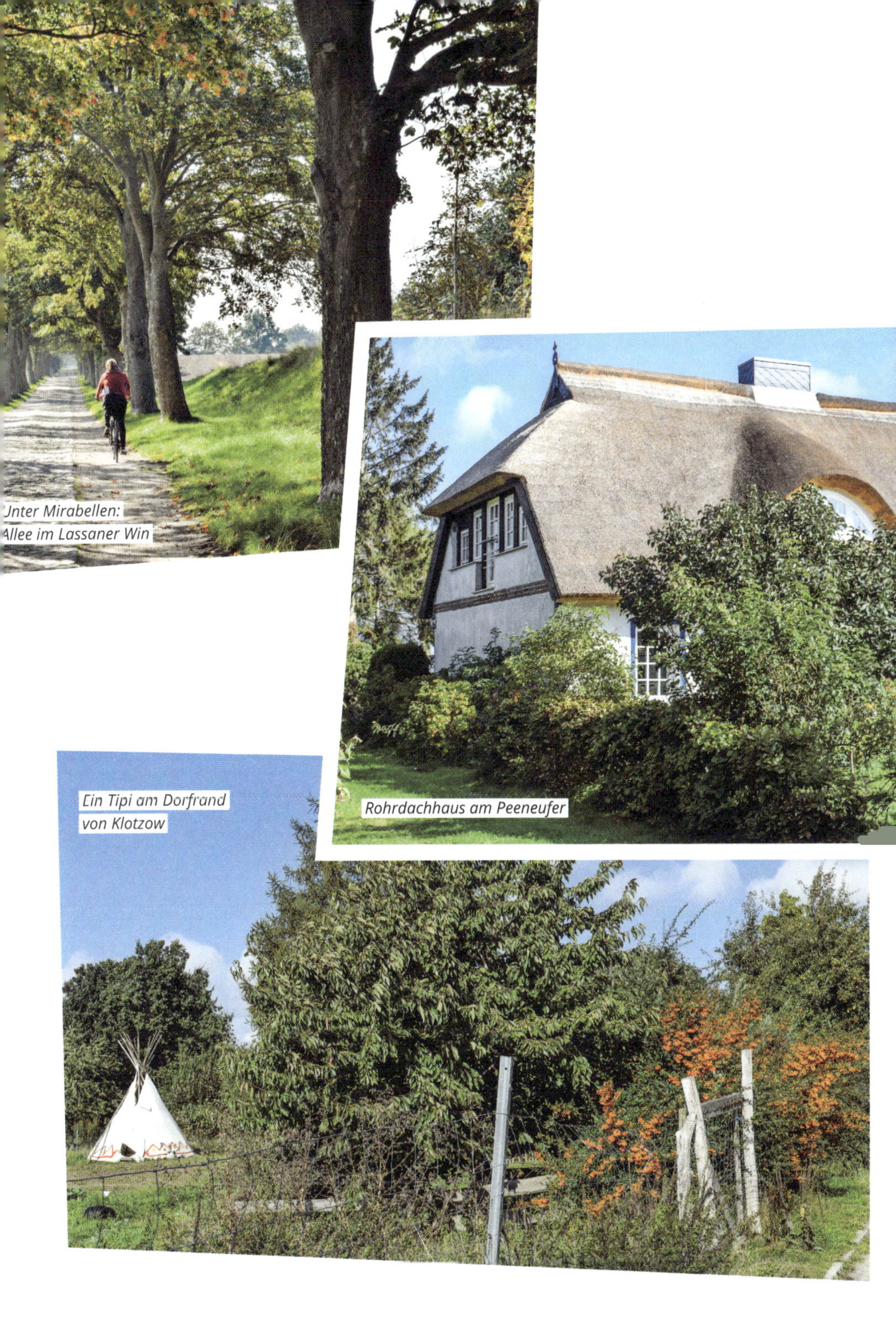

Unter Mirabellen: Allee im Lassaner Win

Rohrdachhaus am Peeneufer

Ein Tipi am Dorfrand von Klotzow

RADELN & GENIEẞEN

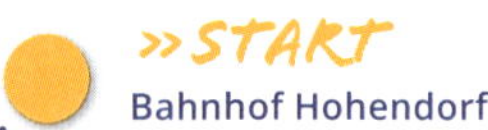

Bahnhof Hohendorf

Rechts Richtung Süden abbiegen und noch im Dorf links in die Peenestraße (selbst bemaltes Holzschild »Radweg Lassan«). Der Weg führt parallel zur Küste.

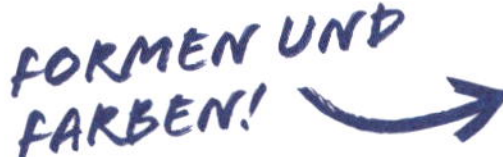

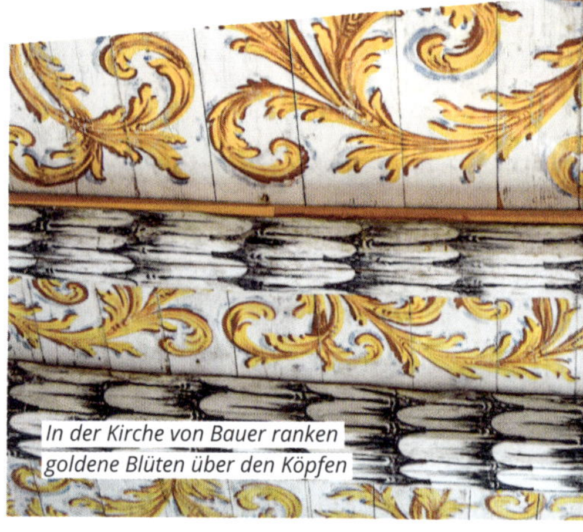

In der Kirche von Bauer ranken goldene Blüten über den Köpfen

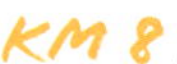

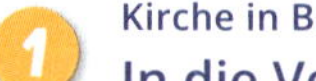

Kirche in Bauer

1 In die Vergangenheit blicken

Bucklig wirkt die Kirche aus dem 13. Jahrhundert, ein bisschen schief und krumm, und so, als hätten die Bewohner sie vor Jahrhunderten selbst aus Feldsteinen zusammengebaut. Die Balkendecke ist mit wunderschönen goldenen Ranken bemalt. Die täglich von 9 bis 19 Uhr, am Wochenende ab 10 Uhr geöffnete Kirche macht einen lebendigen Eindruck, sie ist immer noch ein Zentrum des Dorfes. In der Kirche liegt ein Fotoalbum mit Bildern aus der DDR-Zeit. Ein Fenster in eine Vergangenheit, in der fast alle Menschen im Dorf irgendwie in der Landwirtschaft oder der Fischerei beschäftigt waren. Einige der Namen aus dem Fotoalbum entdeckt man später auf dem eingewachsenen Kirchhof, der mit seinen alten Mauern und einem wunderschönen Blick über Wiesen bis zur Peene ein besonderes Erlebnis ist.

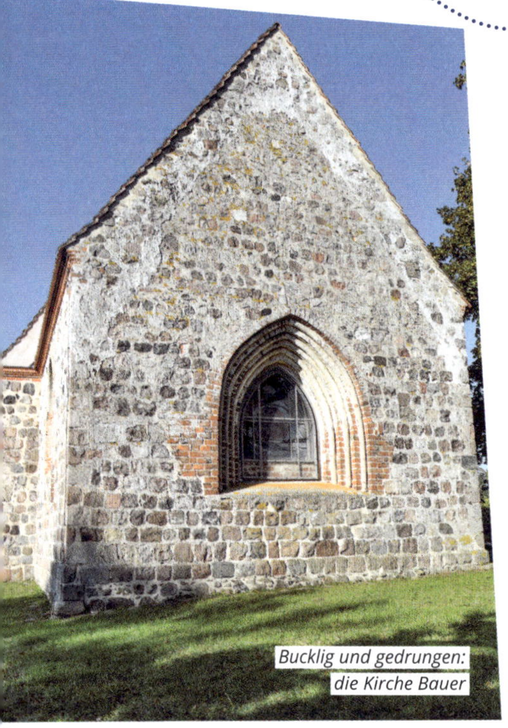

Bucklig und gedrungen: die Kirche Bauer

Dem Weg Zum Bauerberg Richtung Peene folgen.

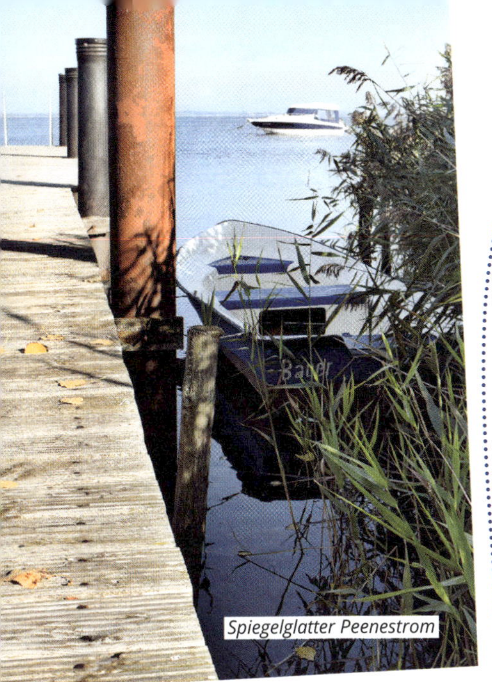

Spiegelglatter Peenestrom

KM 16

3 Pulower See
Einmal rundherum

Der von großen Bäumen umstandene Pulower See hat etwas Märchenhaftes, Zeitentrücktes. Das ganze Dorf ist schön, mit sorgfältig renovierten Häusern in dicht bewachsenen Gärten voller Blüten, überall Apfel- und Birnenbäume, vor dem alten Gutshaus eine riesenhafte alte Linde. Aber der See ist besonders schön. Wenn man keine Zeit für eine Seeumrundung hat, sollte man mindestens am Westufer den gewundenen Weg hinaufgehen und von dem kleinen Hügel auf das stille Wasser hinunterschauen. Wurzeln ragen bis zum Wasserspiegel hinunter, Lichtreflexionen an den Stämmen und in den Blättern der Baumkronen. Die Dorfbewohner haben zum Baden ein Floß im See verankert, wenn man möchte, kann man auch von oben an einem Badeseil übers Wasser schwingen und sich hineinfallen lassen.

Zurück auf die Lange Straße Papendorf und bis Papendorf weiterfahren.

KM 9

2 Steg am Strom
Frühstück mit Peenepanorama

Der Weg führt immer weiter zur Peene hinunter, mit glänzender Sicht über den Strom und die davorliegenden Wiesen. Am Wasser ein Steg mit ein paar Booten, dessen Ende der perfekte Platz für ein Frühstück im Morgenlicht ist. Gegenüber leuchtet die Südspitze von Gnitz im Südwesten von Usedom in der Sonne, südöstlich sieht man den Lieper Winkel im Süden der Insel. Die Weiße Düne, ein Segelschiff mit Toppsegeln, zieht in der Ferne vorbei, und ein paar Leute sind mit ihrem Motorboot auf dem Weg zum Angeln Richtung Ostsee.

In Waschow rechts nach Klein Jasedow abbiegen, das Dorf auf der Dorfstraße durchqueren, schließlich links Richtung Papendorf abbiegen, nach etwa einem halben Kilometer geht es rechts ab nach Pulow.

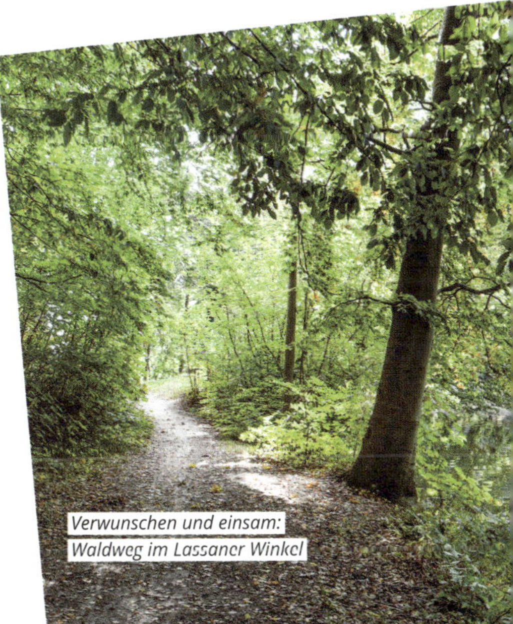

Verwunschen und einsam:
Waldweg im Lassaner Winkel

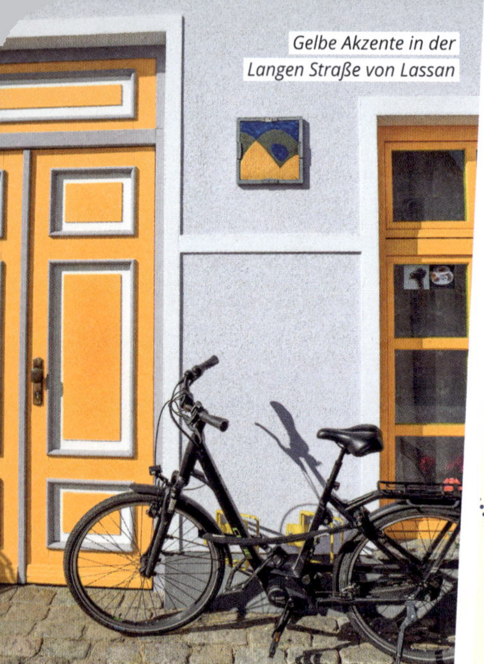

Gelbe Akzente in der Langen Straße von Lassan

KM 18

4

Duft- und Tastgarten Papendorf

Einfach reinschnuppern

Es duftet nach Blüten und Kräutern, Salbei und Ackerminze, Zitronenmelisse und Ysop, Rosen blühen, Rosmarin wuchert schulterhoch, überall kleine Nischen, in denen man Pflanzen entdecken, etwas abpflücken und probieren kann. Gegen eine kleine Spende dürfen Kräutertöpfe zum Anpflanzen mitgenommen werden. Eine kleine Holzterrasse mit einem Sommercafé, ein paar Schritte weiter eine lauschige Ecke mit zwei Stühlen zum Ausruhen, ein bepflanztes »Pommersches Labyrinth« am Weiher von Papendorf, das, wenn man es vollständig abschreitet, schon mal mindestens für innere Ruhe und Ausgeglichenheit sorgt.

Hinter Papendorf links in die Neue Straße und wieder links auf die Anklamer Straße abbiegen. Jetzt ist es noch ein Kilometer bis nach Lassan.

KM 22

5

Lassan

Kleine Stadt am Strom

Eine schwarze Katze streift über das Kopfsteinpflaster auf dem Lassaner Marktplatz. Neben der Lassaneria, in der man vegetarische Gerichte und Kuchen bekommt, gibt es auch die Ackerbürgerei, eine im Sommer geöffnete Gaststätte, in der man wunderschön draußen zwischen all den Blumen sitzt. Die Lassaner Kirche zeigt jedes Jahr eine Sommerausstellung, oft mit internationalen Künstler:innen, und in der ehemaligen Wassermühle gibt es ein kleines Heimatmuseum. Lassan hat eine sehr ruhige, fast schon stille Atmosphäre, ganz besonders ist die Stimmung unten am Hafen, wo kleine Segeljachten und Motorboote auf die nächste Fahrt auf der Peene warten.

Hinter dem Hafen links in die Lange Straße abbiegen, rechts in den Garthof und wieder links in die Lange Straße, dann noch mal links in die Wolgaster Straße abbiegen und Richtung Buddenhagen fahren. Von Buddenhagen geht es über Jamitzow nach Klotzow und durch den Wald nach Pinnow. In Pinnow die Bundesstraße überqueren und rechts weiter auf dem Fahrradweg Richtung Murchin. Vor dem Höfeladen die Bundesstraße überqueren.

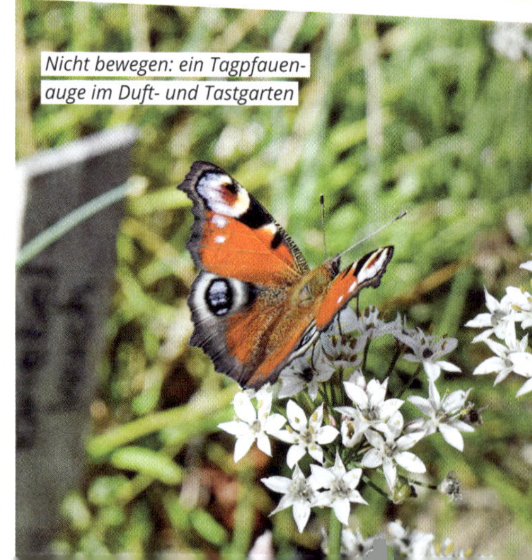

Nicht bewegen: ein Tagpfauenauge im Duft- und Tastgarten

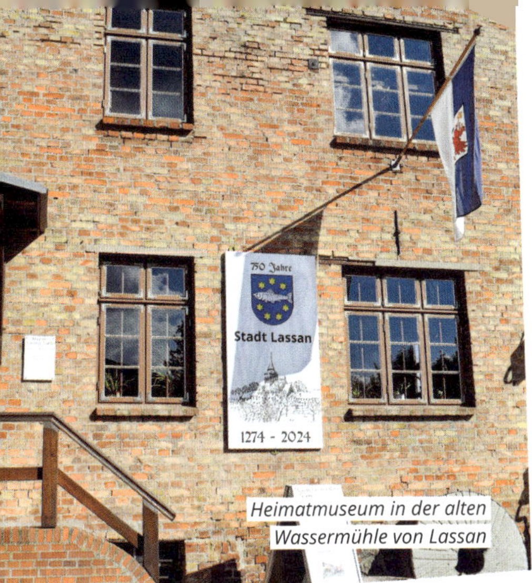

Heimatmuseum in der alten Wassermühle von Lassan

EXTRA INFOS:

Im ● **Till Richter Museum im Schloss Buggenhagen** zeigt der Kunstprofessor Till Richter internationale moderne Kunst. Das ist fast ein bisschen, wie in dem ländlichen, abgeschiedenen Lassaner Winkel plötzlich in ein Raumschiff einzusteigen.

In Klotzow gibt es am Straßenrand den kleinen Honig-Hofladen des ● **Moorimkers** Peter Wittenberg. Honig in drei Sorten von den Wiesen des Peenetalmoors (www.moorimker.de).

KM 35

6

Höfeladen Esslust

An der Winkel-Grenze

Die Tour ist fast zu Ende, aber ganz am Rand des Lassaner Winkels liegt noch der Höfeladen Esslust (www.hoefeladen-esslust.de), direkt neben dem Herrenhaus Libnow. Auf der gemütlichen Holzterrasse kann man sehr gut noch einen Kaffee trinken, bevor man die Straße überquert, den Lassaner Winkel verlässt und den Rest der Strecke bis nach Anklam fährt. Außer Kaffee und Kuchen gibt es hier auch ein Imbissangebot, Suppen, Quiche oder Frühstück. Verkauft werden außerdem viele Lebensmittel aus der Region.

Die Bundesstraße überqueren und in den Feld- und Wiesenweg gegenüber einbiegen. Dem Weg durch Felder, Wiesen und Wald bis Relzow folgen und von dort dem gut ausgeschilderten Radweg nach Anklam folgen. In Anklam die Peene auf der Fußgängerbrücke überqueren, links in die Klosterstraße einbiegen, rechts in die Raveliusstraße und links in die Paswalker Straße. Am Kreisverkehr schließlich in die Bahnhofsstraße, jetzt fährt man direkt auf den Bahnhof zu.

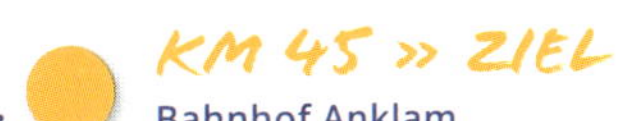

KM 45 » ZIEL

Bahnhof Anklam

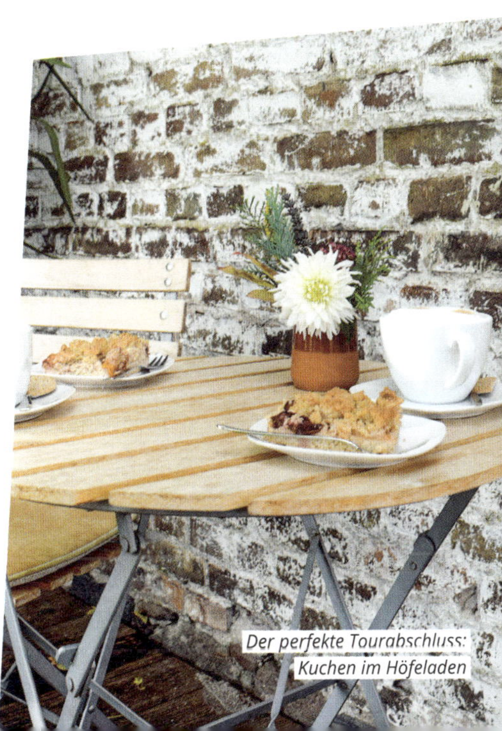
Der perfekte Tourabschluss: Kuchen im Höfeladen

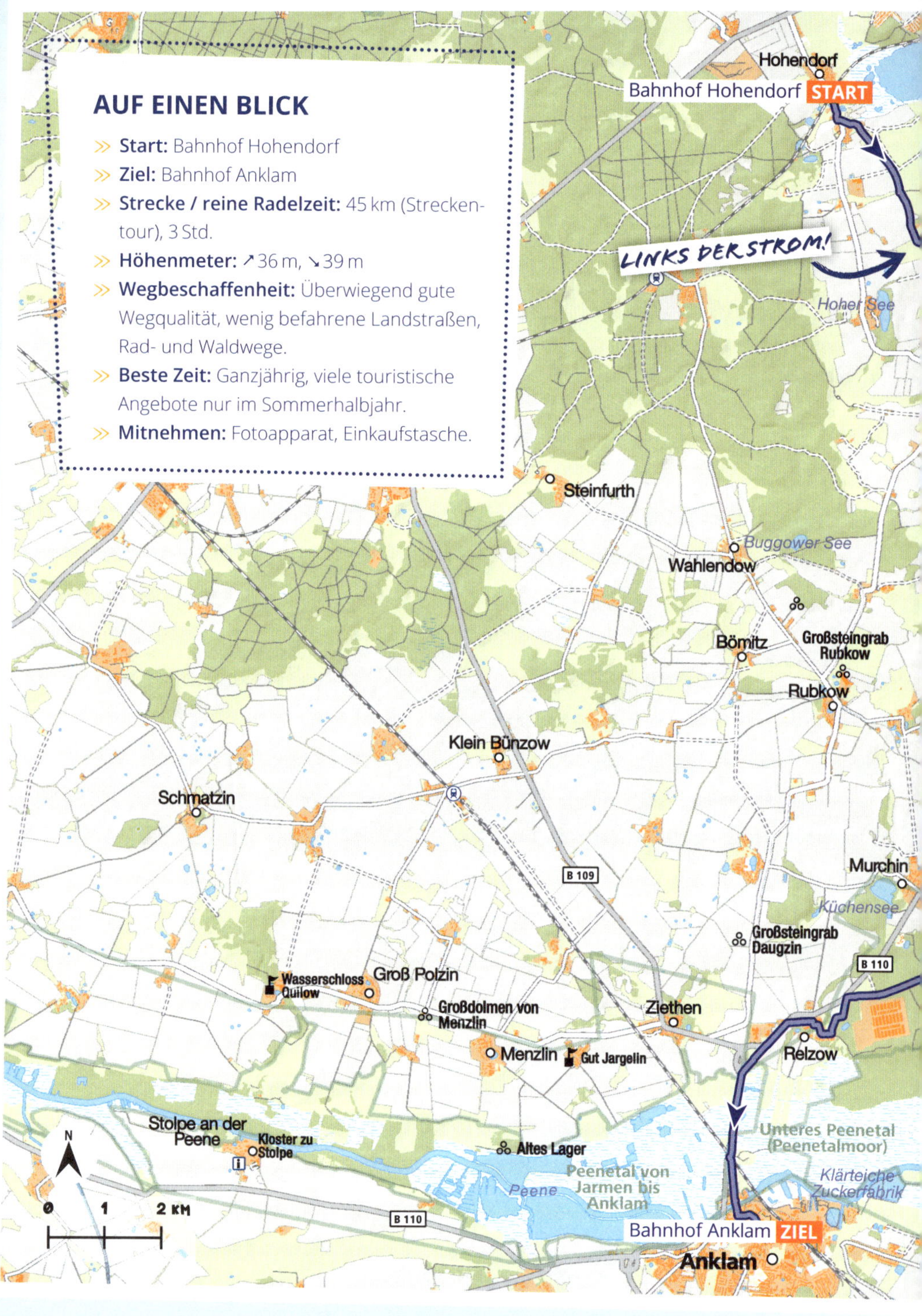
AUF EINEN BLICK
» Start: Bahnhof Hohendorf
» Ziel: Bahnhof Anklam
» Strecke / reine Radelzeit: 45 km (Streckentour), 3 Std.
» Höhenmeter: ↗ 36 m, ↘ 39 m
» Wegbeschaffenheit: Überwiegend gute Wegqualität, wenig befahrene Landstraßen, Rad- und Waldwege.
» Beste Zeit: Ganzjährig, viele touristische Angebote nur im Sommerhalbjahr.
» Mitnehmen: Fotoapparat, Einkaufstasche.
Hohendorf
Bahnhof Hohendorf START
LINKS DER STROM!
Hoher See
Steinfurth
Buggower See
Wahlendow
Bömitz
Großsteingrab Rubkow
Rubkow
Klein Bünzow
Schmatzin
B 109
Murchin
Küchensee
Großsteingrab Daugzin
B 110
Wasserschloss Quilow
Groß Polzin
Großdolmen von Menzlin
Ziethen
Relzow
Menzlin
Gut Jargelin
Stolpe an der Peene
Kloster zu Stolpe
Altes Lager
Unteres Peenetal (Peenetalmoor)
Peenetal von Jarmen bis Anklam
Peene
Klärteiche Zuckerfabrik
N
0
1
2 KM
B 110
Bahnhof Anklam ZIEL
Anklam

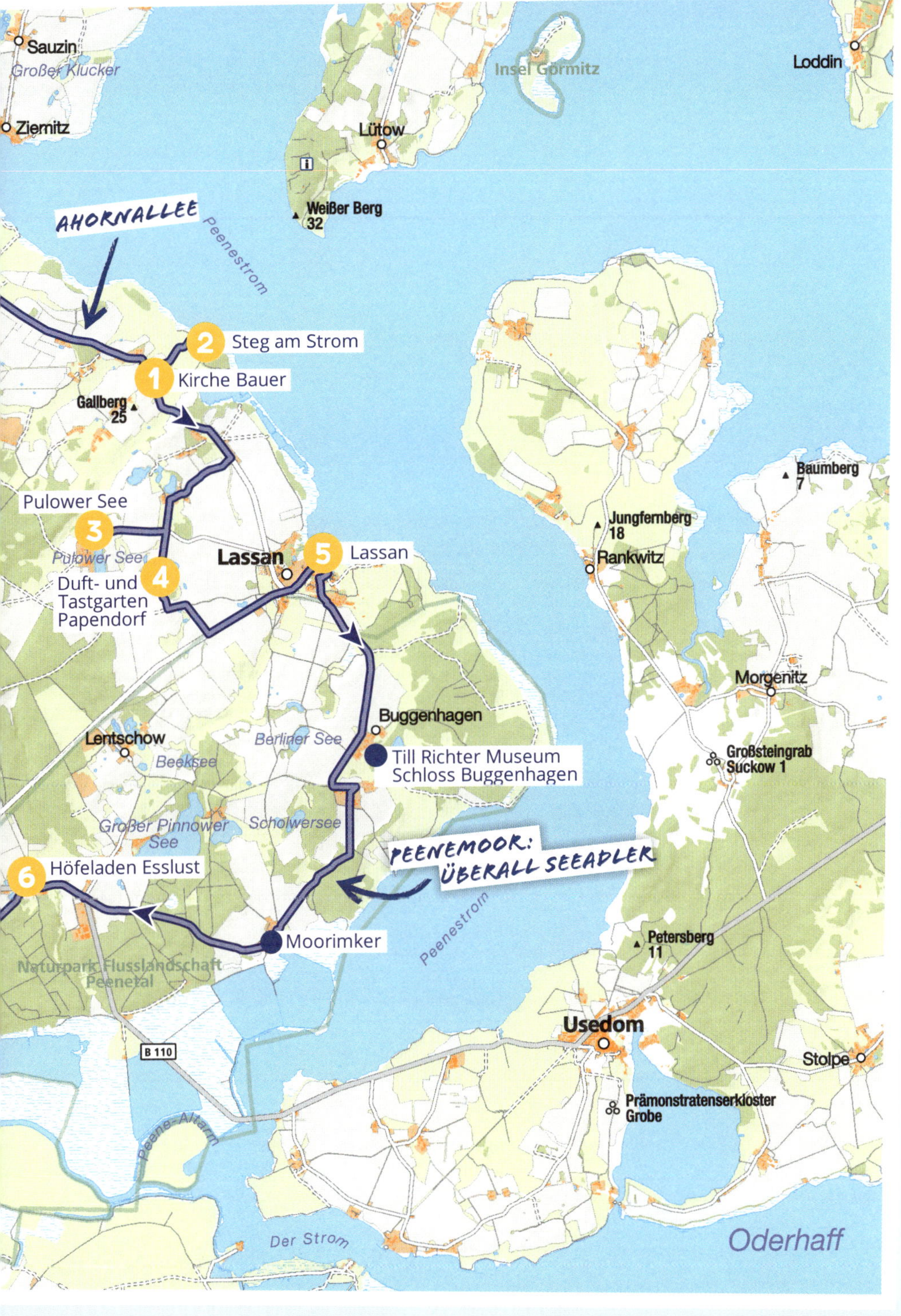

Sauzin
Großer Klucker
Ziemitz
Lütow
Insel Görmitz
Loddin
Weißer Berg
32
AHORNALLEE
Peenestrom
Steg am Strom
Kirche Bauer
Gallberg
25
Pulower See
Pulower See
Duft- und
Tastgarten
Papendorf
Lassan
Lassan
Baumberg
7
Jungfernberg
18
Rankwitz
Morgenitz
Buggenhagen
Till Richter Museum
Schloss Buggenhagen
Lentschow
Berliner See
Beeksee
Großsteingrab
Suckow 1
Großer Pinnower
See
Scholwersee
PEENEMOOR:
ÜBERALL SEEADLER
Höfeladen Esslust
Moorimker
Peenestrom
Petersberg
11
Naturpark Flusslandschaft
Peenetal
Usedom
B 110
Stolpe
Prämonstratenserkloster
Grobe
Peene-Altarm
Der Strom
Oderhaff

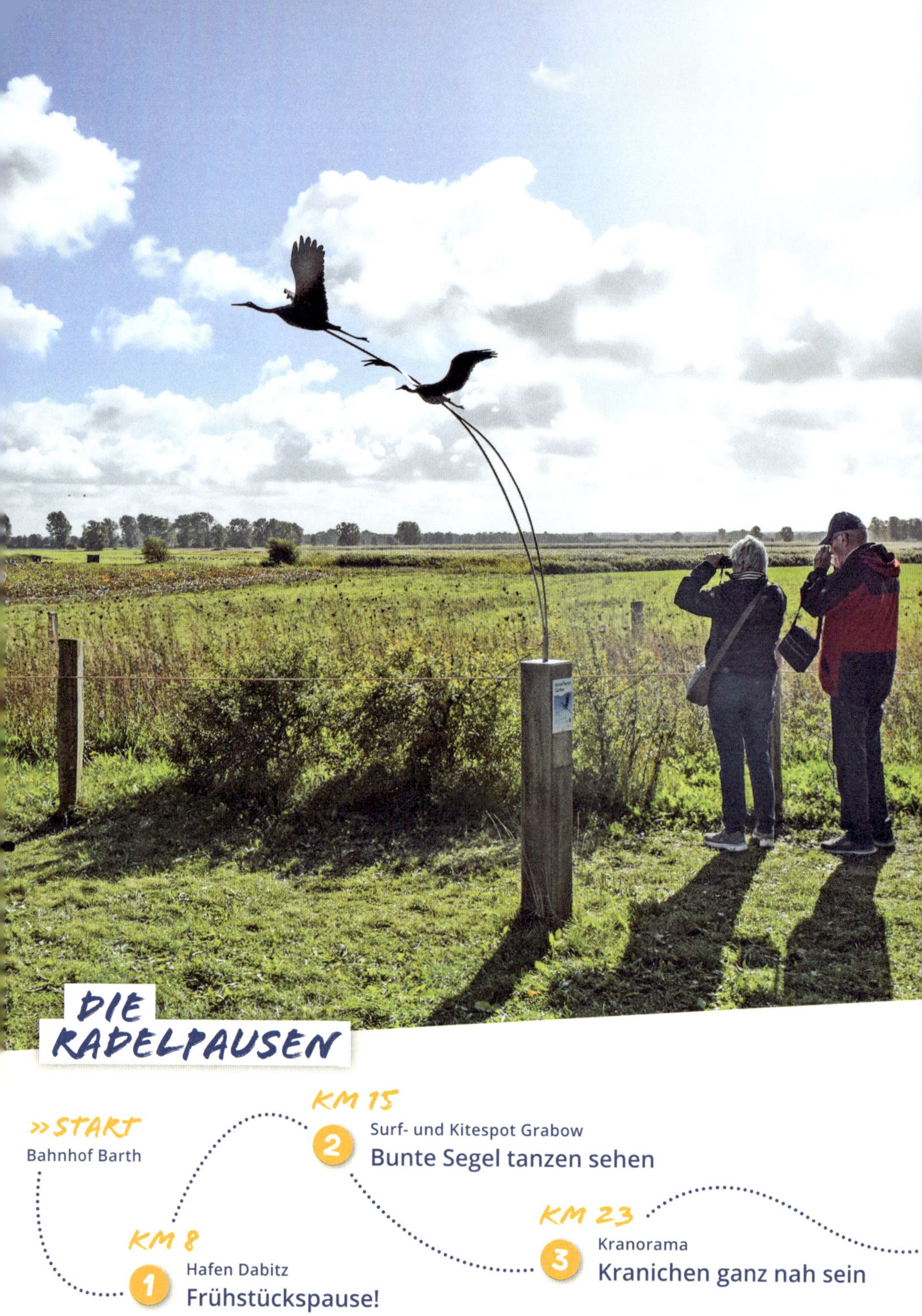

DIE RADELPAUSEN

» START
Bahnhof Barth

KM 8
1 Hafen Dabitz
Frühstückspause!

KM 15
2 Surf- und Kitespot Grabow
Bunte Segel tanzen sehen

KM 23
3 Kranorama
Kranichen ganz nah sein

17

KRANICHE AM HIMMEL

Von Barth nach Stralsund

Jedes Jahr im Herbst sammeln sich tausende Kraniche an der Küste von Mecklenburg-Vorpommern, bevor sie in ihre Winterquartiere in den Süden fliegen. Der beste Zeitpunkt für eine Tour im Süden der Darß-Zingster Boddenkette.

KM 28
4
Kranichinformationszentrum
Stöbern und shoppen
KM 35
5
Sundblick
Drachen im Wind
KM 37
6
Eiseck Damitz
Bestes Eis der Region
KM 47 » ZIEL
Hauptbahnhof Stralsund

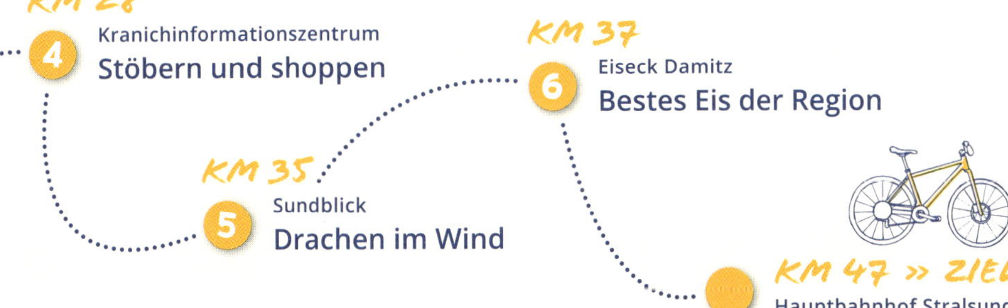

IMMER AN DER KÜSTE ENTLANG

In Barth fährt man vorbei an der Innenstadt, wirft einen Blick auf den Hafen und den alten Speicher, und dann geht es auch schon raus, immer an der Küste entlang, bis zum **Hafen Dabitz**. Schon auf diesem ersten Teilstück hört man die sehnsuchtsvollen Rufe der Kraniche, die in kleineren Gruppen oben am Himmel ziehen. Dort jagen sich auch die Wolken und werfen im hellen Sonnenlicht Schatten auf den Weg. Auf dem Bodden bilden sich Schaumkronen und die Surfer vor dem **Surf- und Kitespot Grabow** haben ganz schön zu kämpfen, ihre Segel im Wind zu halten.

DER SCHÖNSTE MOMENT: WENN IM HERBST ÜBER DEM ABGEERNTETEN FELD AM SUNDBLICK DIE DRACHEN TANZEN

Nach vielen Kilometern auf dem Deich, vorbei an weiten Schilflandschaften, mit Blick auf den Bodden und den Zingst, Windböen und Sonne ausgesetzt, taucht man etwa einen Kilometer hinter dem Surf- und Kitespot plötzlich wie durch einen grünen Vorhang in einen kleinen Wald ein. Wie eine andere Welt wirkt der kleine lichte Laubwald. Durch die Blätter dringt das Sonnenlicht und zeichnet Muster auf den Waldboden.

Etwa einen halben Kilometer, und da ist sie wieder, die weite Boddenlandschaft. Hunderte Schwäne schwimmen in einer kleinen Bucht am Ufer, und auf den Wiesen hinter dem Deich Gänse und Silberreiher. Große Ansammlungen von Gänsen und Kranichen sieht man dann am **Kranorama,** und Kraniche begleiten die weitere Reise, immer wieder ziehen Schwärme oben am Himmel.

Nach dem Stopp im **Kranichinformationszentrum** Groß Mohrdorf, auf dessen Kirchturm golden kein Kranich, sondern ein gewöhnlicher Wetterhahn in der Sonne leuchtet, fährt man weiter nach Hohendorf und Klausdorf, jetzt ein Stück von der Küste entfernt. Das letzte Wegstück durch Wald. Aber schon in Klausdorf ist wieder Wasser in Sicht, nun ist es der Strelasund, auf den man vom **Sundblick** eine ganz besonders schöne Sicht hat.

Weiter, immer weiter am Sund entlang, ein Stopp im **Eiseck Damitz**, dann gehts durch die Dörfer bis Parow. Den Rest der Strecke auf einem kurvigen Weg mit zunehmender Bebauung bleibt der Sund bis nach Stralsund wieder fest im Blick. «

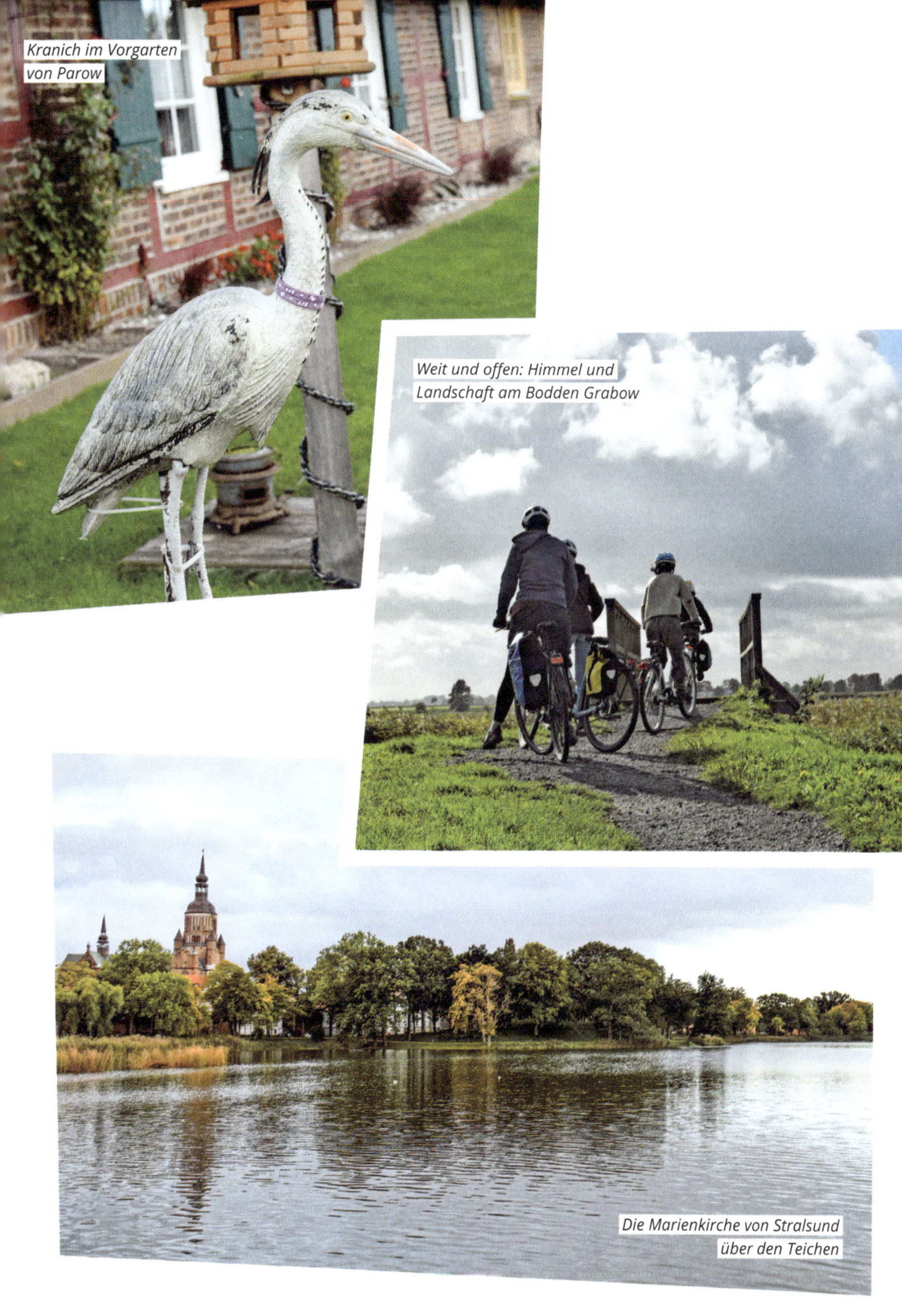

Kranich im Vorgarten von Parow

Weit und offen: Himmel und Landschaft am Bodden Grabow

Die Marienkirche von Stralsund über den Teichen

RADELN & GENIEßEN

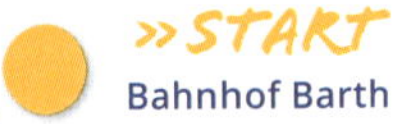

»START

Bahnhof Barth

Über den Reifergang zum Hafen, am Speicher Barth rechts abbiegen auf den Trebin und dann nach Barth-Glöwitz. Hinter dem Ort links Richtung Hafen Dabitz abbiegen.

KM 8

Hafen Dabitz

1 Frühstückspause!

Der Matjes liegt in großen weißen Plastikeimern bereit, die Kisten mit Limonade sind voll bestückt. Auf der Terrasse des Bistros am Hafen von Dabitz (www.hafen-dabitz.de) kann man eine kleine Pause einlegen. Es gibt Soljanka, Bauernfrühstück, Matjes, dazu Limo und einen Kaffee. Wenn der Bistro-Betreiber über das Hafengelände skatet, herrscht ein Hauch von Großstadtatmosphäre. Er versichert, dass dieser Teil des Küstenradwegs der schönste von allen sei. Der Hafen selbst kommt dann mit seinen Stegen, den kleinen Booten, die in den Wellen schaukeln, und der großen rot-weißen ehemaligen Ansteuerungstonne wesentlich traditioneller rüber.

Von Dabitz aus geht es südlich, einmal überquert man eine Brücke an einem Schöpfwerk und folgt im Wesentlichen dem Weg möglichst dicht an der Küste bis zum Surf- und Kitespot.

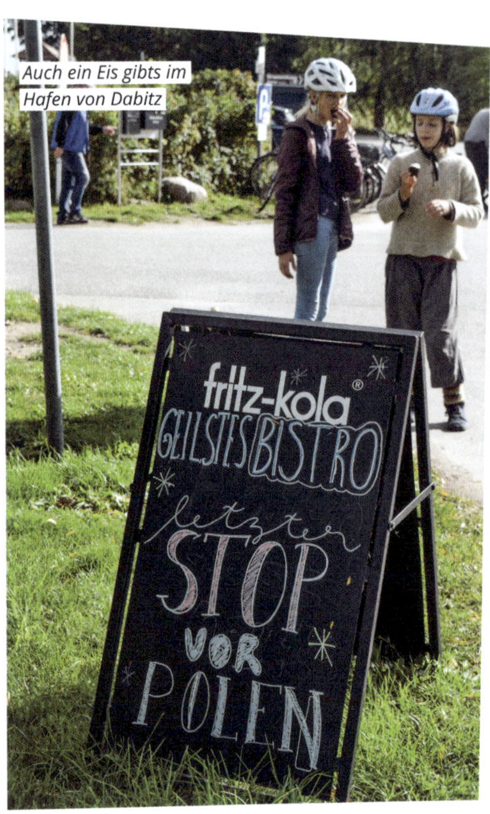

Auch ein Eis gibts im Hafen von Dabitz

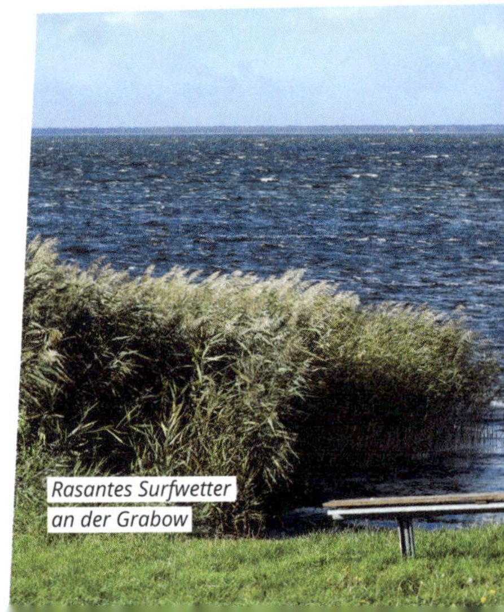

Rasantes Surfwetter an der Grabow

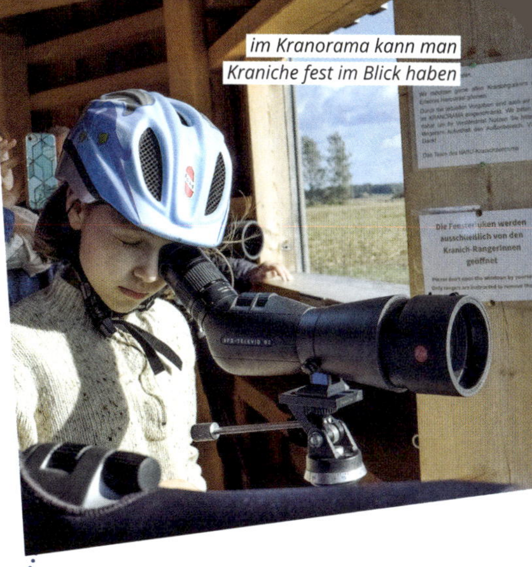

im Kranorama kann man Kraniche fest im Blick haben

KM 15

2

Surf- und Kitespot Grabow

Bunte Segel tanzen sehen

Schon von Weitem sieht man bunte Segel, zwei Frauen halten das Surfsegel immer wieder in den böigen Wind, surfen ein langes Stück, schaffen eine Wende und kippen dann zur Seite, ins Wasser. Dann geht es weiter, Segel aufrichten, auf ein Neues. Der kleine Strand am Süden des Grabower Boddens ist ein beliebter Surf- und Kitespot. Hier kann man eine Weile den Surfern zusehen oder am kleinen Sandstrand, der sich im Schilfufer öffnet, selbst baden. Gegenüber sieht man das Ufer der Halbinsel Zingst.

Dem Küstenverlauf weiter bis Nisdorf folgen, dann rechts abbiegen nach Altenpleen. Dort wieder rechts. Bis zum ausgeschilderten Abzweig zum Kranorama, das man auch von der Straße schon sehen kann, fährt man etwa einen Kilometer ohne Radweg auf der Landstraße.

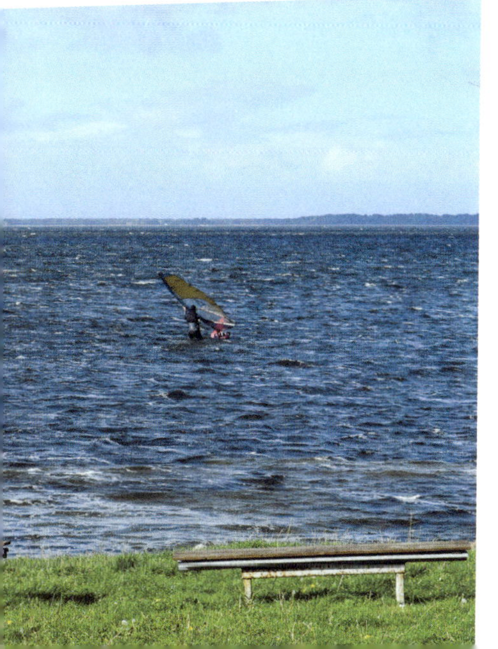

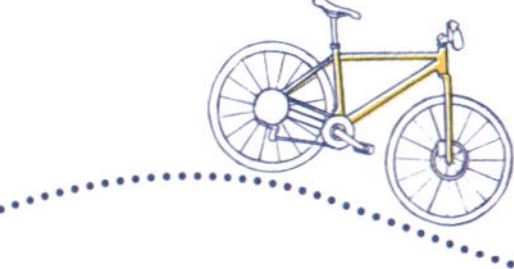

KM 23

3

Kranorama

Kranichen ganz nah sein

Schon auf dem Weg zum Kranorama hört man die lauten, irgendwie sehnsuchtsvoll klingenden Rufe der Kraniche. Das Kranichzentrum hat hier am Günzer See eine Ablenkfütterung eingerichtet, hier werden Tausende Kraniche, die sich im Herbst und Frühjahr in den Flachwasserbereichen rund um die Halbinsel Fischland-Darß-Zingst treffen, gefüttert, damit sie den Bauern nicht ihre Ernte wegfressen. Das hat den Nebeneffekt, dass man die Tiere von Mitte September bis Mitte Oktober hier besonders gut beobachten kann. Im Kranorama gibt es Spektive, die durch die Aussichtsluken hindurch benutzt werden können, und Ranger, die kompetent und freundlich alles rund um die Kraniche und ihr Zugverhalten erzählen können.

Es geht zurück bis Altenpleen und der Landstraße folgend bis nach Groß Mohrdorf.

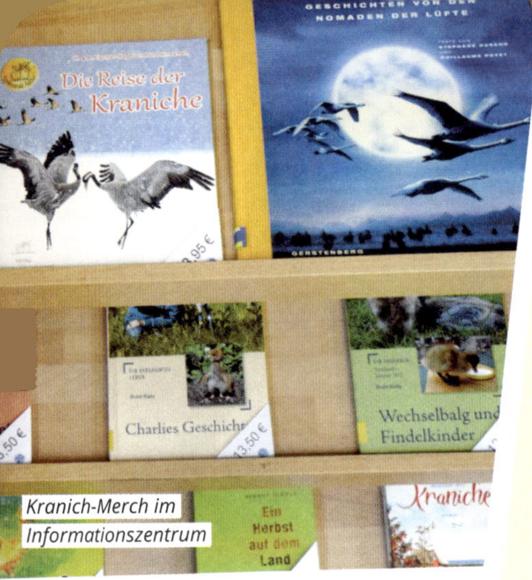

Kranich-Merch im Informationszentrum

KM 28

Kranichinformationszentrum

Stöbern und shoppen

Hier bekommt man Flyer mit den besten Beobachtungsplätzen, Bücher und alles für Kranich-Fans: Kranich-Tassen, Kranich-T-Shirts, Kranich-Anstecker und Kranich-Aufkleber. Man kann in ein Gespräch mit Kranich-Expertinnen einsteigen, einen Film über das Leben der Kraniche anschauen, erfährt etwas über Flugrouten, Brut- und Sozialverhalten der Kraniche, ihren Schutz und ihre Bedrohung. Im Zentrum »fliegen« unzählige Origami-Kraniche an der Decke, zwei ausgestopfte Kraniche stehen in einem Schaukasten. Vom Informationszentrum aus starten auch Exkursionen (Informationen dazu unter www.kraniche.de).

Von Groß Mohrdorf weiter nach Hohendorf und dort in den Klausdorfer Weg abbiegen und bis nach Klausdorf weiterfahren. In Klausdorf über den kleinen Prohner Landweg dicht am Wasser. Nach etwa eineinhalb Kilometern hinter Klausdorf rechts nach einem Aussichtspunkt über den Sund Ausschau halten.

KM 35

Sundblick

Drachen im Wind

Kranichsaison ist auch Windsaison, und auf dem abgeernteten Feld hinter dem Aussichtspunkt fliegen im Herbst oft bunte Drachen. Die Aussicht von der hölzernen Plattform über die Weite des Strelasunds ist wunderschön: Das Schilf wogt, der Strelasund schimmert blau, darauf dümpeln weiße Schwäne, und auf der anderen Seite liegt schon das Ufer von Rügen. Alleine diese Sicht ist ein Argument für ein kleines Picknick oder auch nur eine kurze Verschnaufpause auf den beiden Bänken der leicht erhöhten Plattform.

Weiter am Sund entlang, vorbei am Anglerhafen bis Klein Damitz.

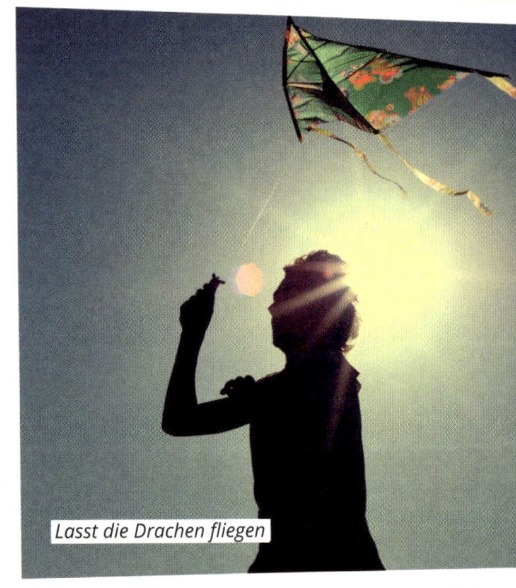
Lasst die Drachen fliegen

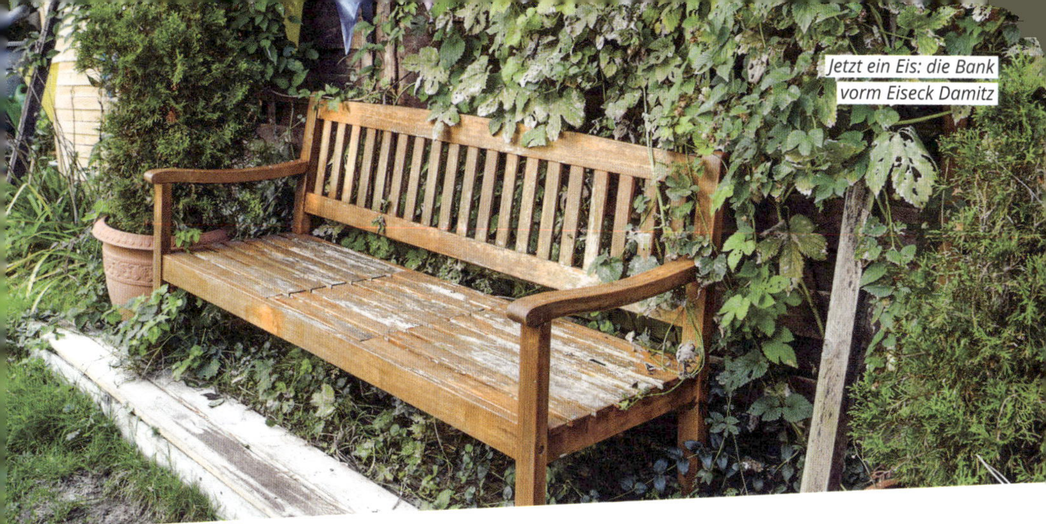

Jetzt ein Eis: die Bank vorm Eiseck Damitz

KM 37

6 Eiseck Damitz

Bestes Eis der Region

Von Ostern bis Anfang Oktober verkaufen die Hoenickes Donnerstag bis Sonntag im Eiseck selbst gemachtes Eis. Milcheis, Fruchtsorbets, veganes Eis, Schoko, Himbeere, Stracciatella. 2022 wurde ihr Eis von den Leserinnen und Lesern der »Ostsee-Zeitung« zum besten der Region Stralsund gekürt. Rund um den Eiswagen kann man sich mit der Waffel dann an einen der Tische oder auf eine Bank auf dem Gartengelände setzen. Und Kinder können nach der Kugel Eis noch eine eigene Kugel im Mini-Sand-Eisladen kreieren.

Von Klein Damitz führt der Weg über Groß Damitz von der Küste weg. Trifft man auf die Landstraße, links auf den Fahrradweg einbiegen und bei nächster Gelegenheit rechts nach Parow abbiegen, dort am Hafen rechts in den Sundweg und direkt am Sund kurz vor dem Stralsunder Hafen in den Fährwall einbiegen. Am Theater vorbei, am Kreisverkehr in den Knieperwall biegen und rechts die Fußgängerbrücke über den Knieper Teich nehmen, links in den Jungfernstieg einbiegen, der geradewegs zum Bahnhof führt.

EXTRA INFOS:

Im ● **Café Gärtnerei am Gutshof Parow** gegen Ende der Tour (siehe auch Tour 9, Seite 101) gibt es regionale Lebensmittel, einen Schaugarten und sehr guten Kaffee und Kuchen.

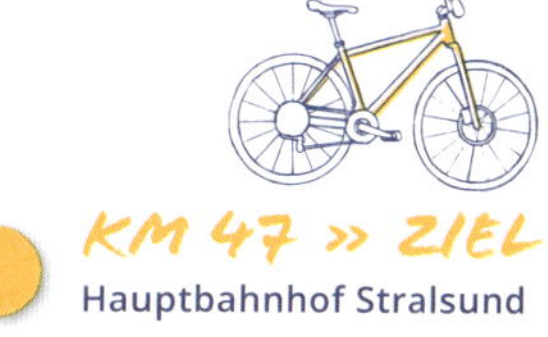

KM 47 » ZIEL

Hauptbahnhof Stralsund

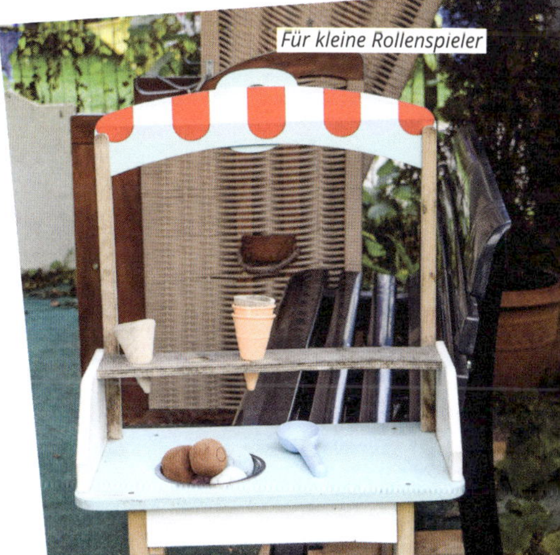

Für kleine Rollenspieler

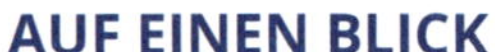

AUF EINEN BLICK

- **Start:** Bahnhof Barth
- **Ziel:** Hauptbahnhof Stralsund
- **Strecke / reine Radelzeit:** 47 km (Streckentour), 3 Std. 15
- **Höhenmeter:** ↗28 m, ↘25 m
- **Wegbeschaffenheit:** Ausschließlich gute Wege, wenig befahrene Landstraßen und Radwege.
- **Beste Zeit:** Kranichsaison ist von Mitte September bis Mitte Oktober.
- **Mitnehmen:** Landkarte oder passende App zur Orientierung, Fernglas.
- **Achtung:** Bei starkem Ostwind ist es wegen fehlendem Windschutz sinnvoll, die Strecke andersrum zu fahren und in Stralsund zu starten!

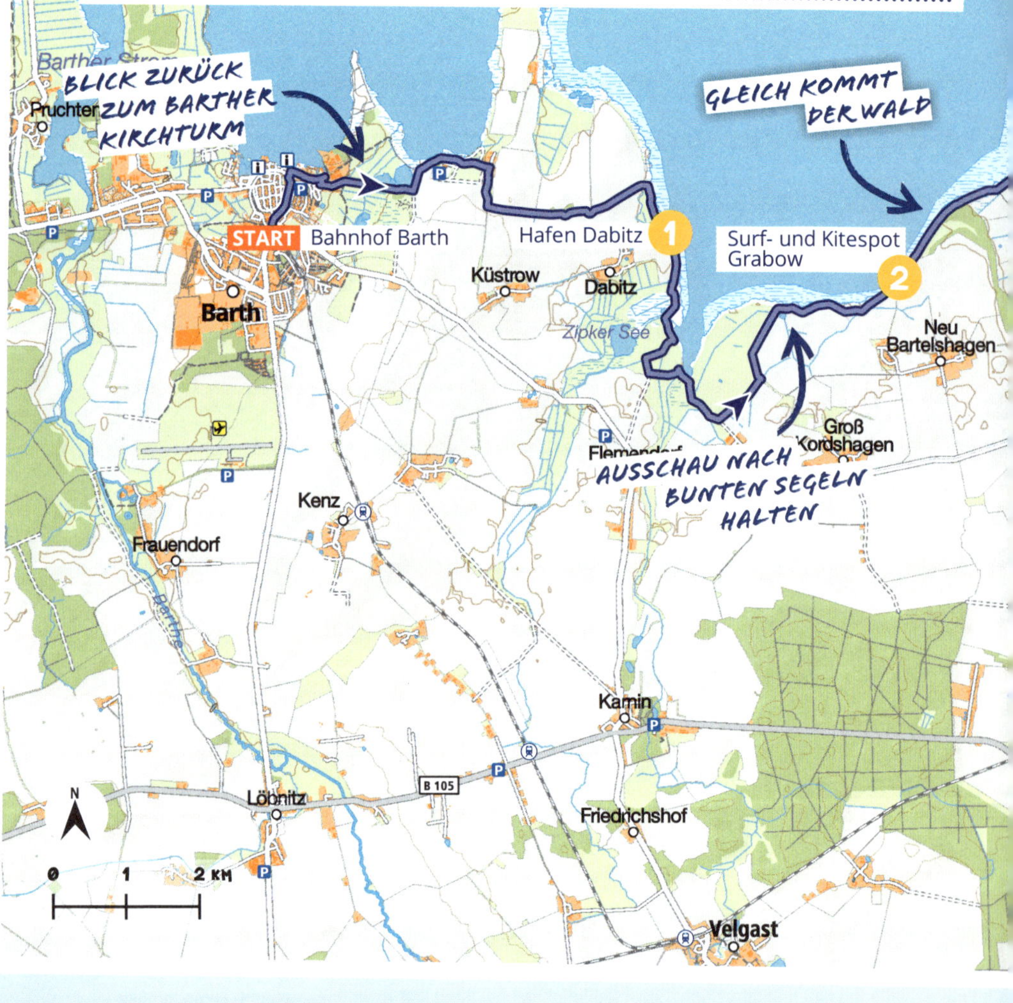

BLICK ZURÜCK ZUM BARTHER KIRCHTURM

GLEICH KOMMT DER WALD

START Bahnhof Barth

Hafen Dabitz 1

Surf- und Kitespot Grabow 2

AUSSCHAU NACH BUNTEN SEGELN HALTEN

Barther Strom
Pruchten
Barth
Küstrow
Dabitz
Zipker See
Neu Bartelshagen
Groß Kordshagen
Flemendorf
Kenz
Frauendorf
Barthe
Kamin
B 105
Löbnitz
Friedrichshof
Velgast
N
0 1 2 KM

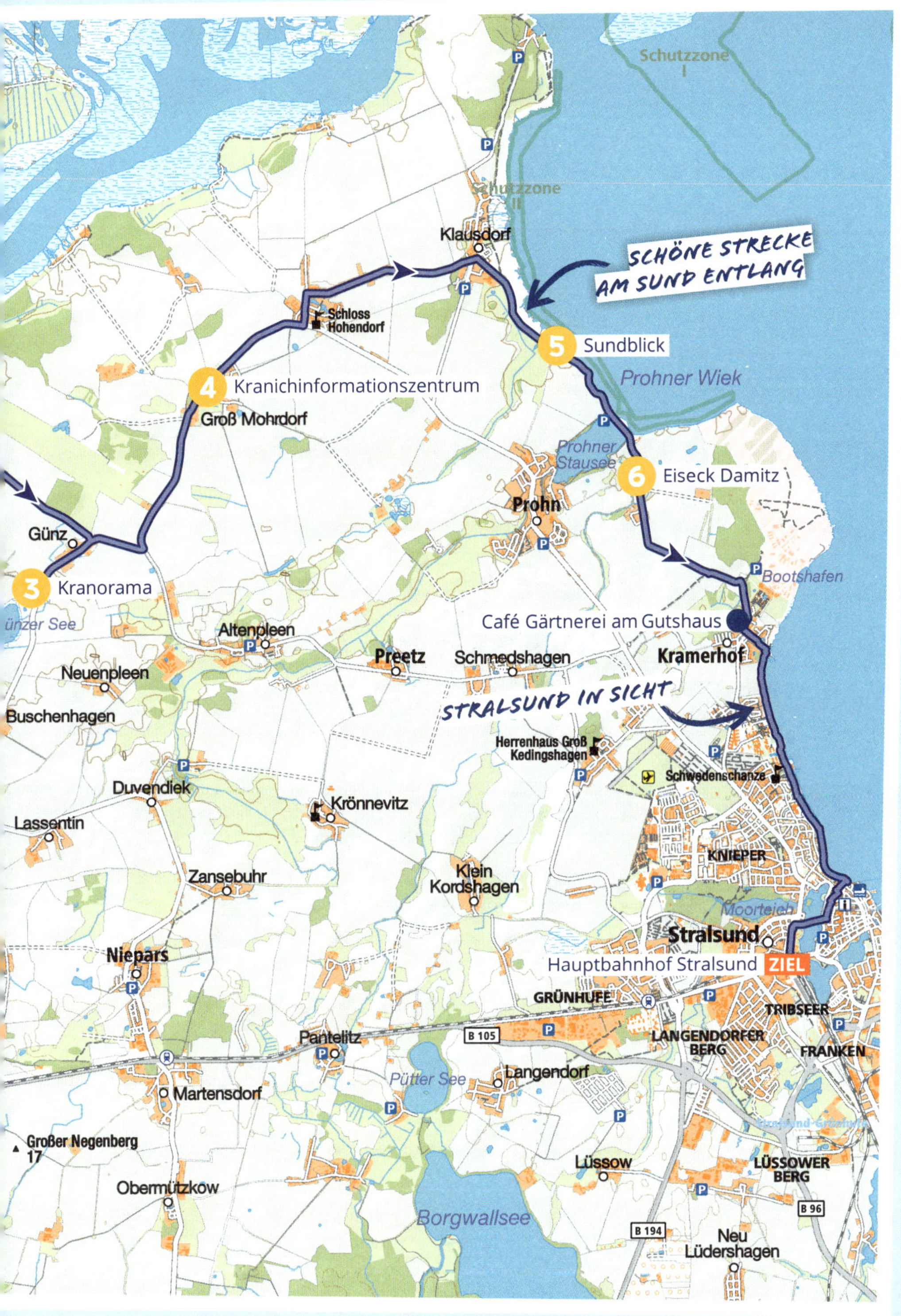
Schutzzone I
Schutzzone II
Klausdorf
SCHÖNE STRECKE AM SUND ENTLANG
Schloss Hohendorf
5 Sundblick
Prohner Wiek
4 Kranichinformationszentrum
Groß Mohrdorf
Prohner Stausee
6 Eiseck Damitz
Prohn
Günz
3 Kranorama
Bootshafen
Café Gärtnerei am Gutshaus
Altenpleen
Preetz
Schmedshagen
Kramerhof
Neuenpleen
Buschenhagen
STRALSUND IN SICHT
Herrenhaus Groß Kedingshagen
Schwedenschanze
Duvendiek
Krönnevitz
Lassentin
KNIEPER
Zansebuhr
Klein Kordshagen
Moorteich
Stralsund
Niepars
Hauptbahnhof Stralsund ZIEL
GRÜNHUFE
TRIBSEER
Pantelitz
B 105
LANGENDORFER BERG
FRANKEN
Pütter See
Langendorf
Martensdorf
Großer Negenberg 17
Lüssow
LÜSSOWER BERG
Obermützkow
Borgwallsee
B 96
B 194
Neu Lüdershagen

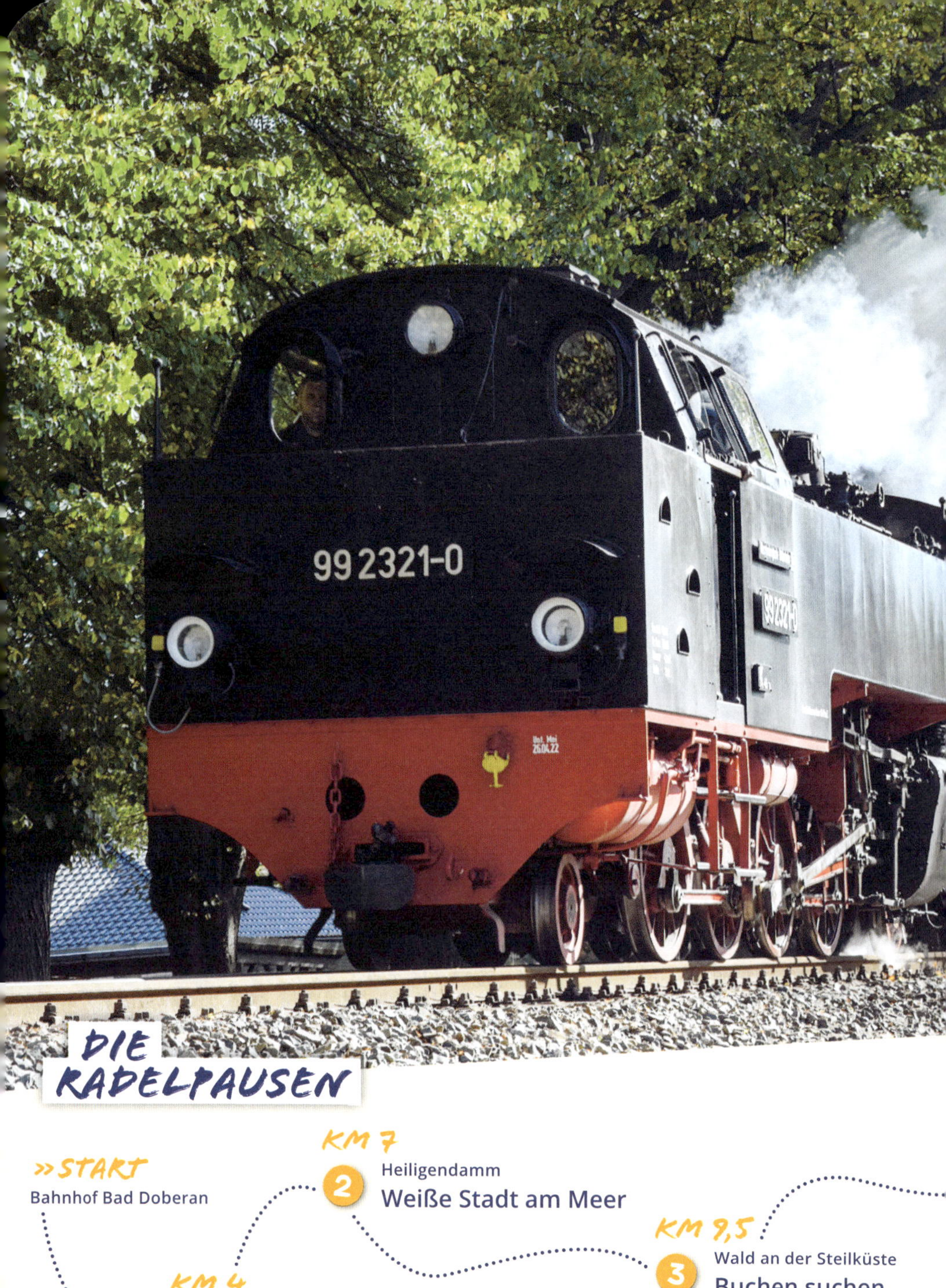

DIE RADELPAUSEN

» START
Bahnhof Bad Doberan

KM 4
1 Dampflokomotive Molli
Weiße Wolken

KM 7
2 Heiligendamm
Weiße Stadt am Meer

KM 9,5
3 Wald an der Steilküste
Buchen suchen

18

UNTER DEM PFEIFEN DER MOLLI

Rund um Bad Doberan

Diese Tour verläuft im Revier der historischen Dampflok Molli zwischen Bad Doberan, Heiligendamm und Kühlungsborn, zwischen Meer und Wald, Wiesen und Hügeln, Luxushotels und alten Bauernhäusern, Obstlehrpfaden und verwunschenen Gärten.

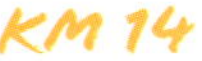

KM 14

4 Seebrücke Kühlungsborn
Raus aufs Meer

KM 18

5 Alte Büdnerei
Kuchen essen bei Pferd und Katze

KM 26

6 Obstlehrpfad
Schlauer werden und selbst ernten

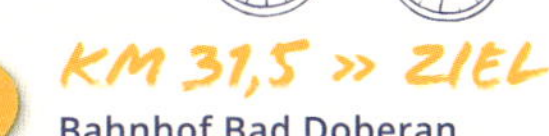

KM 31,5 » ZIEL

Bahnhof Bad Doberan

DIE ERSTE LOKOMOTIVE …

… kommt dampfend und pfeifend von hinten näher. Der eindrückliche Pfeifton der **Dampflokomotive Molli** liegt die ganze Tagestour über in der Luft und im Ohr. Schließlich radelt man bis Kühlungsborn nie weit entfernt von den Schienen der Eisenbahn. Die ersten sieben Kilometer bis nach Heiligendamm führen von Bad Doberan aus sogar fast die ganze Zeit an den Schienen entlang. Auf der einen Seite des Radwegs liegen die Bahnschienen, auf der anderen Seite Kuhweiden, Wiesen. Äcker und eine Galopprennbahn.

DER SCHÖNSTE MOMENT: AUF DER LEICHT KURVIGEN STRASSE RICHTUNG BRODSHAGEN BERGAB DURCH HÜGELIGE WIESEN ROLLEN

Nach einem Stopp in **Heiligendamm** geht es weiter, jetzt küstennah durch den Kleinen Wohld, einen Buchenwald mit berauschenden Ausblicken zwischen Bäumen aufs Wasser. Hier stehen **Buchen direkt über der Steilküste**. Kaum verlässt man den Wald, ist da wieder dieses Pfeifen – die Molli ist nicht weit. Je dichter man an Kühlungsborn herankommt, desto flacher wird die Küste. Am Strand unten liegen glatt geschliffene und -polierte Kieselsteine.

Nach **Kühlungsborn** kommt man so gut wie von selbst, über einen von Gebüsch umsäumten Sandweg, und erreicht dann den Jachthafen am Ostende des Ortes. Schieben auf der Promenade. Und dann bekommt man bei der Fahrt von der Seebrücke einen kleinen Eindruck von Kühlungsborn. Nach einer ausgedehnten Pause mit Blick auf die Kühlung im Hof der **Alten Büdnerei** geht es weiter, jetzt zurück nach Bad Doberan.

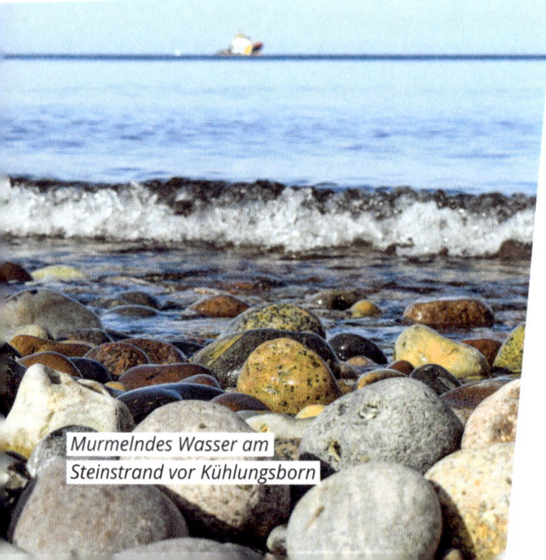

Murmelndes Wasser am Steinstrand vor Kühlungsborn

Der schönste Teil dieses Streckenabschnitts beginnt nach Steffenshagen, wenn man von der Landstraße auf quasi unbefahrene, schmale Nebenstraßen und Radwege abbiegt, gesäumt von Obstbäumen und den Schautafeln des **Obstlehrpfads**. Die Landschaft ist leicht hügelig, der Weg gewunden. Zum Ende der Tour, bevor man schließlich Bad Doberan erreicht, fährt man sogar noch einmal durch Wald, den Kellerswald im Westen der Stadt. In Bahnhofsnähe plötzlich ein Pfeifen – da ist sie wieder, die Molli. «

RADELN & GENIEẞEN

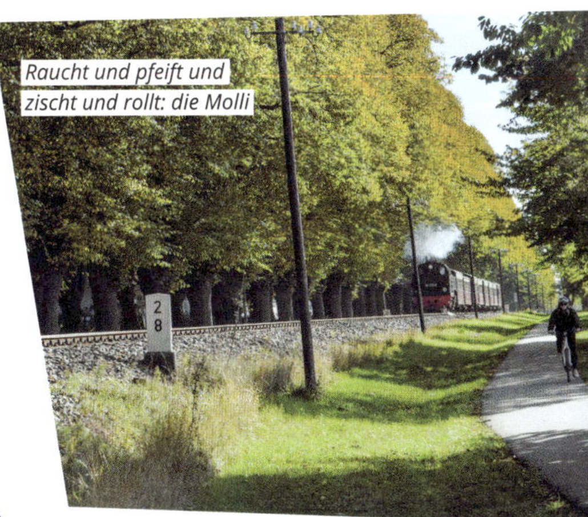

Raucht und pfeift und zischt und rollt: die Molli

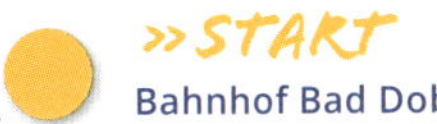

» START

Bahnhof Bad Doberan

Auf der Bahnhofstraße nach Norden, links in die Dr.-Leber-Straße, rechts in die Bergstraße, weiter in die Marktstraße, am Markt rechts in die Straße Am Markt, dann links in die Goethestraße und links in die Dammchaussee. Dieser dann aus der Stadt heraus folgen, immer neben den Schienen der Molli.

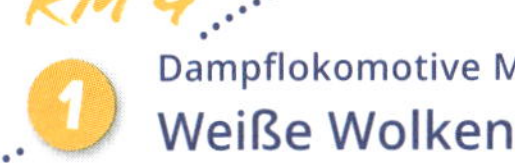

KM 4

1 **Dampflokomotive Molli**

Weiße Wolken

Lautes Pfeifen kündigt die Bäderbahn Molli schon von Weitem an. Sie ist das perfekte Fotomodell: Wie im Bilderbuch sieht es aus, wenn die schwarze Lokomotive mit den rot lackierten Wagen anrollt und der weiße Dampf aus dem Schornstein pufft. Sechs Dampflokomotiven fahren zwischen Bad Doberan, Heiligendamm und Kühlungsborn auf 15 Kilometern Schmalspurschienen und brauchen etwa 40 Minuten für die einfache Fahrt. Die erste Bahn fuhr hier 1886. Fun Fact: Beim G8-Gipfel 2007 in Heiligendamm konnten die Pressevertreter ausschließlich mit der Molli zum Gipfel anreisen. Weil der erste Teil der Strecke parallel zu den Bahngleisen führt, hat man gute Chancen, von einer Molli überholt zu werden. Wenn man das Pfeifen hört, muss man einfach nur schnell genug absteigen und die Kamera bereithalten.

Bis Heiligendamm fährt man parallel zu den Molli-Schienen und biegt dann am Kurpark in die Seedeichstraße ein, die direkt zum Strand führt.

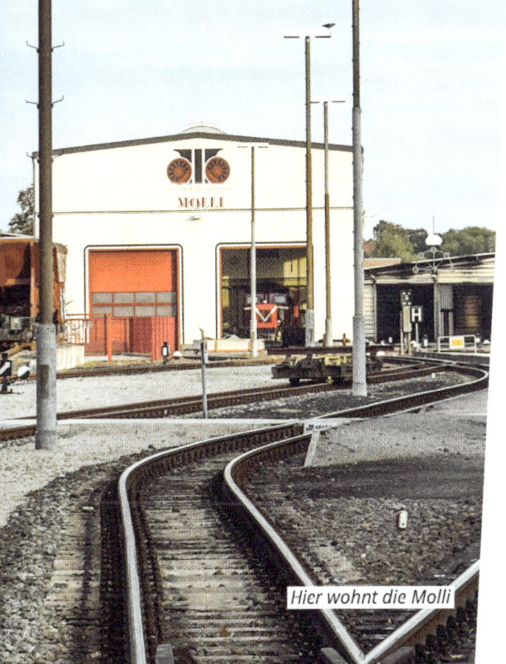

Hier wohnt die Molli

KM 7

2

Heiligendamm

Weiße Stadt am Meer

Heiligendamm besteht in erster Linie aus dem Grand Hotel, einem Luxushotel, und aus den weißen Villen, die entlang der Strandpromenade stehen. Hubschrauberplatz, englischer Rasen, Gärtner und Limousinen vor der Tür. Das ganze Hotelgelände ist abgesperrt, und auch der Zugang zum Strand ist hier nicht möglich. Hinein dürfen nur die Gäste, die anderen rütteln am Zaun. Das ist zwar ein merkwürdiges Gefühl, aber abseits der Nobelkulisse gelangt man an den Strand. Und sieht endlich das Meer! Zeit für einen kleinen Strandspaziergang, Muscheln sammeln oder ein Eis an der Coco Eismilchbar, am östlichen Ende von Heiligendamm (www.coco-eismilchbar.de). Schön ist es auch in dem kleinen Kurpark, östlich des abgesperrten Bereichs. Wenn man neugierig ist und unbedingt hineinwill: Es gibt Führungen über das Gelände (doberan-heiligendamm.de) Wer immer noch einen Grund sucht, um nach Heiligendamm zu fahren: Heiligendamm gilt als erstes deutsches Seebad.

Vom Kinderstrand von Heiligendamm aus geht es westwärts, durch den Wald, immer entlang der Küste.

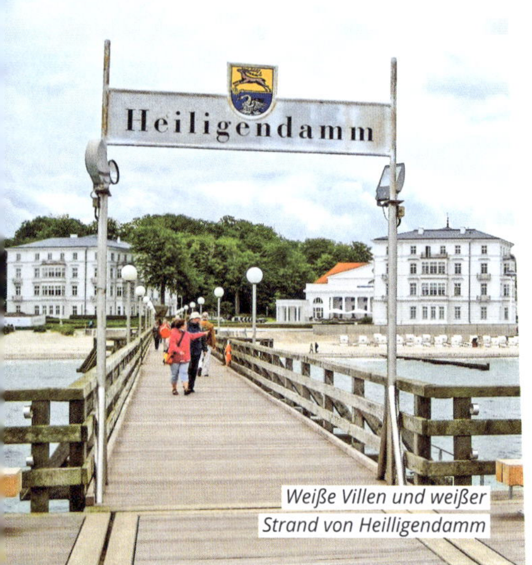

Weiße Villen und weißer Strand von Heilligendamm

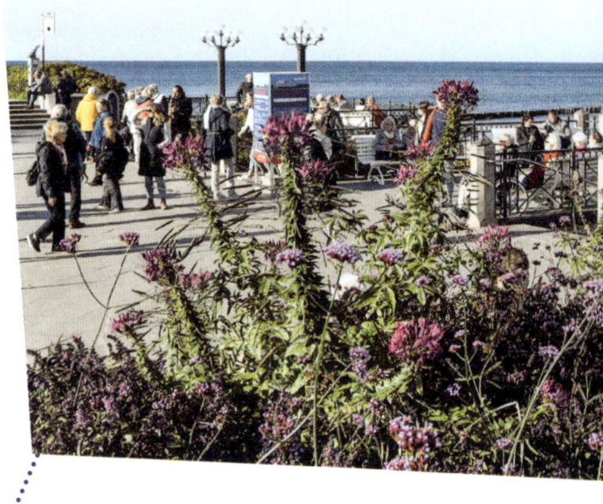

Sonnenstunden an der Seebrücke von Kühlungsborn

KM 9,5

3

Wald an der Steilküste

Buchen suchen

Dieser Wald verliert jedes Jahr ein paar Zentimeter an das Meer. Zwischen den wunderschönen alten Buchen mit ihren silbrigen Stämmen zu stehen und auf das Meer hinauszuschauen, hat einen ganz besonderen Zauber. Das Meer ist glatt und still, kein Wind weht, und die Sonne, die zwischen den Blättern hindurchscheint, hinterlässt wandernde Muster auf dem verdichteten Waldboden. Ein paar Möwen fliegen vorbei, und Blätter segeln langsam aus den Baumkronen hinunter an den Strand. Ein Baumstumpf lädt zum Klettern ein. Von hier oben ist der Ausblick noch ein bisschen weiter.

Weiter am Ufer entlang bis nach Kühlungsborn.

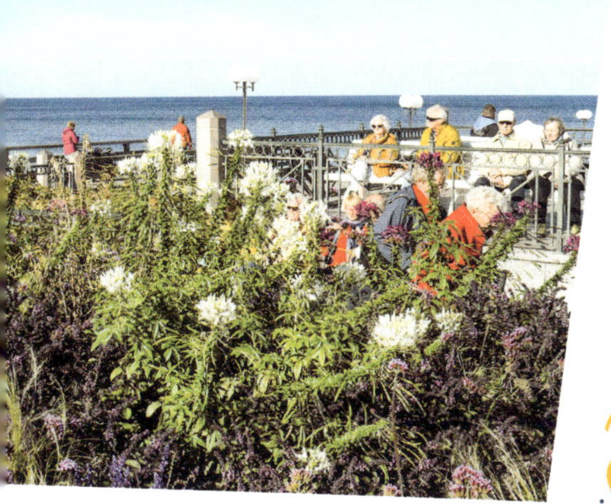

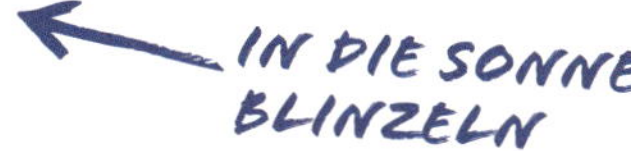

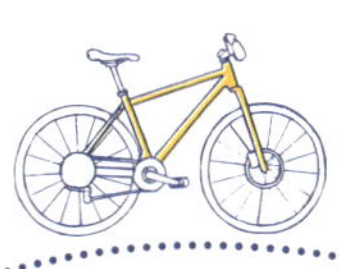

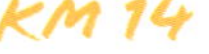

Seebrücke Kühlungsborn

Raus aufs Meer

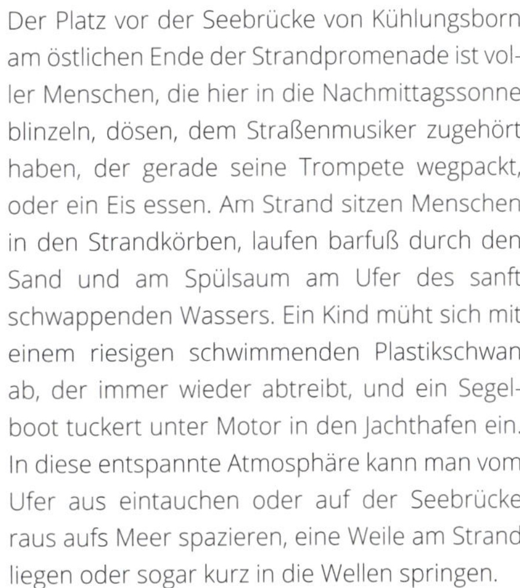

Der Platz vor der Seebrücke von Kühlungsborn am östlichen Ende der Strandpromenade ist voller Menschen, die hier in die Nachmittagssonne blinzeln, dösen, dem Straßenmusiker zugehört haben, der gerade seine Trompete wegpackt, oder ein Eis essen. Am Strand sitzen Menschen in den Strandkörben, laufen barfuß durch den Sand und am Spülsaum am Ufer des sanft schwappenden Wassers. Ein Kind müht sich mit einem riesigen schwimmenden Plastikschwan ab, der immer wieder abtreibt, und ein Segelboot tuckert unter Motor in den Jachthafen ein. In diese entspannte Atmosphäre kann man vom Ufer aus eintauchen oder auf der Seebrücke raus aufs Meer spazieren, eine Weile am Strand liegen oder sogar kurz in die Wellen springen.

An der Strandpromenade links und dann durch die Karl-Risch-Straße stadtauswärts, links in die Ulmenstraße, am Kreisverkehr rechts in die Cubanzestraße, links in die Straße am Achtersteig, am Kreisverkehr die erste Ausfahrt nehmen und schließlich links in den Pfarrweg einbiegen. Rechts liegt dann die Alte Büdnerei.

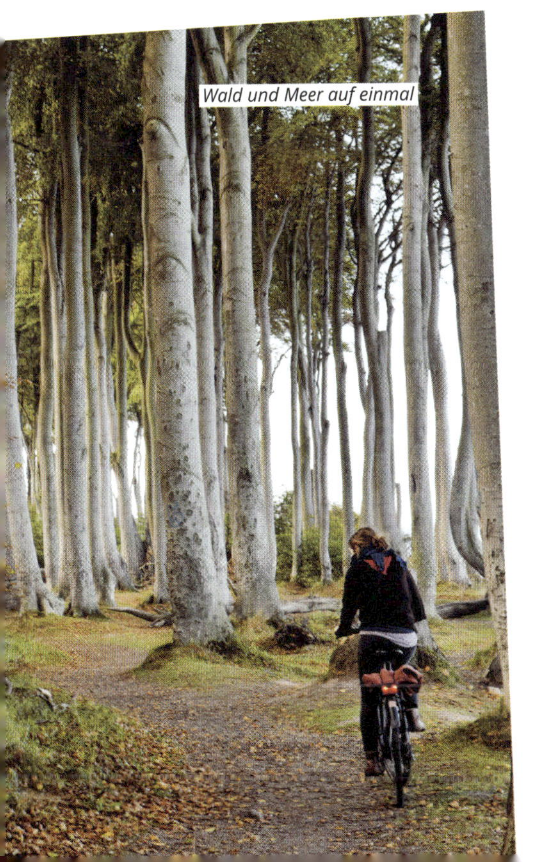

Wald und Meer auf einmal

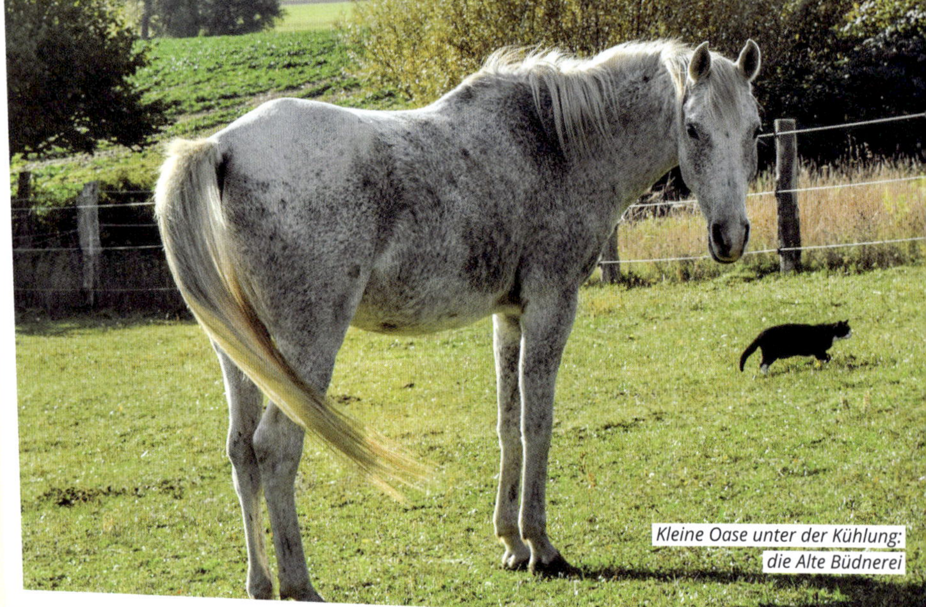

Kleine Oase unter der Kühlung: die Alte Büdnerei

KM 18

5 Alte Büdnerei

Kuchen essen bei Pferd und Katze

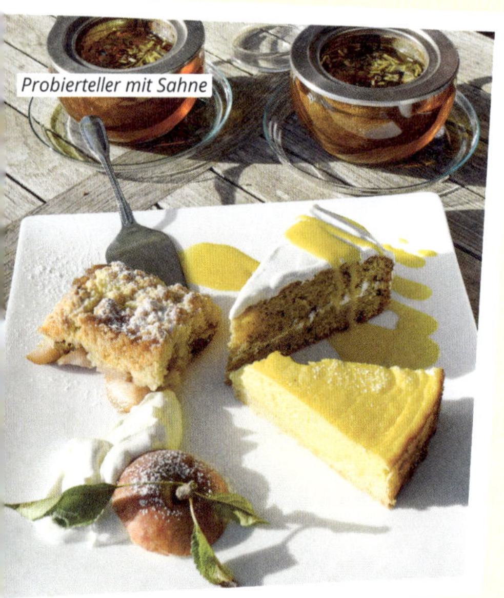

Probierteller mit Sahne

Kaum mehr als einen Kilometer vom Ort entfernt hat man das Gefühl, in einer anderen Welt zu sein. Im Hof der Alten Büdnerei stehen Pferde auf der Koppel, eine Schubkarre mit Mist steht in der Gegend herum, und ein schwarzer Kater fängt die Gäste oft schon auf dem Parkplatz ab, um eine Runde gestreichelt zu werden. Wildblumen im Gras, hölzerne Tische und Stühle, die verstreut auf dem Hof herumstehen und je nach Bedarf Schatten- oder Sonnenplätze zur Verfügung stellen. Über den Wiesen zieht sich die Kühlung, ein kleiner Höhenzug, der Kühlungsborn seinen Namen gegeben hat. In der Alten Büdnerei gibt es täglich Herzhaftes, aber vor allem auch selbst gebackenen Kuchen – wenn man sich nicht entscheiden kann, bestellt man am besten den Probierteller (www.altebuednerei.de).

Dem Pfarrweg folgen, der zur Kühlungsborner Straße wird, und rechts Richtung Steffenshagen abbiegen. Am Ende des lang gestreckten Ortes rechts Richtung Brodhagen.

KM 26

6 Obstlehrpfad

Schlauer werden und selbst ernten

Der Obstlehrpfad ist insgesamt zwölf Kilometer lang und zeigt 450 Obstsorten zwischen Steffenshagen, Brodhagen und Reddelich. Pflaumen, Kirschen, Mirabellen, unzählige Apfelsorten, Birnen, Quitten, Pfirsiche, Aprikosen und Nüsse. Am Straßenrand und auf Streuobstwiesen stehen Obstbäume und Schautafeln, je nach Jahreszeit ist das Probieren von Fallobst und Vergleichen möglich. Ernten geht mit einem Ernteschein, für den man zuvor den Betrag für das Obst, welches man zu ernten beabsichtigt, auf das Konto der Obstarche Reddelich überweist (www.obstarche-reddelich.de).

In Brodhagen dem Doberaner Weg Richtung Norden folgen und dann durch den Wald nach Bad Doberan. Dort über die Neue Reihe zum Markt, über die Marktstraße, links in die Dr.-Leber-Straße und wieder links in die Bahnhofstraße.

EXTRA INFOS:

In der **Alten Büdnerei** (Stopp 5) kann man nicht nur endlos lange Pausen machen, sondern auch in sehr schönen kleinen Zimmern übernachten, Frühstück im Garten inklusive.

Das ● **Doberaner Münster** (www.muenster-doberan.de) ist ein ehemaliges Zisterzienserkloster aus dem 13. Jahrhundert und gilt als Perle der Backsteingotik.

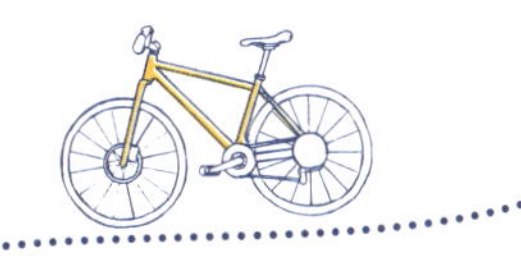

KM 31,5 » ZIEL

Bahnhof Bad Doberan

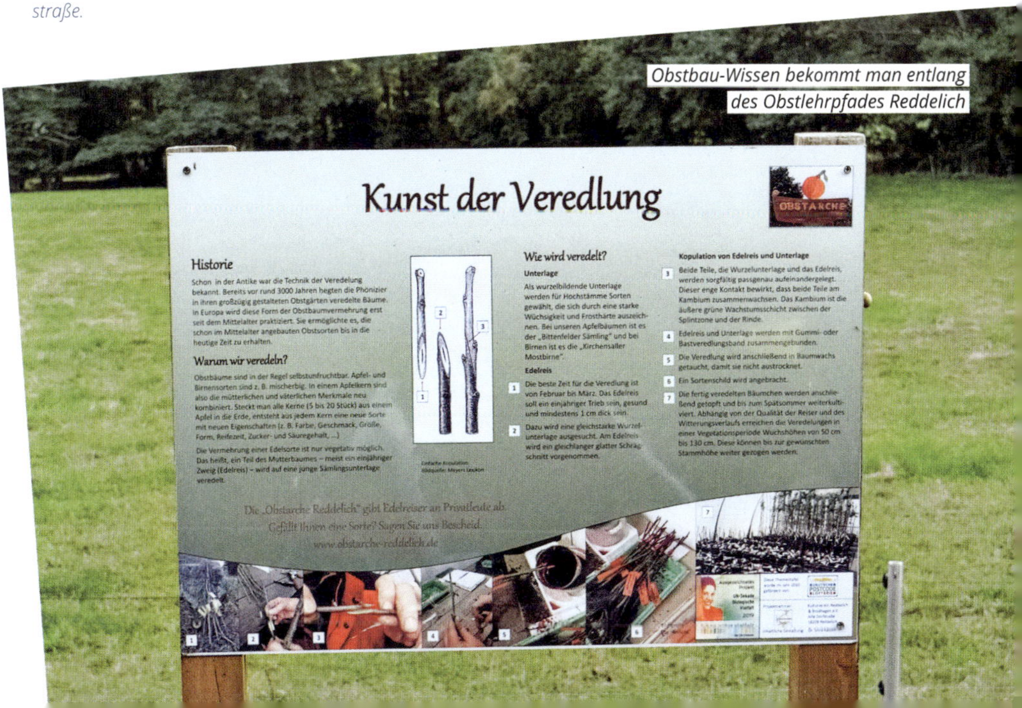

Obstbau-Wissen bekommt man entlang des Obstlehrpfades Reddelich

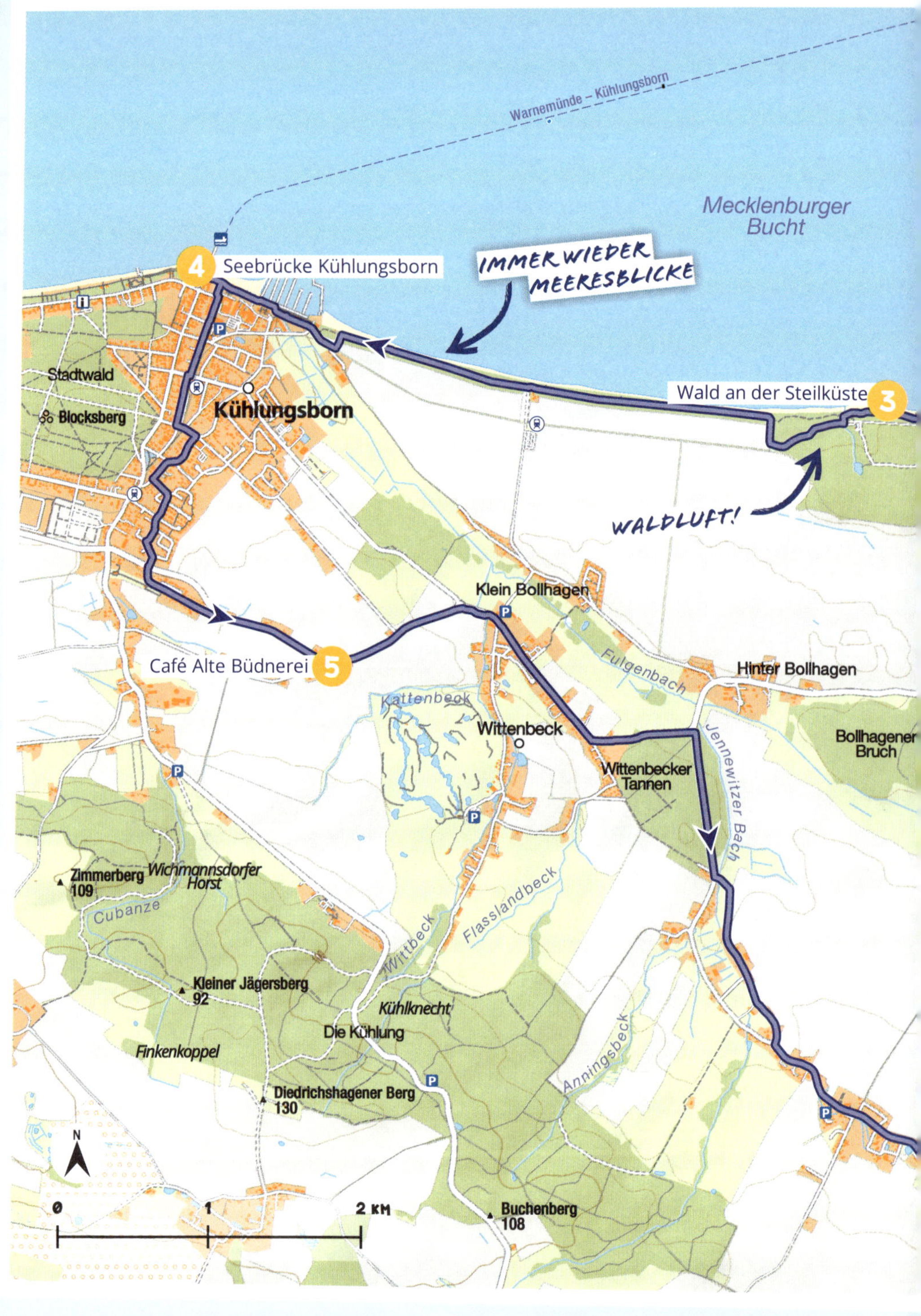

Warnemünde – Kühlungsborn
Mecklenburger Bucht
4 Seebrücke Kühlungsborn
IMMER WIEDER MEERESBLICKE
Stadtwald
Blocksberg
Kühlungsborn
Wald an der Steilküste 3
WALDLUFT!
Klein Bollhagen
Café Alte Büdnerei 5
Fulgenbach
Hinter Bollhagen
Kattenbeck
Wittenbeck
Bollhagener Bruch
Wittenbecker Tannen
Jennewitzer Bach
Zimmerberg 109
Wichmannsdorfer Horst
Cubanze
Flasslandbeck
Wittbeck
Kleiner Jägersberg 92
Kühlknecht
Die Kühlung
Finkenkoppel
Anningsbeck
Diedrichshagener Berg 130
N
0
1
2 KM
Buchenberg 108

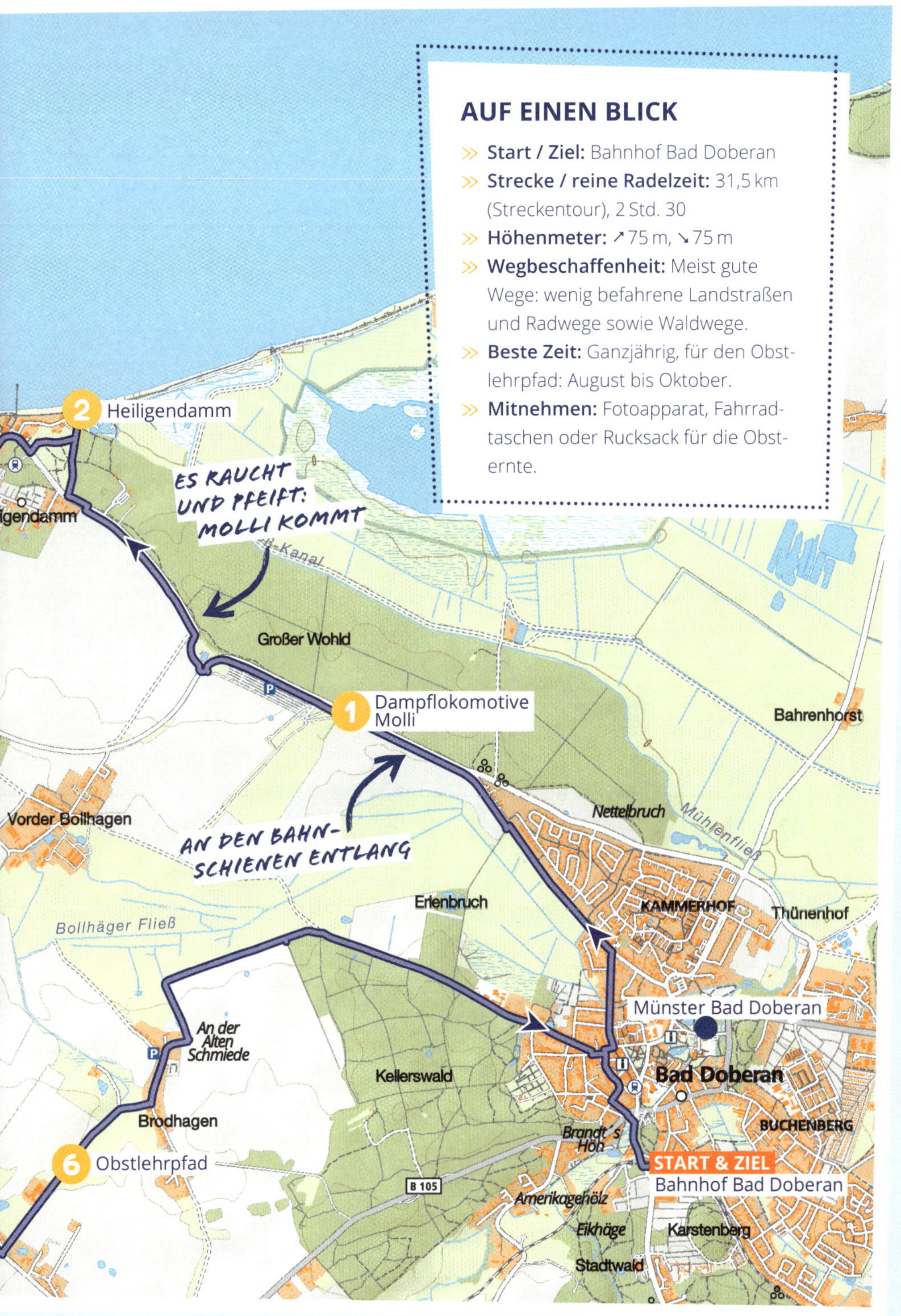

AUF EINEN BLICK

- **Start / Ziel:** Bahnhof Bad Doberan
- **Strecke / reine Radelzeit:** 31,5 km (Streckentour), 2 Std. 30
- **Höhenmeter:** ↗ 75 m, ↘ 75 m
- **Wegbeschaffenheit:** Meist gute Wege: wenig befahrene Landstraßen und Radwege sowie Waldwege.
- **Beste Zeit:** Ganzjährig, für den Obstlehrpfad: August bis Oktober.
- **Mitnehmen:** Fotoapparat, Fahrradtaschen oder Rucksack für die Obsternte.

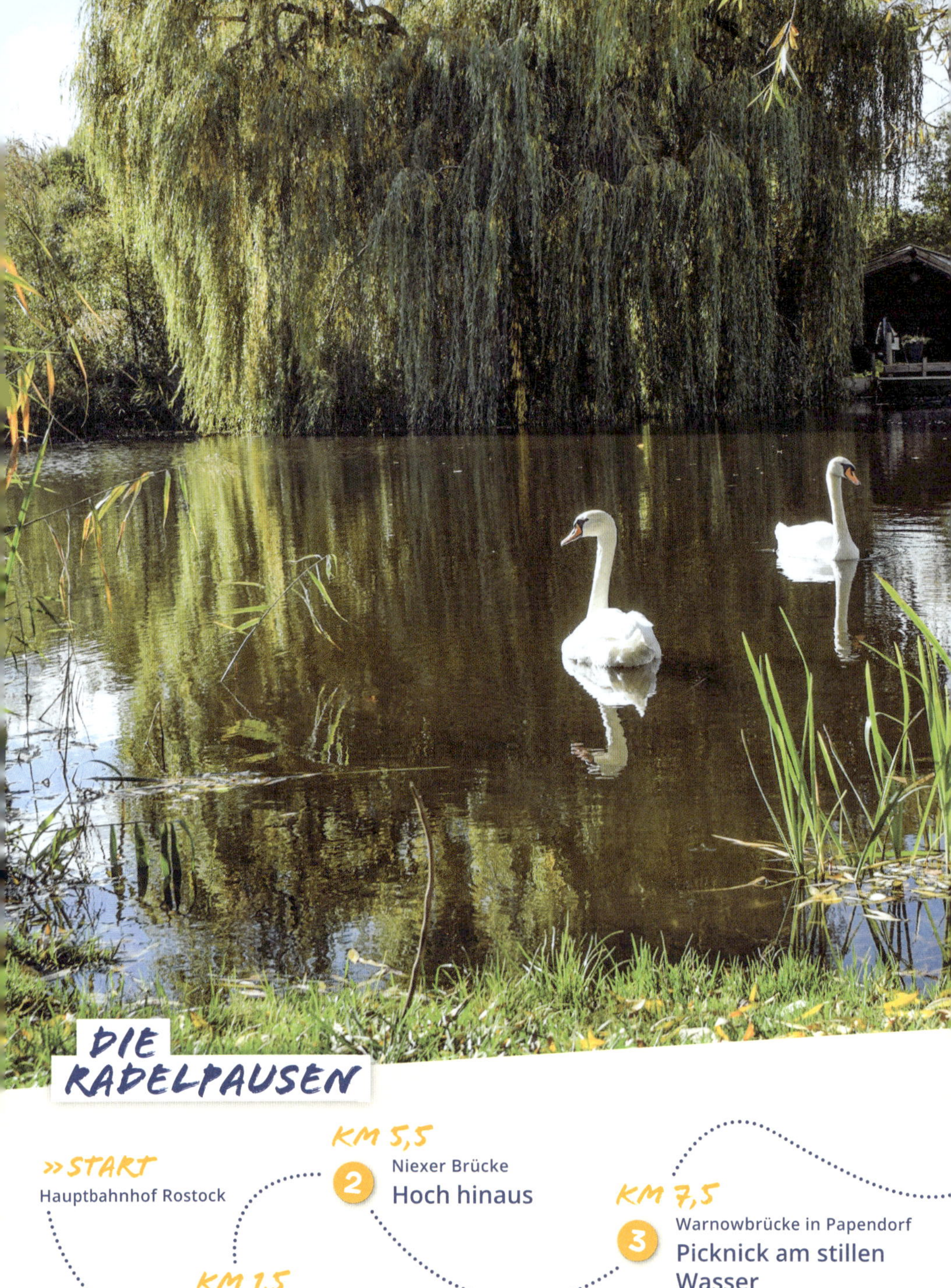

DIE RADELPAUSEN

» START
Hauptbahnhof Rostock

KM 1,5
1 Bahngelände
Rund um den Zug

KM 5,5
2 Niexer Brücke
Hoch hinaus

KM 7,5
3 Warnowbrücke in Papendorf
Picknick am stillen Wasser

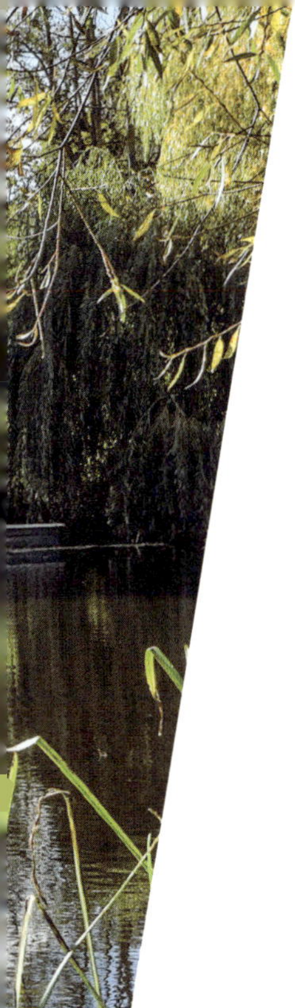

19 AM STILLEN FLUSS

Durch das Tal der Warnow, von Rostock nach Schwaan

Der Fluss ist stetiger Begleiter dieser Tour durch die sanften Hügel des Warnowtals, seine weiten Wiesen und Wälder. Immer wieder führt die Strecke zwischen Rostock und Schwaan zum Picknicken, Schauen und Staunen an sein Ufer.

KM 14,5

4 Warnowbrücke in Pölchow
Lauschiges Plätzchen suchen

KM 26

5 Kunstmuseum Schwaan
Sonnenuntergänge und Laternen

KM 26,5

6 Historisches Landküchencafé
Mittagssuppe oder Kaffee?

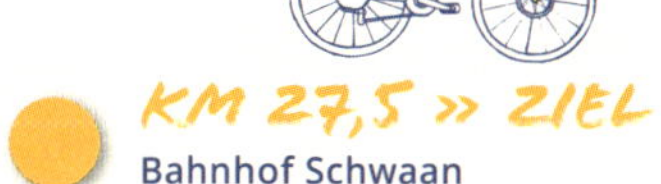

KM 27,5 » ZIEL

Bahnhof Schwaan

EIN WEITES TAL

Vom Rostocker Hauptbahnhof ist es nicht weit bis zur Stadtgrenze, die Stadt endet ziemlich abrupt mit dem **Betriebsgelände der Bahn** und geht dann in Wiesen und Felder über. Kaum hat man das Ortsschild und die letzten Häuser hinter sich gelassen, wandert der Blick weit in das Tal der Warnow hinein, scheint die Großstadt meilenweit entfernt. Ab Gragetopshof fährt man auf dem Deich, direkt auf den Fluss zu. Kurvige Strecke, Hügel und weite Felder. Dann geht es weit hinunter, in einen Erlenbruchwald, das Gehölz ist dicht, die Luft wird feuchter. Und dann steht man plötzlich direkt vor dem Fluss, an der **Niexer Brücke**.

DER SCHÖNSTE MOMENT: WENN SICH ENTLANG DES DEICHWEGS HINTER GRAGETOPSHOF EIN LILA BLÜTENMEER IN DIE LANDSCHAFT ERGIESST

Naturnah geht es weiter, auf dem holprigen Weg nach **Papendorf**. Nach einem Stopp an der Warnow ist man bald am Ortsausgang. Jetzt führt der Weg durch eine wunderschöne, hügelige Landschaft, mit vielen Hecken, Feldern, dazwischen leuchtet ein kleiner Tümpel blau. Dann geht es schnell bergab, eine Kurve, und auf Höhe eines Warnowzuflusses wieder ein kleines Bachtal. Mit Pferdeweide, Bauernhof und Wäldchen.

So idyllisch ist es hier, dass man alles erwartet, nur nicht den Anstieg zur Brücke über die A 20. Kurz ist da die Autobahn mit ihrem Rauschen und dichtem Verkehr. Aber schon geht es weiter, nach Pölchow, und mit dem Abzweig dort wieder runter zur Warnow, durch ein ruhiges Wohngebiet an den Flusswiesen, vor den Häusern Kopfsteinpflaster, und eine Anwohnerin verschenkt Äpfel, die sie gerade von einem der Apfelbäume entlang der Straße gepflückt hat. Kurz taucht man in einen schönen Buchenwald, das Pölchower Holz, ein. Dann geht es runter an die **Warnow bei Pölchow** und wieder zurück auf den Radweg, der seit Papendorf schon Teil des Fernradwanderwegs Berlin-Kopenhagen ist.

Das letzte Wegstück bis Schwaan ist zum Teil für Autos gesperrt und führt kurz vor Schwaan noch einmal dicht an die Warnow heran. Hier liegt auch ein Punkt des Künstlerpfads des Schwaaner Kunstmuseums – Rudolf Bartels hat hier sein Bild »Landschaft bei Schwaan« gemalt. Nach dem Besuch des **Kunstmuseums** und des **Landküchencafés** überquert man die Warnow, auf der Schwäne schwimmen, und erreicht den Bahnhof von Schwaan. «

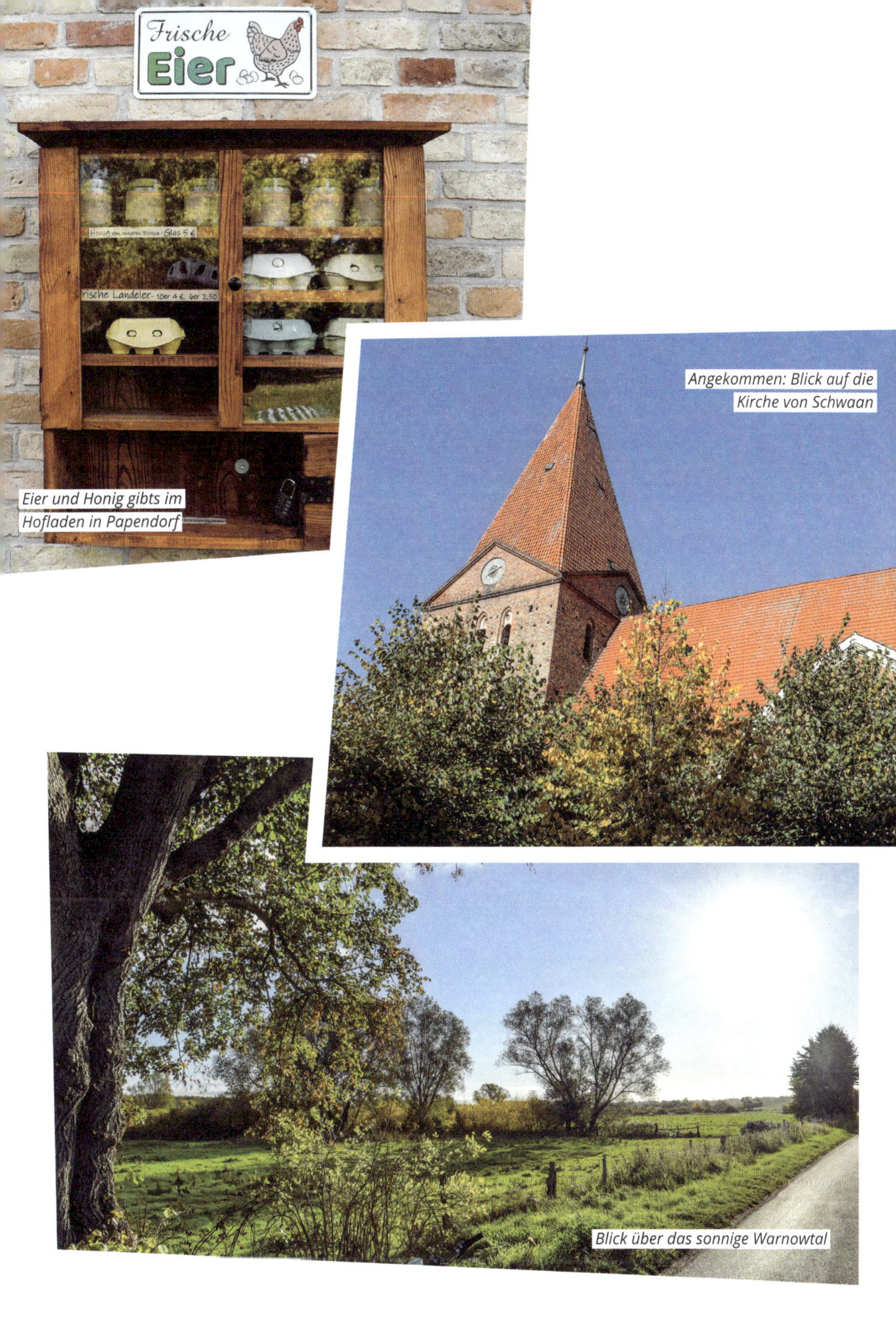

Eier und Honig gibts im Hofladen in Papendorf

Angekommen: Blick auf die Kirche von Schwaan

Blick über das sonnige Warnowtal

RADELN & GENIEẞEN

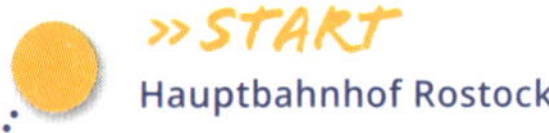

Hauptbahnhof Rostock

Den Nordausgang nehmen, rechts abbiegen, rechts in die Herweghstraße, dann links in die Schwaaner Landstraße, rechts in die Blücherstraße, die zum Dalwitzhoferweg wird.

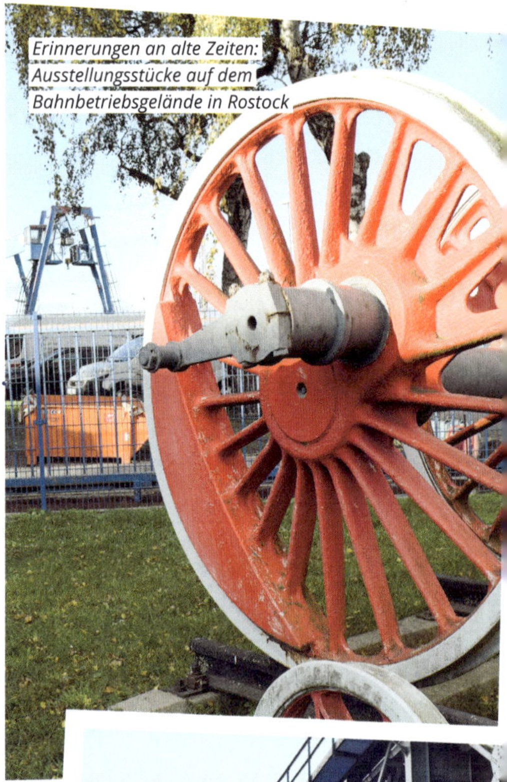

Erinnerungen an alte Zeiten: Ausstellungsstücke auf dem Bahnbetriebsgelände in Rostock

KM 1,5

1 Bahngelände

Rund um den Zug

Der Weg im Südosten von Rostock führt stadtauswärts entlang des Betriebsgeländes der Bahn: Durch die staubigen Scheiben einer großen Halle erspäht man eingelagerte Regionalzüge. An einer anderen Halle prangt nostalgisch das große Graffiti-Wandgemälde einer alten Dampflokomotive. Ein altes Räderpaar steht wie ein Mahnmal vor den Eingangstoren des Betriebsgeländes. Auch die Kleingartenanlagen rechts und links gehören der Bahn und werden von ihr verpachtet. Und: Auf den ersten Kilometern muss man gleich zweimal Bahngleise überqueren.

Weiter nach Dalwitzhof und Gragetopshof, nach dem Bahnwärterhaus nicht der Straße folgen, sondern den kleinen Weg geradeaus auf dem Deich nehmen, der bis hinunter zur Warnow führt.

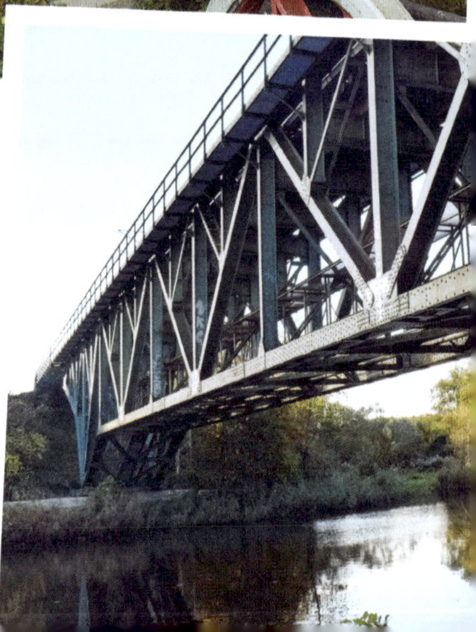

KM 5,5

2

Niexer Brücke

Hoch hinaus

Plötzlich am Fluss: Kaum ist man aufgetaucht aus dem grünen Wäldchen, steht man auch schon am Wasser. Man kann einfach unten an der Eisenbahnbrücke stehen bleiben und auf die Warnow und ihre bewaldeten Ufer schauen. Oder man steigt die steile stählerne Treppe hinauf, um von dort oben auf die Mitte des Flusses und noch weiter in die Ferne zu schauen. Denn die Niexer Brücke mit den genieteten Trägern hat zwei Etagen: Oben rattern die Züge, und unten können Fußgänger:innen und Fahrradfahrer:innen den Fluss überqueren.

Nicht die Brücke überqueren, sondern auf der westlichen Warnowseite bleiben und jetzt eine scharfe Rechtskurve machen. Auf Feldwegen geht es parallel zum Fluss bis nach Papendorf, dort am östlichen Rand des Wohngebiets bleiben, in die Straße An der Erdkuhle einbiegen, dann vorbei am Papendorfer See und links abbiegen in die Warnowkihr, auf die Warnow zu.

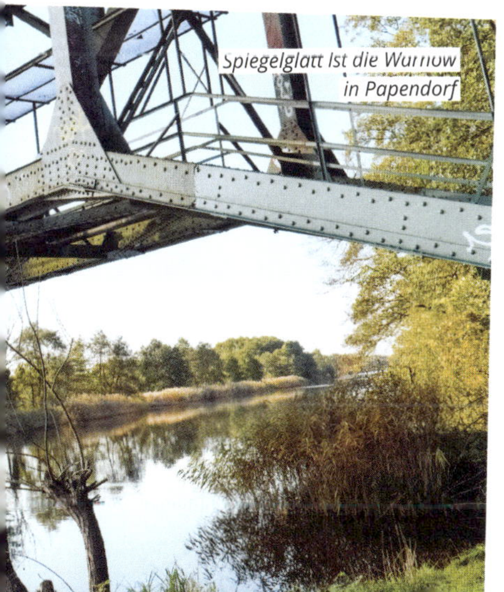

Spiegelglatt ist die Warnow in Papendorf

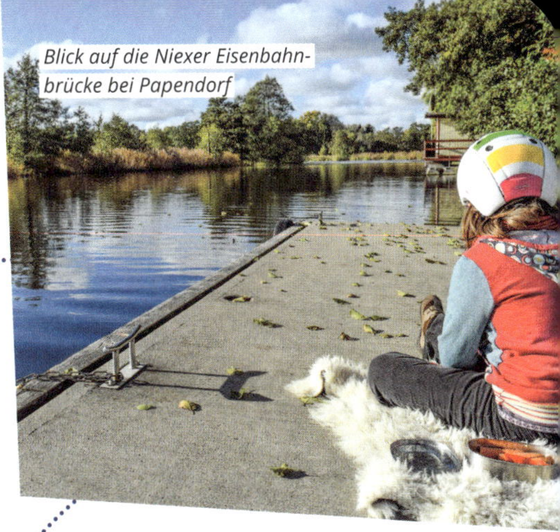

Blick auf die Niexer Eisenbahnbrücke bei Papendorf

KM 7,5

3

Warnowbrücke in Papendorf

Picknick am stillen Wasser

Der Himmel spiegelt sich vollständig in dem stillen Wasser, jede Wolke ist doppelt zu sehen, einmal im Himmel, einmal im Wasser. Die kleine Brücke, von der häufig Kajaks zu Wasser gelassen werden, ist ein super Picknickplatz, wenn man will, kann man hier auch die Beine im Wasser baumeln lassen oder baden gehen. Dass die Warnow Richtung Rostock fließt, ist nicht zu sehen, ohne jeden Windhauch steht das Wasser, als wäre dies kein Fluss, sondern ein See. Der Blick geht auf das Schilfufer und die dahinterliegenden, leicht hügeligen Wiesen.

Zurück auf der Warnowkihr und dann in die Straße Alte Ziegelei, die Bahnschienen unterqueren, auf der Dorfstraße bis zum Hohlweg fahren und links abbiegen Richtung Schwaan. Vor Pölchow überquert man die A 20, dann weiter auf dem Radweg bis nach Pölchow, dort rechts in den Bahnhofsweg einbiegen und übers Kopfsteinpflaster und dann durch den Wald bis zum Bahnhof, entlang der Schienen bis zum Bahnübergang, hinter dem Übergang links in den Kleingartenbereich am Fluss. Eine Brücke suchen, die nicht abgesperrt und privat ist.

KM 14,5

Warnowbrücke in Pölchow

4 Lauschiges Plätzchen suchen

Alle paar Meter eine neue Brücke: Auf kleinen schwimmenden Holzinseln am Fluss stehen Bänke, Tische und Stühle, lauter lauschige kleine Wasser-Terrassen. Viele sind privat und mit Absperrungen versehen. Aber nicht alle. Wenn man ein freies Plätzchen gefunden hat, kann man dort sitzen und hat einen wunderschönen Blick auf die andere Seite, wo Erlen dicht am Ufer stehen. Schwäne und Enten gleiten in Ufernähe entlang. Es ist ganz still, bis auf das regelmäßige Eintauchen eines Ruders im Wasser: Eine Paddlerin biegt um die Ecke.

Zurück, diesmal kann man nach dem Bahnübergang direkt geradeaus in den Wald hineinfahren und kommt dann durch Wald und Bahnhofsweg wieder zurück nach Pölchow. Weiter Richtung Wahrstorf, dann nach Huckstorf und Benitz. In Benitz geradeaus die Schwaaner Landstraße nehmen, die für Autos teilweise gesperrt ist. Auf dem Weg bleiben bis nach Schwaan. Auf der Hauptstraße die Beke überqueren, kurz dahinter liegt das Kunstmuseum.

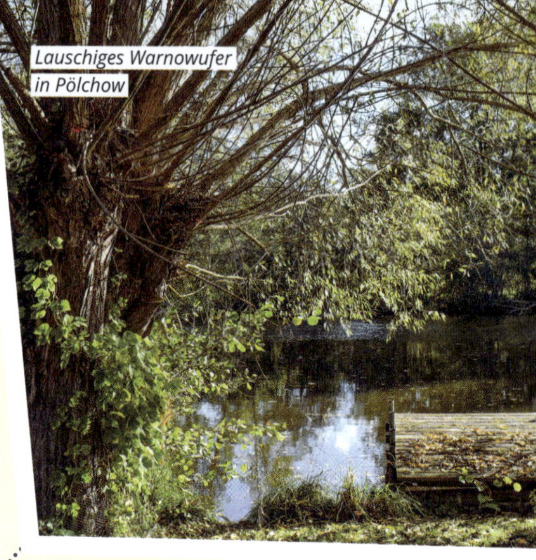

Lauschiges Warnowufer in Pölchow

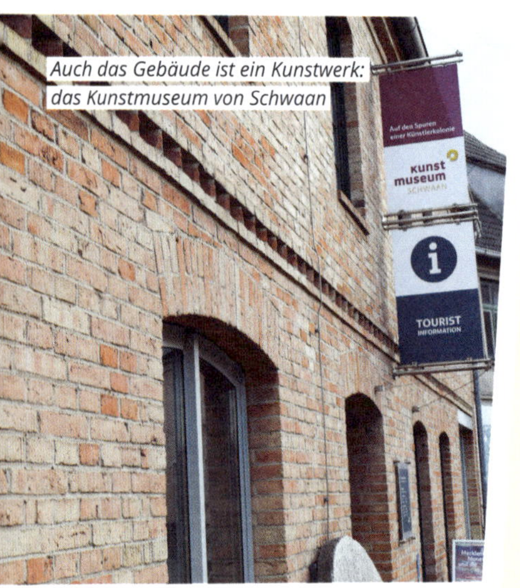

Auch das Gebäude ist ein Kunstwerk: das Kunstmuseum von Schwaan

KM 26

Kunstmuseum Schwaan

5 Sonnenuntergänge und Laternen

Ende des 19. und Anfang des 20. Jahrhunderts gab es in Schwaan eine Künstlerkolonie. Vor allem ihre Werke zeigt das Kunstmuseum Schwaan (www.kunstmuseum-schwaan.de) in einer alten Mühle, die so behutsam saniert ist, dass man beim Ansehen der Kunstwerke zugleich auch die Atmosphäre der Mühle mit ihren Fachwerk- und Lehmwänden und dem gepflasterten Boden in sich aufnimmt. Die Maler kamen nach Schwaan, um den Großstädten zu entfliehen und in der Natur zu leben und zu malen. Darum kommen einem viele Aspekte auf den expressionistischen Bildern auch vertraut vor: Die heutige Landschaft an den Ufern der stillen Warnow findet sich auf den über 100 Jahre alten Bildern wieder. Ganz besonders leuchtet der Himmel in den Sonnenuntergangsfarben über Schwaan in einem Bild von Rudolf Bartels, einem der bedeutendsten mecklenburgischen Maler.

Der Hauptstraße durch den Ort folgen. Am Markt liegt das Historische Landküchencafé.

KM 26,5

6 Historisches Landküchencafé

Mittagssuppe oder Kaffee?

Das Historische Landküchencafé ist ein Ein-Frau-Unternehmen, Andrea Bornemann-Schneider macht hier alles, kauft ein, kocht und serviert die Kürbissuppe selbst. Das Café ist mit alten Küchengegenständen dekoriert. Gleichzeitig ist das Café ein kleiner Regionalladen, in dem Produkte aus der Region verkauft werden. Weil sie alles alleine macht, kann es auch mal sein, dass vom Mittagstisch nichts mehr übrig ist. Dann gibt es aber immer noch Kuchen und Torten, und die sind ebenfalls selbst gebacken.

Der August-Bebel-Straße über die Hubbrücke folgen und dann immer geradeaus, bis zum Bahnhof.

EXTRA INFOS:

Am Ortsausgang von Papendorf gibt es einen kleinen ● **Hofladen**, mit Kasse des Vertrauens, wo man Eier und Honig kaufen kann.

Ein weiterer Stopp an der Warnow: Wenn man noch Zeit hat, bis der nächste Zug geht, kann man in **Schwaan** eine Weile bei den Schwänen am Fluss träumen.

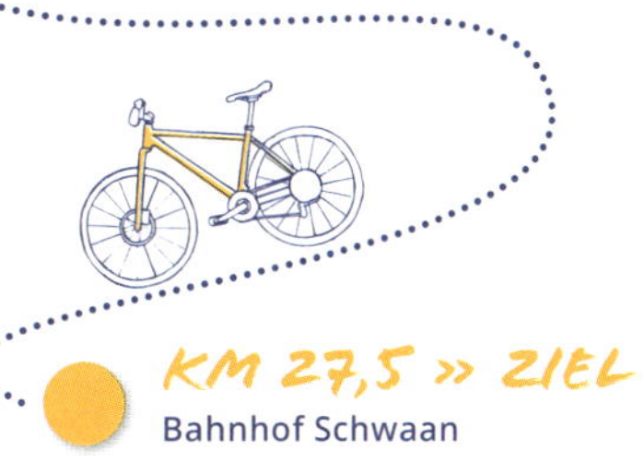

KM 27,5 » ZIEL

Bahnhof Schwaan

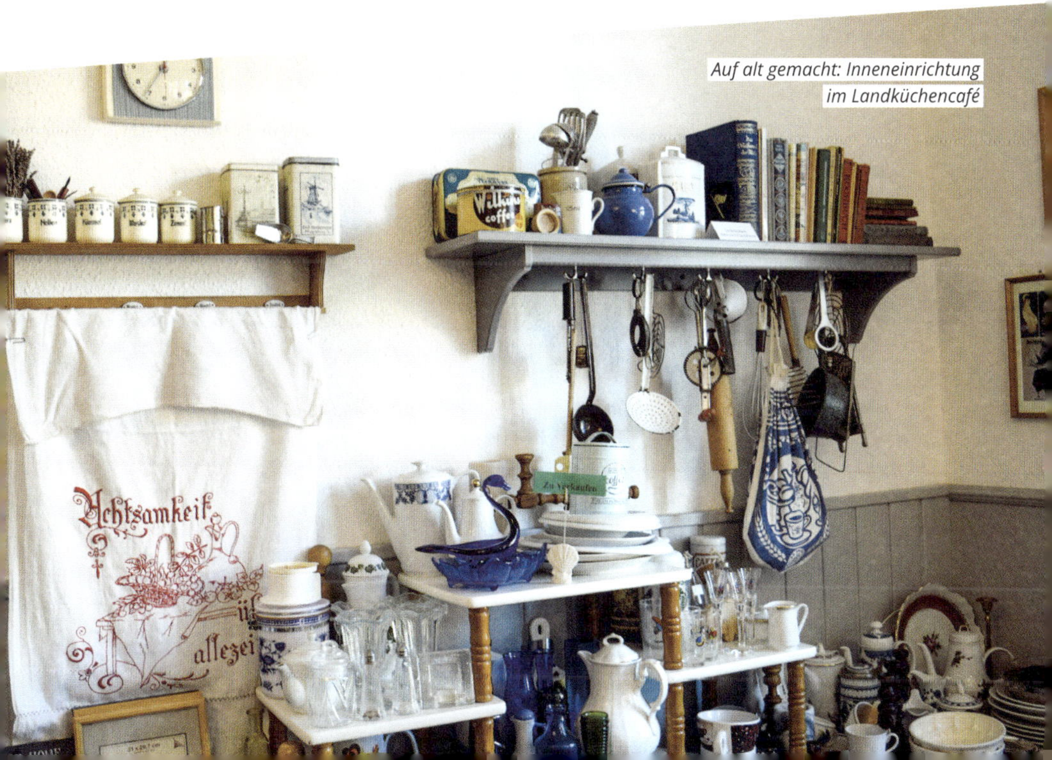

Auf alt gemacht: Inneneinrichtung im Landküchencafé

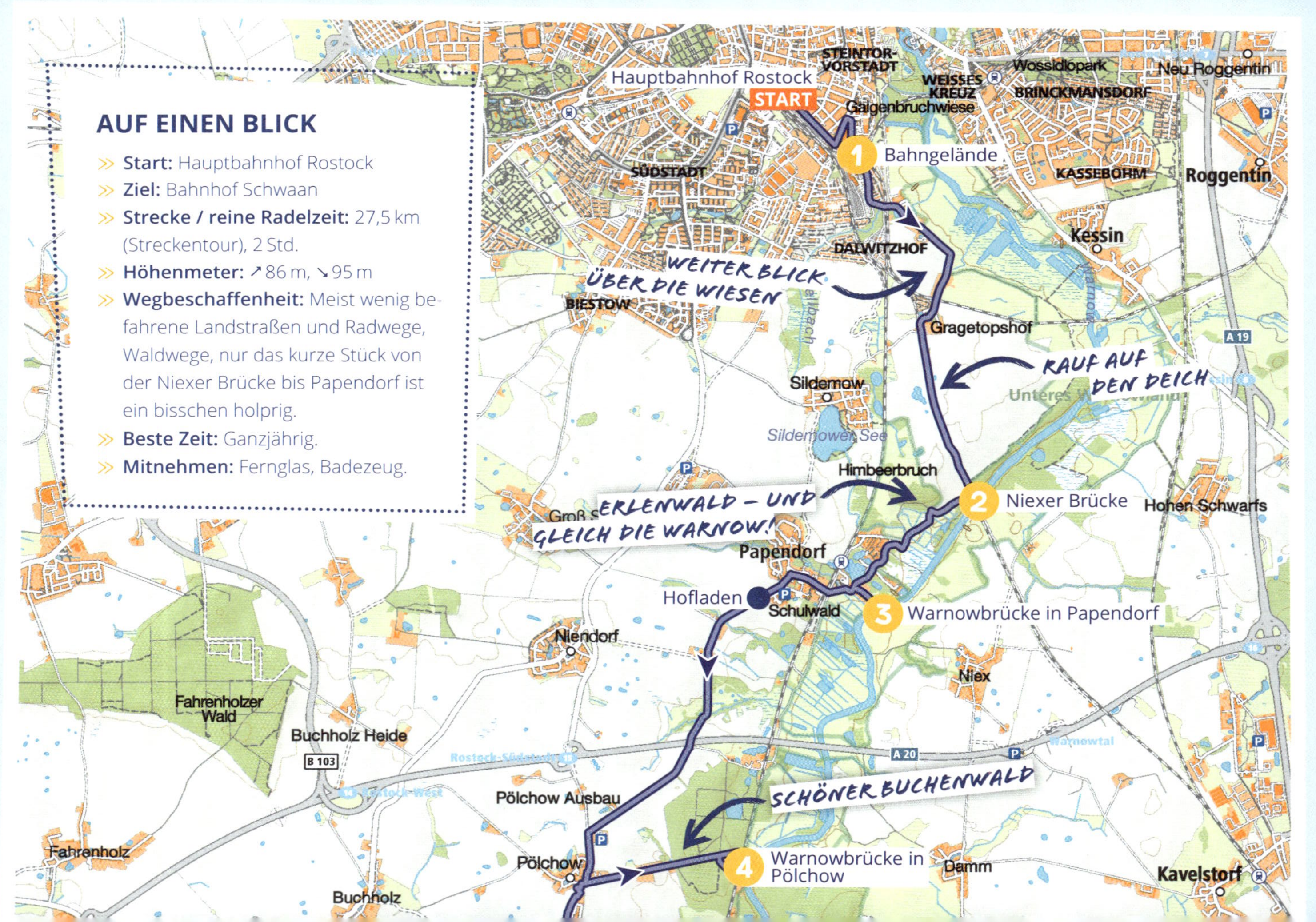

AUF EINEN BLICK

- » **Start:** Hauptbahnhof Rostock
- » **Ziel:** Bahnhof Schwaan
- » **Strecke / reine Radelzeit:** 27,5 km (Streckentour), 2 Std.
- » **Höhenmeter:** ↗86 m, ↘95 m
- » **Wegbeschaffenheit:** Meist wenig befahrene Landstraßen und Radwege, Waldwege, nur das kurze Stück von der Niexer Brücke bis Papendorf ist ein bisschen holprig.
- » **Beste Zeit:** Ganzjährig.
- » **Mitnehmen:** Fernglas, Badezeug.

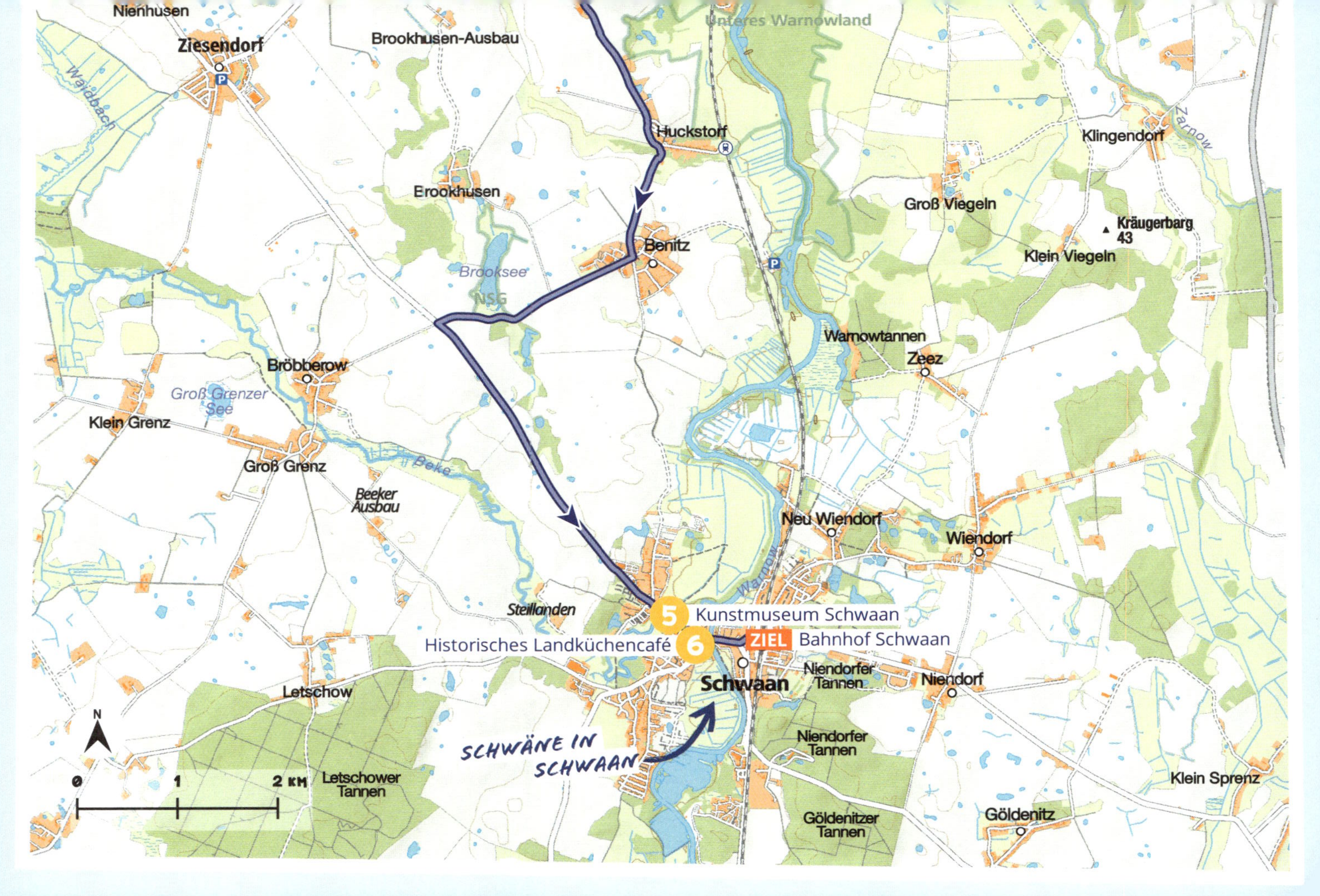
Nienhusen
Ziesendorf
Brookhusen-Ausbau
Unteres Warnowland
Waidbach
Huckstorf
Klingendorf
Zarnow
Brookhusen
Groß Viegeln
Kräugerbarg
43
Benitz
Klein Viegeln
Brooksee
NSG
Warnowtannen
Zeez
Bröbberow
Groß Grenzer
See
Klein Grenz
Groß Grenz
Beke
Beeker
Ausbau
Neu Wiendorf
Wiendorf
Warnow
Steillanden
5
Kunstmuseum Schwaan
Historisches Landküchencafé
6
ZIEL
Bahnhof Schwaan
Niendorfer
Tannen
Niendorf
Letschow
Schwaan
N
SCHWÄNE IN
SCHWAAN
Niendorfer
Tannen
0
1
2 KM
Letschower
Tannen
Klein Sprenz
Göldenitz
Göldenitzer
Tannen

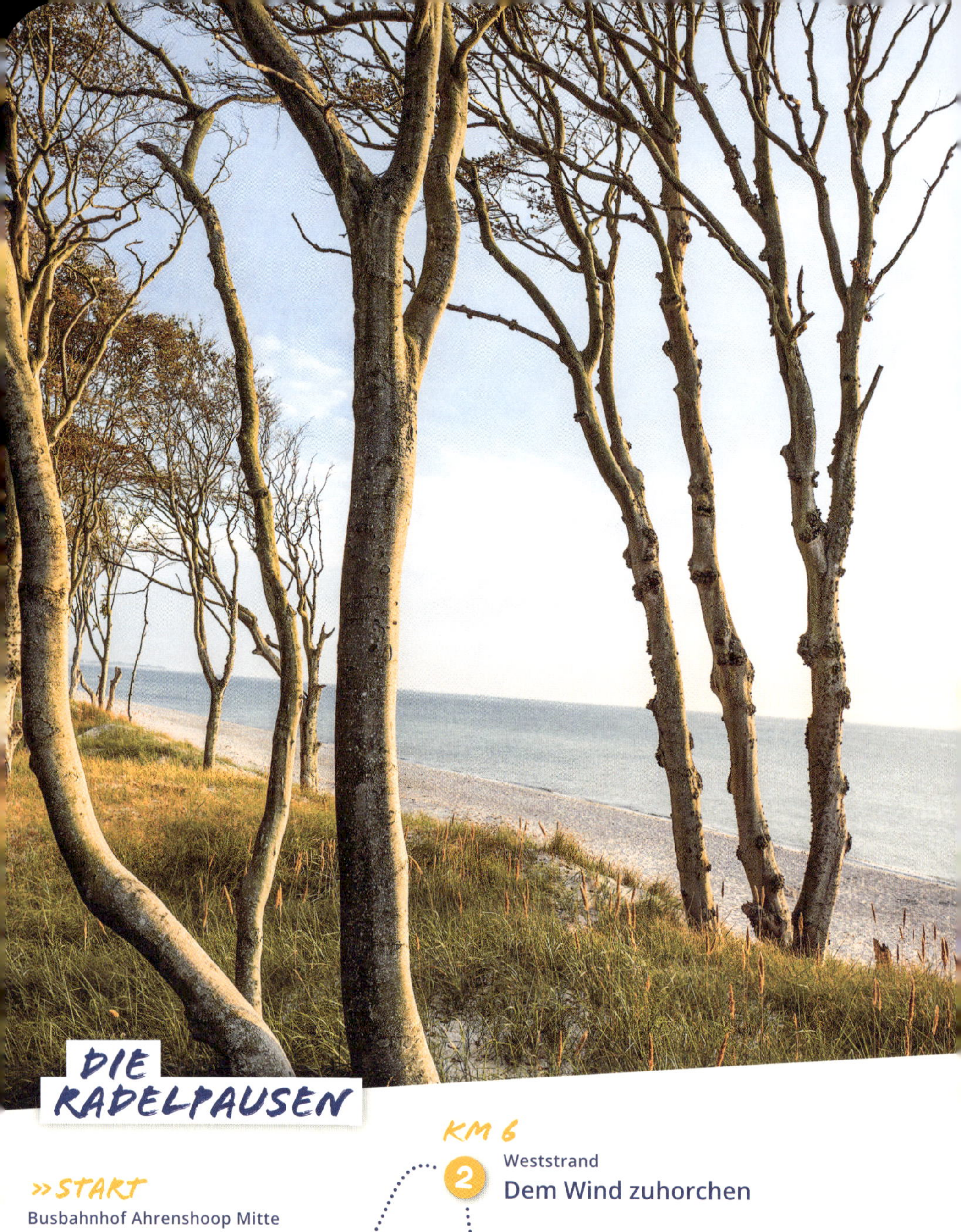

DIE RADELPAUSEN

» START
Busbahnhof Ahrenshoop Mitte

KM 0,5
1 Künstlerdorf Ahrenshoop
Kaffee und Kunst

KM 6
2 Weststrand
Dem Wind zuhorchen

KM 10
3 Darßer Urwald
Baumgeister suchen

29 TROLLWALD UND BAUMGEISTER

Unterwegs auf dem Darß

Radeln an der Küste, am Bodden und durch Ahrenshoop und Prerow. Im Zentrum der Tour steht der Darßer Urwald mit seinen skurril geformten Buchen, die wie Baumgeister aussehen. Und lugt nicht hinter einem der Stämme ein Troll hervor?

KM 14,5
4 Darßer Ort
Sonnenbaden unterm Leuchtturm

KM 19
5 Teeschale Prerow
Kuchenpause im Kapitänshaus

KM 27
6 Hafen Wieck
Schilf und kleine Boote

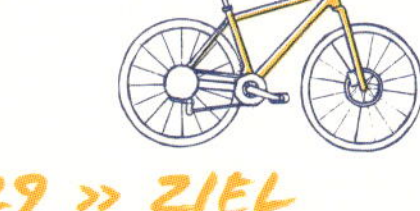

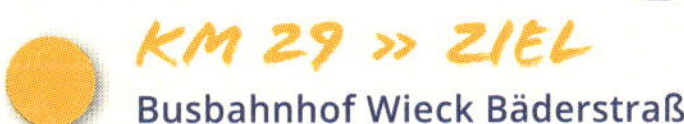

KM 29 » ZIEL
Busbahnhof Wieck Bäderstraße

DAS MEER IST NIE WEIT

Vom Busbahnhof in Ahrenshoop aus ist auf dem ersten Stück des Wegs das Meer nie weit entfernt. Nach einem Kaffee und Kunst im **Künstlerdorf Ahrenshoop** fährt man immer in Sichtweite des Meeres (wenn nicht der Deich dazwischen wäre). Ein Stopp an einem der Strandübergänge ist jederzeit möglich, einmal in die Ostsee springen, ehe es weitergeht. Und dann fährt man durch den Wald bis zum **Weststrand.** Auf dem Weg hierhin, parallel zur Küste, mischt sich das Rauschen der Wellen mit dem des Windes, sodass schwer zu sagen ist, wo das Geräusch genau herkommt. Vom Weststrand immer weiter durch den **Darßer Urwald**, auf Waldwegen vorbei an Buchen, Kiefern, Erlen und Birken. Mal kommt eine Lichtung, mal blickt man auf dichten Bestand. Mal riecht es moorig, mal ist viel Feuchtigkeit in der Luft, dann wieder ist der Boden trocken und man entdeckt wild geformte, hunderte Jahre alte Buchen, eine seltsamer als die andere.

DER SCHÖNSTE MOMENT: WENN AUF DEM DEICHWEG ÜBER DIE BODDENWIESEN DIE SONNE LANGSAM UNTERGEHT

Wenn man bei einem besonders eindrücklichen Exemplar anhält, um es genauer zu betrachten oder zu fotografieren, und dann die Gelegenheit nutzt, einen Augenblick die Augen zu schließen, dann hört man Vögel singen, Spechte klopfen, Mäuse rascheln. Öffnet man die Augen wieder, kann man Glück haben und sieht einen Rothirsch über den Weg laufen. Die sind besonders in der Brunftzeit im September häufig zu beobachten. Nach dem Besuch am **Leuchtturm** geht es weiter, nach Prerow, raus aus dem grünen Dämmerlicht des Waldes, rein ins Sonnenlicht. Vorbei an vielen aufwendig sanierten Kapitänshäusern (oder deren Nachbauten) bis zur **Teeschale.**

Der Weg nach Wieck führt im sanften Abendlicht auf dem Deich über die weiten Boddenwiesen. Grün, wohin man schaut, Kraniche und Gänse rasten auf den Wiesen und Kühe grasen. Schön ist die Einfahrt nach Wieck, man sieht viele mit Reet gedeckte Häuser, alte und neue, sieht die typischen Veranden, die niedrigen, mit Holz vertäfelten Schifferhäuser. Am **Hafen von Wieck** weht ein leiser Abendwind, mit dem im Rücken man es bis zur Bushaltestelle Bäderstraße schafft. «

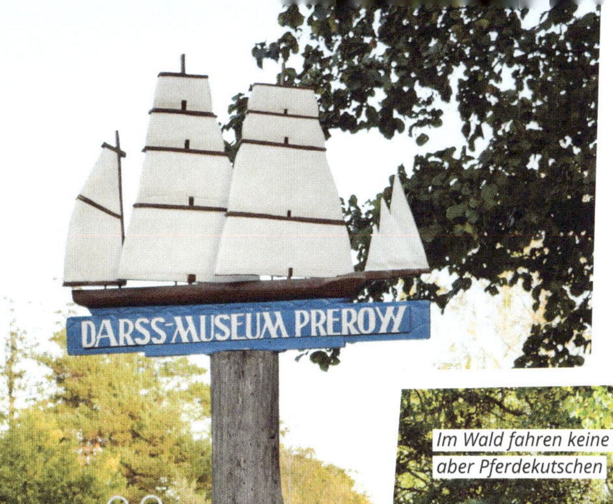

Holzgeschnitzt: Schild des Darß-Museums

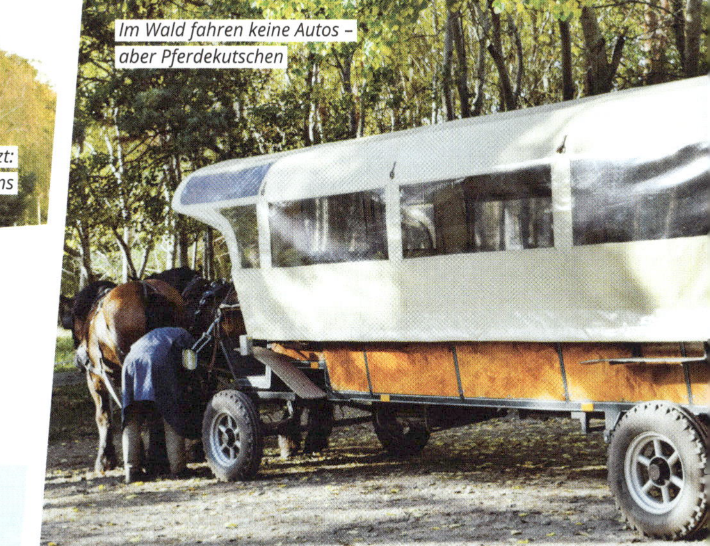

Im Wald fahren keine Autos – aber Pferdekutschen

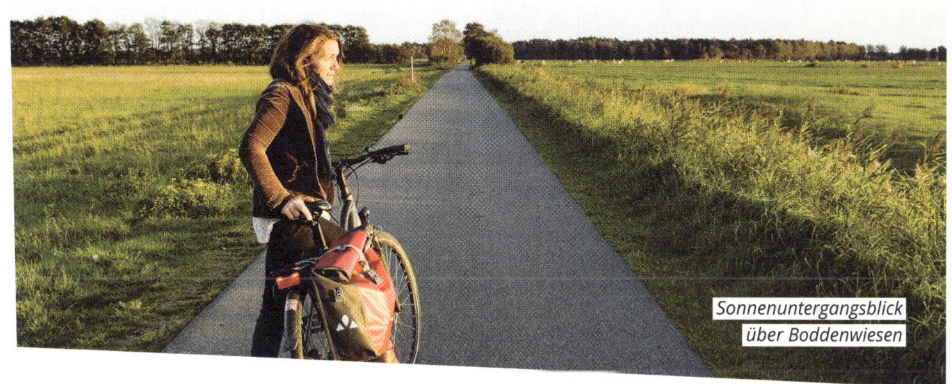

Sonnenuntergangsblick über Boddenwiesen

RADELN & GENIEẞEN

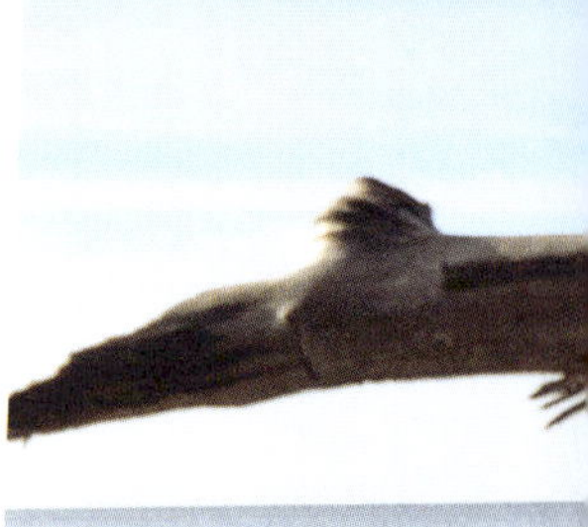

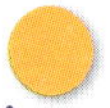

»START

Busbahnhof Ahrenshoop Mitte

Von der Bushaltestelle aus geht es zum Kunstmuseum in Richtung Süden. Zur Strandhalle und der Bunten Stube das Fahrrad in Fahrtrichtung des Busses nach Norden zum Ortszentrum schieben.

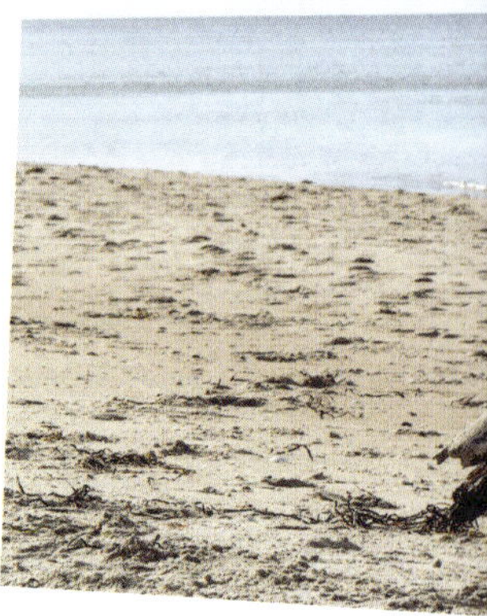

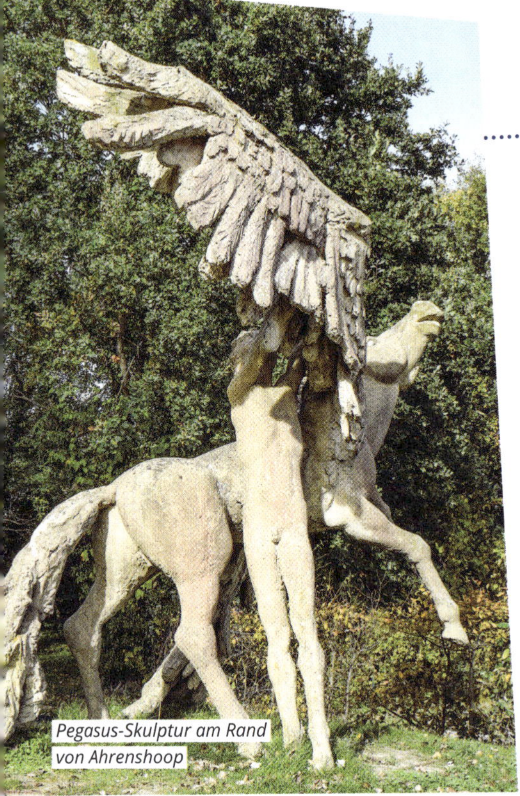

Pegasus-Skulptur am Rand von Ahrenshoop

KM 0,5

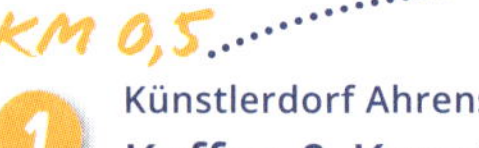

Künstlerdorf Ahrenshoop

Kaffee & Kunst

Seit sich Ende des 19. Jahrhunderts eine Künstlerkolonie in Ahrenshoop gründete, gilt das Dorf als Künstlerdorf: Man kann auf einem Kunstpfad zu den Entstehungsorten von zehn Kunstwerken wandern, das Kunstmuseum (www.kunstmuseum-ahrenshoop.de) besuchen, die Pegasus-Skulptur an der Strandhalle anschauen oder in der nach Bauhausoptik gestalteten und von einem Maler mitgegründeten Bunten Stube das Kunstkabinett besichtigen. Einen Kaffee zum Mitnehmen für einen ersten Strandbesuch gibt es an der Wiese vor der Galerie Alte Schule in Ahrenshoop vom Kaffeemobil anna küste (www.annakueste.de).

Weiter gehts entlang der Dorfstraße nach Norden. Nach dem Ortsausgang immer parallel zur Küste bleiben, der Weg führt durch den Darßwald. Einen der Übergänge zum Strand nutzen.

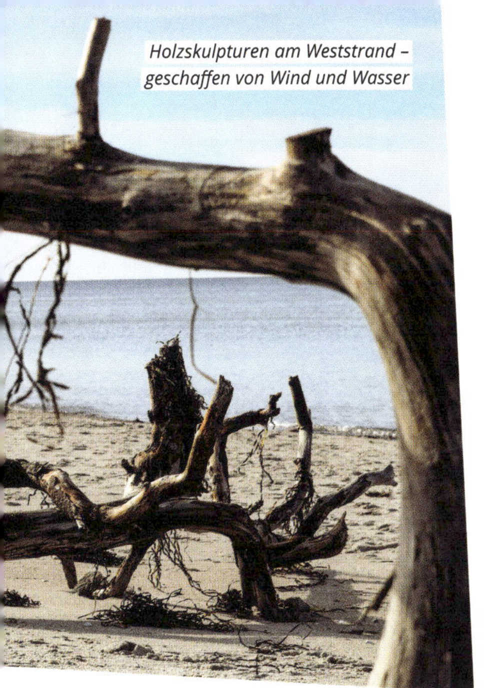

Holzskulpturen am Weststrand – geschaffen von Wind und Wasser

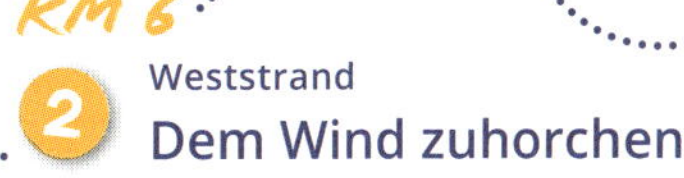

KM 6

2

Weststrand

Dem Wind zuhorchen

Der Darßwald geht hier einfach in den Strand über, und die letzte Reihe Kiefern, die noch im Sand steht, ist von den oft stürmischen Westwinden gezeichnet. Das sind die Windflüchter, deren Kronen sich nach Osten wegducken. Wind, Salz und Sand, diesen Bedingungen fallen immer wieder Bäume zum Opfer. Am viele Kilometer langen Weststrand mit seinem feinen Sand liegen darum immer mal wieder die Überreste von Bäumen. Ihre Stämme sind schöne Picknickplätze, sie eignen sich auch gut zum Klettern oder um nasse Handtücher zu trocknen.

Jetzt in den Wald einbiegen, bis zum Großen Stern, einer Waldkreuzung, auf der man links nach Norden abbiegt.

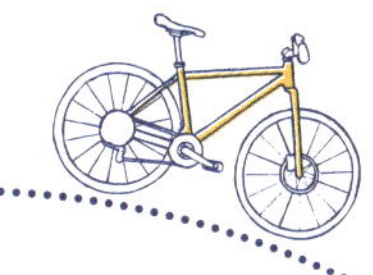

KM 10

3

Darßer Urwald

Die Baumgeister suchen

Ab und zu anhalten und ganz genau hinschauen: Eine Buche hat drei Augen übereinander, eine andere zehn Arme, die nach allen Seiten hin wachsen. Jeder Baum im Darßwald ist ein Unikat, und viele sehen aus wie zu Holz gewordene Baumgeister. Tiefer und höher gelegene Waldabschnitte wechseln sich ab, sodass man mal durch einen Buchenwald fährt, dann folgt ein feuchter Erlenbruchwald mit moorigen Stellen, schließlich ein heller Birkenwald und ein Kiefernwald mit Blaubeergestrüpp auf dem Waldboden. So viele kleine Waldgesellschaften stehen hier, jede mit ihren eigenen Besonderheiten. Zwischen den Bäumen leuchten späte Blüten und Pilze.

Vom Großen Stern aus fährt man etwa fünf Kilometer nordwärts durch den Wald, bis man bei einem Hinweisschild auf den Leuchtturm rechts abbiegt.

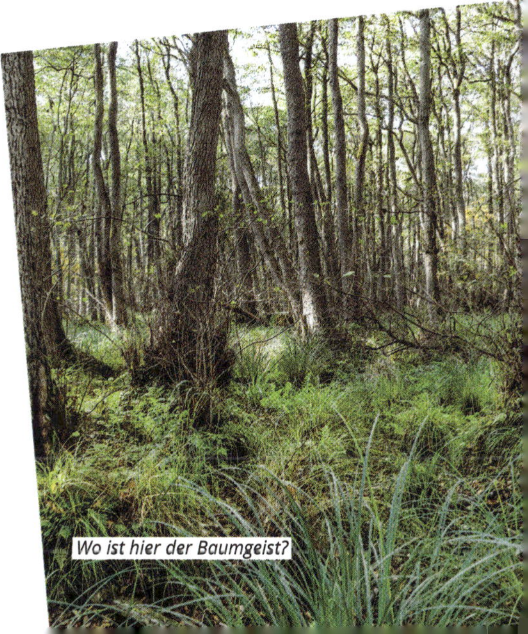

Wo ist hier der Baumgeist?

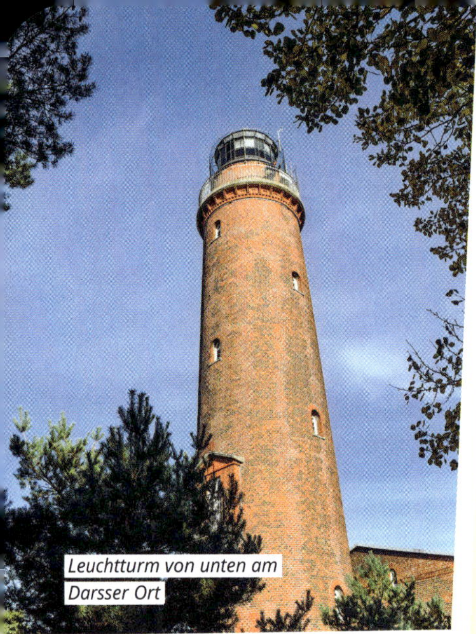

Leuchtturm von unten am Darsser Ort

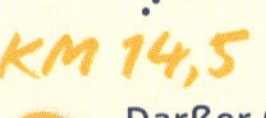

4

Darßer Ort

Sonnenbaden unterm Leuchtturm

134 Stufen bis zum Ausblick ... Von der Aussichtsplattform des 1848 gebauten Leuchtturms kann man, 30 Meter hoch, bei guter Sicht bis zur dänischen Insel Møn schauen. Wer jetzt schon vom Radeln schwere Beine hat, kann sich den Leuchtturm auch nur von unten ansehen, auch sehr schön. Und noch einmal an den Strand zurückkehren, zwischen den Dünen durch den von der Sonne aufgewärmten Sand stapfen und im Nachmittagslicht der Sonne zusehen, wie sie langsam tiefer sinkt. Für diese Tour ist hier auch die letzte Gelegenheit, noch einmal zu baden und Muscheln oder Bernstein zu suchen.

Auf dem Leuchtturmweg bis nach Prerow fahren, im Ort rechts in den Bernsteinweg einbiegen und dann links in die Waldstraße. Die Teeschale liegt auf der rechten Seite.

KM 19

5

Teeschale Prerow

Kuchenpause im Kapitänshaus

Am späten Nachmittag, wenn es draußen kühl wird, sitzt man auf der Veranda der nach Bauart der alten Kapitänshäuser mit roter Holzverschalung sanierten Teeschale (www.teeschale.de). Eine Kerze brennt, auf dem Tisch stehen Blumen, und unter der niedrigen Decke ist es dann richtig gemütlich. Im Sommer ist es auch auf der Terrasse inmitten des naturnahen Gartens sehr schön lauschig. In der Teeschale bestellt man Torten und Kuchen und richtig guten Tee -- und kann im Laden aus 150 Teesorten eine für zuhause auswählen.

Der Waldstraße folgen, bis sie leicht links abknickt und zur Strandstraße wird, links in die Lange Straße und die Hirtenstraße biegen und am Hafen von Prerow in den Radweg Richtung Wieck einbiegen. Wieck erreicht man von Osten über die Straßen Jagdhaus, Nordkaten und Bauernreihe, der Hafen liegt auf der linken Seite.

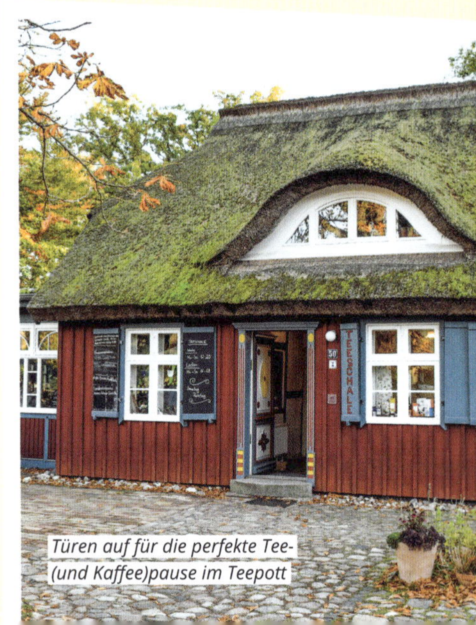

Türen auf für die perfekte Tee- (und Kaffee)pause im Teepott

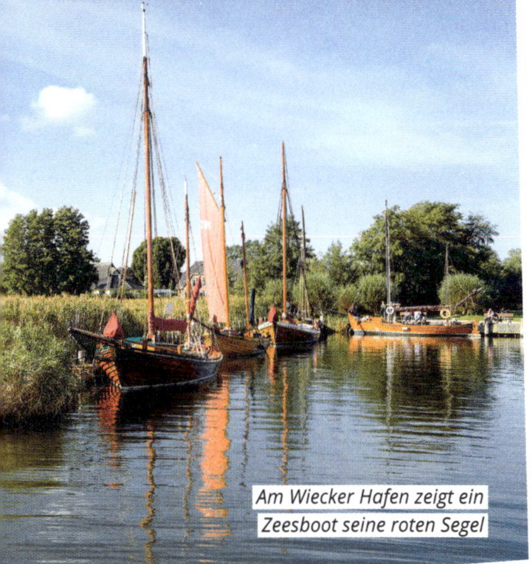
Am Wiecker Hafen zeigt ein Zeesboot seine roten Segel

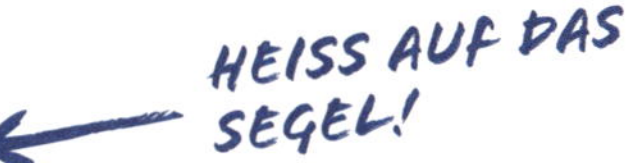

EXTRA INFOS:

Die **Buslinie 210** (www.vvr-bus.de/bediengebiete/nordvorpommern/fahrplan) fährt zwischen Barth und Ribnitz-Damgarten, beide kann man gut mit der Bahn erreichen. Vom 1. Mai bis 31. Oktober fahren die Busse teilweise mit Fahrradanhängern (www.vvr-bus.de/region/radzfatz), sodass man mit dem Rad und dem Bus auf den Darß kommt.

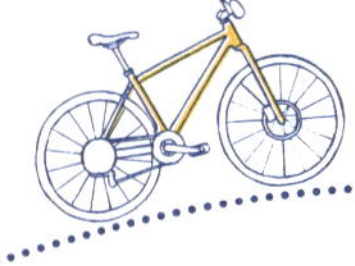

KM 27

6 Hafen Wieck

Schilf und kleine Boote

Im von Schilf umstandenen Wiecker Hafen liegen neue und alte Segelboote, zum Beispiel die Marie Luise, die aussieht und sich fährt wie die alten Zeesboote, die in den Greifswalder Bodden zu Hause waren. Außerdem liegen hier ein Rettungskreuzer und ein paar kleine Angelkutter. Auf der Wiese am Hafen kann man picknicken, im Sommer steht hier auch manchmal Tim mit seiner Fischkiste, einem mobilen Fischbrötchenstand. Und man kann hier ein Floss mieten und damit für ein paar Stunden auf den Bodden hinausfahren. Zum Grillen, in der Sonne liegen oder um eine Sauna anzuheizen – denn die gibt es auch (www.darss-floss.de).

Über die Bauernreihe nach Westen fahren, in den Müggenberg, dann leicht links in den Cavelhorster Gang. Rechts abbiegen zur Bushaltestelle.

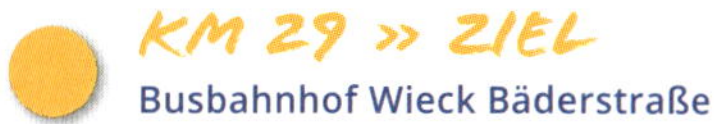

Busbahnhof Wieck Bäderstraße

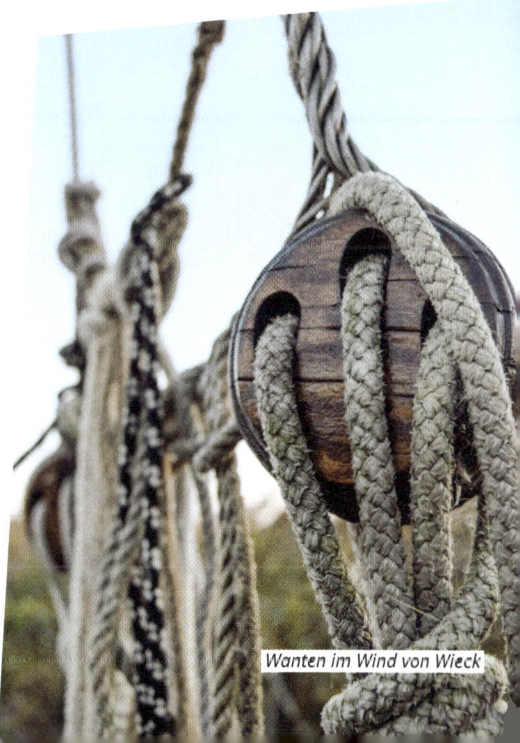
Wanten im Wind von Wieck

AUF EINEN BLICK

- **Start:** Bushaltestelle Ahrenshoop Mitte
- **Ziel:** Busbahnhof Wieck Bäderstraße
- **Strecke / reine Radelzeit:** 29 km (Streckentour), 2 Std. 30
- **Höhenmeter:** ↗ 7 m, ↘ 7 m
- **Wegbeschaffenheit:** Meist gut befahrbare Waldwege und reine Radwege.
- **Beste Zeit:** Per Bus 1. Mai bis 31. Oktober (oder Anreise mit dem Pkw).
- **Mitnehmen:** Fotoapparat, Badezeug.

Mecklenburger Bucht

WELCHER BAUM SIEHT NACH WALDGEIST AUS?

Weststrand 2

Drei Eichen

Künstlerdorf Ahrenshoop 1

Hundsbeck

NSG

Werre-Polder

Schifferberg 14

Sperrwerk Werre

START Busbahnhof Ahrenshoop Mitte

Ahrenshoop

Althagen

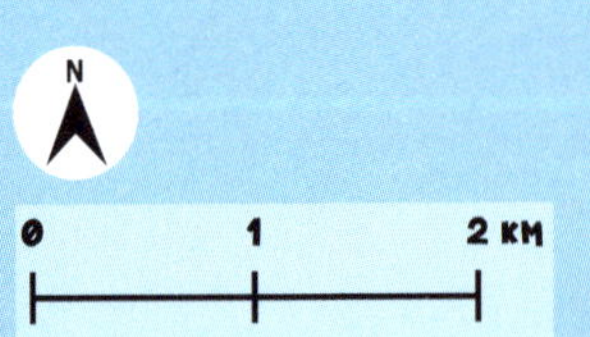

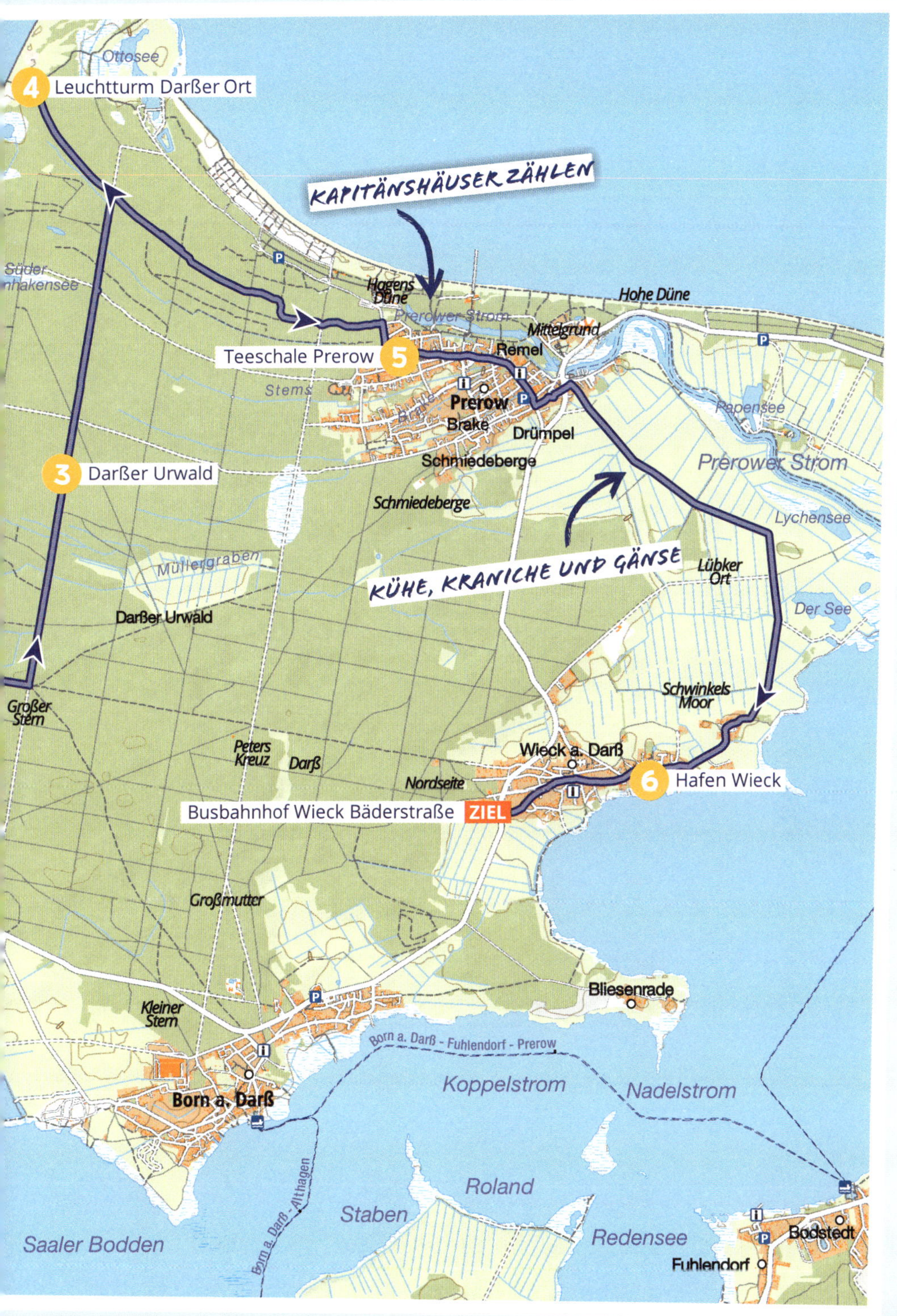

4 Leuchtturm Darßer Ort
Ottosee
KAPITÄNSHÄUSER ZÄHLEN
Hagens Düne
Prerower Strom
Hohe Düne
Mittelgrund
Remel
5 Teeschale Prerow
Stems
Prerow
Brake
Drümpel
Schmiedeberge
Papensee
Prerower Strom
3 Darßer Urwald
Schmiedeberge
Lychensee
Müllergraben
KÜHE, KRANICHE UND GÄNSE
Lübker Ort
Der See
Darßer Urwald
Großer Stern
Schwinkels Moor
Peters Kreuz
Darß
Wieck a. Darß
Nordseite
6 Hafen Wieck
Busbahnhof Wieck Bäderstraße ZIEL
Großmutter
Bliesenrade
Kleiner Stern
Born a. Darß - Fuhlendorf - Prerow
Born a. Darß
Koppelstrom
Nadelstrom
Roland
Staben
Born a. Darß - Althagen
Redensee
Saaler Bodden
Bodstedt
Fuhlendorf

AUCH NOCH GANZ NÜTZLICH

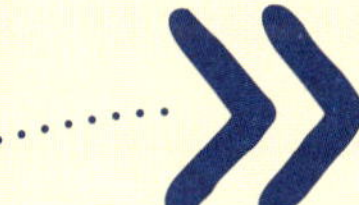

» Ortsregister Seite 216
» Impressum Seite 217
» Immer wissen, wo’s langgeht (GPX-Download) Seite 218
» Weiterradeln Seite 220
» Yoga für davor und danach Seite 222
» Die perfekte Tour Seite 224

ORTSREGISTER

Ahlbeck 89
Ahrenshoop 205
Altefähr 71
Alter Bahnhof Bresewitz 48
Anklam 171
Aussichtsturm Barhöft 99

Bad Doberan 185
Badestelle Gustower Wiek 71
Barhöft 95
Barth 48, 175
Binz 41
Breitling 148

Cämmerer See 160
Coventer See 130

Darßer Ort 210
Darßer Urwald 205
Deviner Haken 31
Dierkower Graben 139
Dorfkirche Rethwisch 131
Dornbusch 111
Drachenreich Lanken 21
Duft- und Tastgarten Papendorf 170

Elisenhain 19
Enddorn 110

Feuersteinfelder 39
Freibad Grevesmühlen 81
Friedrichshagen 20

Gespensterwald 130
Graal-Müritz 135
Granitz 35
Greifswald 15, 25
Grevesmühlen 75
Gristow 29

Hafen Barhöft 100
Hafen Dabitz 178
Hafen Karlshagen 161
Hafen Neuendorf 108
Hafenspeicher Dassow 120
Hafen von Kirchdorf 149
Hafen Wieck 211
Heiligendamm 188
Herrnburg 118
Hiddensee 105
Hohendorf 168

Innenstadt Wismar 151
Insel Poel 145, 151

Jagdschloss Granitz 41
Jasmund 55

Karlshagen 159
Karrendorfer Wiesen 28
Kirche Bauer 168
Kirche Reinberg 68
Klappbrücke Wieck 18
Kleiner Königstuhl 61
Klosterruine Eldena 18
Klütz 75
Klützer Mühle 80
Kranichinformationszentrum 180
Kranorama 179
Kunstmuseum Schwaan 200
Küstenmühle 139

Lassan 165, 170
Leuchtturm Gellen 108
Lietzow 35
Losentitz 69
Lübeck 115
Ludwigsburg 15
Lütten Klein 131

Mellnitz-Üselitzer Wiek 70
Milchladen & Café Poseritz 70
Miltzow 68

Nationalpark Vorpommersche Boddenlandschaft 45, 49
Niederhof 30
Nienhagen 129
Niexer Brücke 199

Obstlehrpfad 191
Osterwald 51

Palingen 119
Palinger Heide 118
Papendorf 199
Peenemünde 159
Peenestrom 165
Pölchow 200
Prerow 205
Prora 40
Pulower See 169

Rosenheim 161
Rostock 135, 195
Rostocker Heide 140
Rügen 35, 65
Rundweg Hohe Düne 50

Sagard 61
Sassnitz 58
Schlösschen Sundische Wiese 49
Schönberg 121
Schwaan 195, 201
Seebad Binz 35, 40
Seebad Boltenhagen 79
Seebrücke Graal-Müritz 141
Seebrücke Kühlungsborn 189
Stadthafen Rostock 138
Stahlbrode 29, 69
Steilküste zwischen Brook und Steinbeck 79
Stoltera 129
Stralsund 25, 98, 101, 175
Strandaufgang 66, 39
Strand Klausdorf 98
Strandoase Ückeritz 89
Streckelsberg 90
Sundblick 180
Surfbox Zempin 91
Surf- und Kitespot Grabow 179
Swinemünde 88

Timmendorf 149
Traditionsräucherei Lietzow 41
Trassenheide 158
Travemünde 75
Traveufer 120
Treidelpfad 17

Usedom 85, 155

Waldhalle 59
Warnemünde 125, 128
Warnowtal 195
Weiher Werder 60
Wismar 145
Wüstung Bardowiek 119

Zingst 51
Zinnowitz 91

IMPRESSUM

- **Text:** Anke Lübbert
- **Cover- und Buchgestaltung:** Carolin Weidemann, Köln, www.weidemann-design.com
- **Lektorat & Produktion:**
  Verlagsbüro Wais & Partner, Stuttgart, www.wais-und-partner.de
- **Fotos:**
  Titelfoto: F. Herrmann/mauritius images; Fotos Innenteil: Anke Lübbert mit Ausnahme von: S. 38 (u.): U. Haberkorn/Shutterstock; S. 40 (u.): W. Spremberg/Shutterstock; S. 40 (o.): DR pics/Shutterstock; S. 88 (o.): T. Ibrom/Shutterstock; S. 104: Drepicter/Shutterstock; S. 107 (u.): CorinnaL/Shutterstock; S. 124: moving nature/Shutterstock; S. 127 (u.): K Alina/Shutterstock; S. 128 (o.): D. Esser/Shutterstock; S. 128 (u.): O. Kosynska/Shutterstock; S. 180 (u.): Orla/Shutterstock; S. 188 (u.): aldorado/shutterstock; S. 204: photoschmidt/Shutterstock; S. 211 (o.): B. Meissner/Shutterstock
- **Kartografie:**
  ©KOMPASS-Karten GmbH, kompass.de unter Verwendung von ©OpenStreetMap Contributors, osm.org/copyright
- **S. 222 / 223:** Marie Geißler (Illustration), Jens Bey (Text)

Printed in Poland

1. Auflage 2023

ISBN 978-3-616-03191-0

www.dumontreise.de

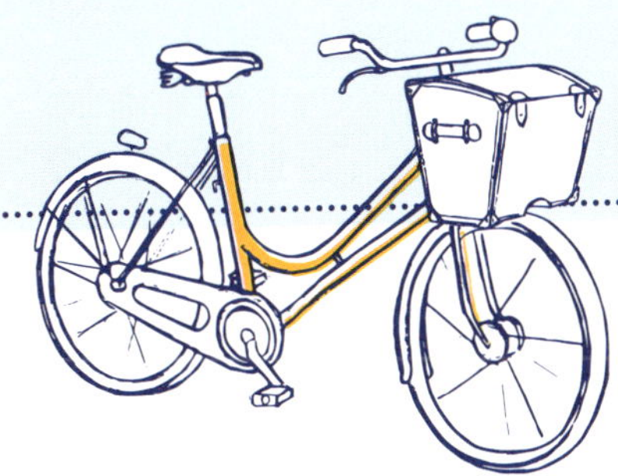

RECHTS ODER LINKS? IMMER WISSEN, WO'S LANGGEHT!

» TOURENVERLAUF
GPX-Daten zum kostenlosen Download
www.dumontreise.de/radelzeit/ostseekueste-mecklenburg-vorpommern

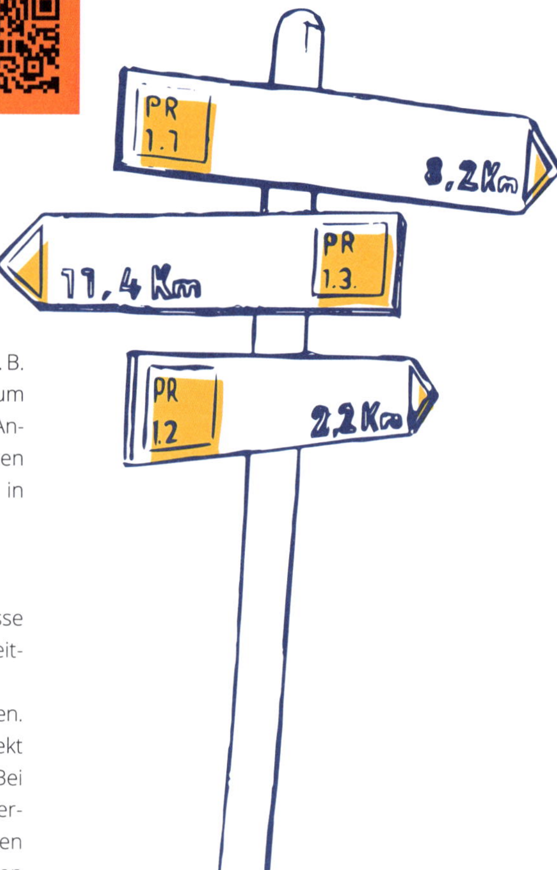

GPX-DOWNLOAD AUFS SMARTPHONE – SO GEHT'S

» Voraussetzung:
Eine Outdoor-App muss installiert sein, z. B. KOMPASS, Outdooractive oder Komoot. Zum Einlesen des QR-Codes benötigen ältere Android-Geräte eine QR-Code-App. Bei neueren Android- und iOS-Geräten ist diese Funktion in der Kamera integriert.

» Daten downloaden:

1. Den QR-Code einlesen oder die Webadresse im Browser eingeben, um auf die Radelzeit-Website zu gelangen.
2. Die gewünschte Tour zum Download anklicken.
3. Bei iOS-Geräten werden die GPX-Daten direkt mit der vorab installierten App verknüpft. Bei Android-Geräten muss ggf. noch ein Weiterleiten-Button geklickt werden (z. B. oben rechts im Display). Manche Apps zeigen den Tourverlauf starr an, andere haben eine Navigationsfunktion dabei.

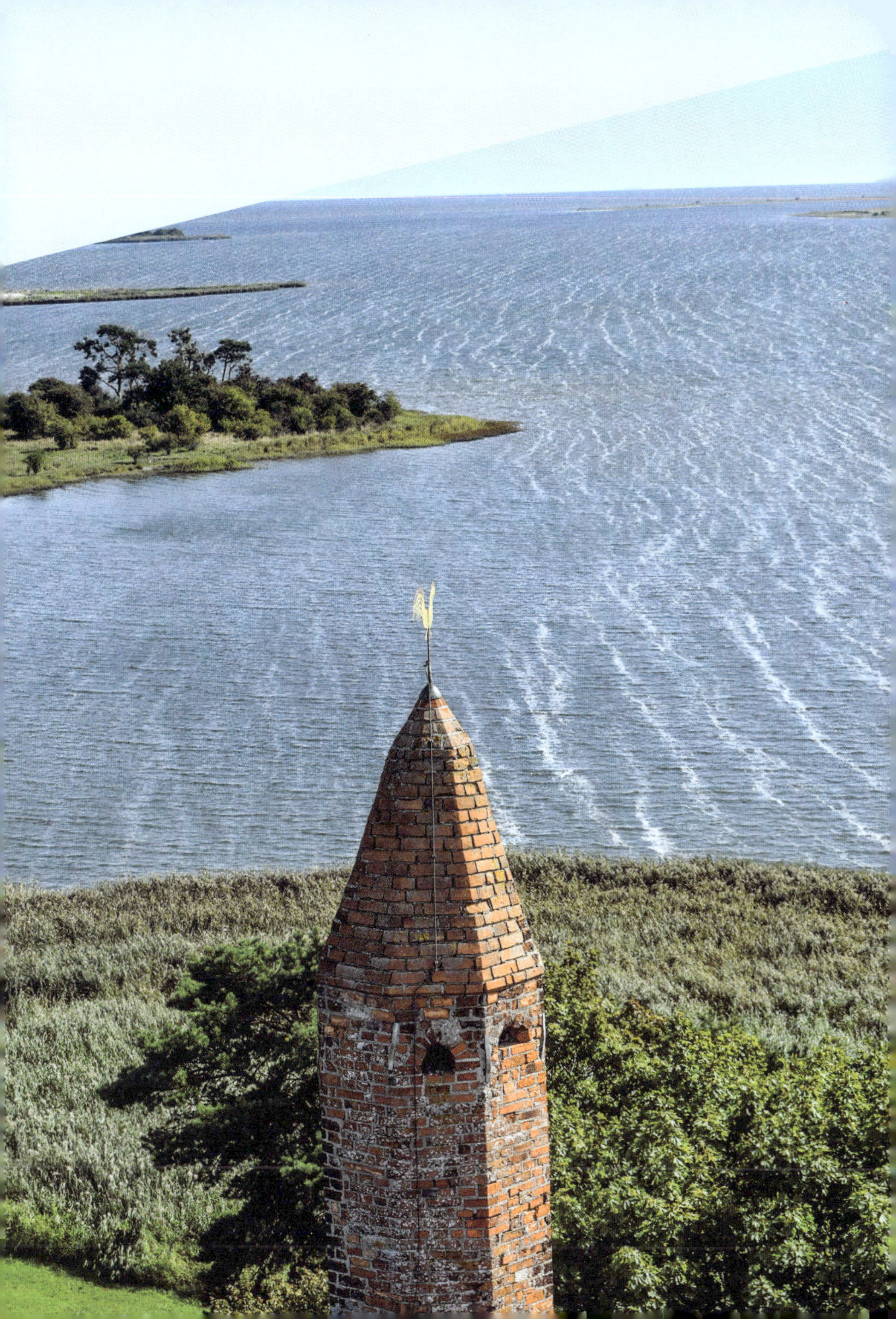

WEITERRADELN ...

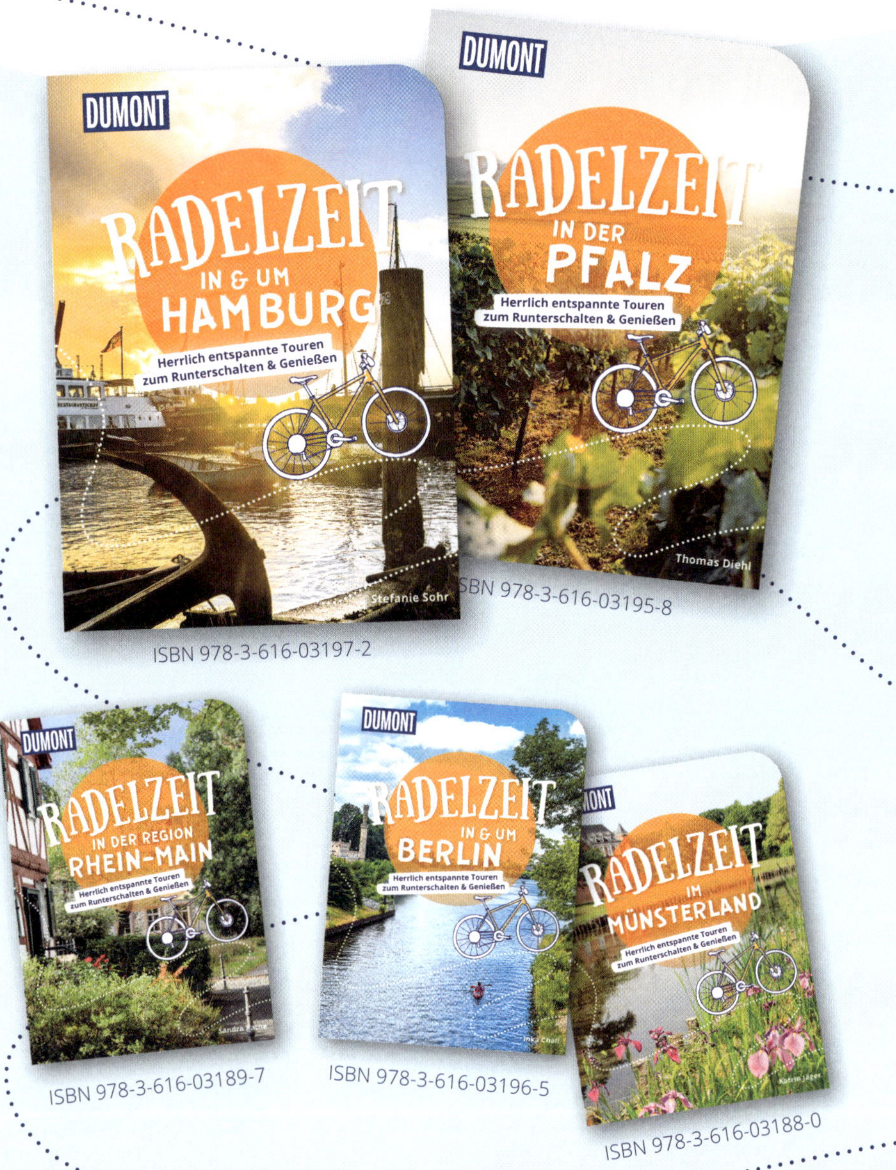

ISBN 978-3-616-03197-2

ISBN 978-3-616-03195-8

ISBN 978-3-616-03189-7

ISBN 978-3-616-03196-5

ISBN 978-3-616-03188-0

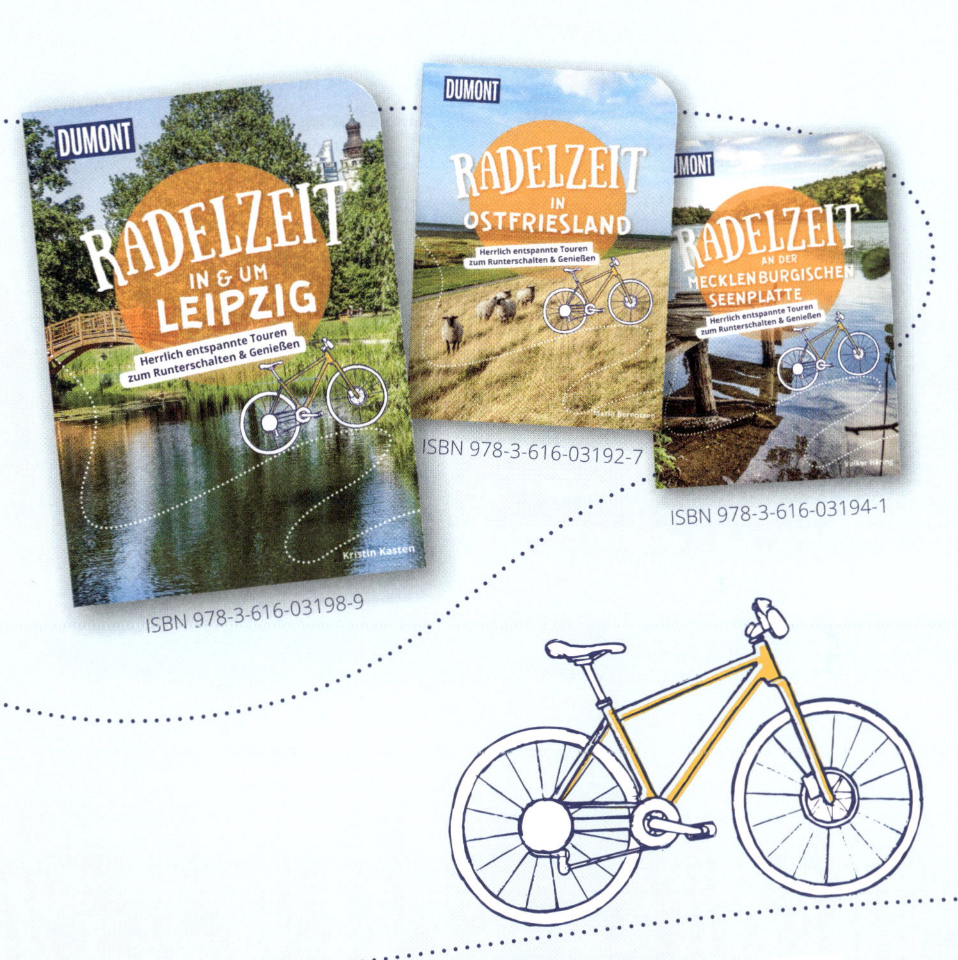

ISBN 978-3-616-03198-9

ISBN 978-3-616-03192-7

ISBN 978-3-616-03194-1

Noch mehr Radelinspiration gibt's im gut sortierten Buchhandel und unter www.dumontreise.de

YOGA FÜR DAVOR UND DANACH

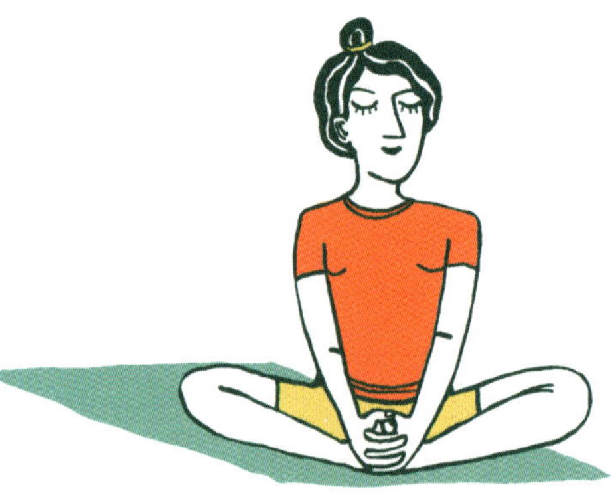

SCHMETTERLING

» Setze dich auf den Boden und lege die Unterseiten deiner Füße aneinander, indem du die Knie nach außen fallen lässt. Nun langsam, ohne viel Kraft, nach vorne lehnen und die Füße mit den Händen umschließen. Entspannt drei Minuten in der Position bleiben, langsam und tief durch die Nase ein- und ausatmen. Um die Übung zu verlassen, die Hände neben bzw. hinter den Körper legen, langsam ein Bein nach dem anderen ausstrecken und nach vorne bringen.

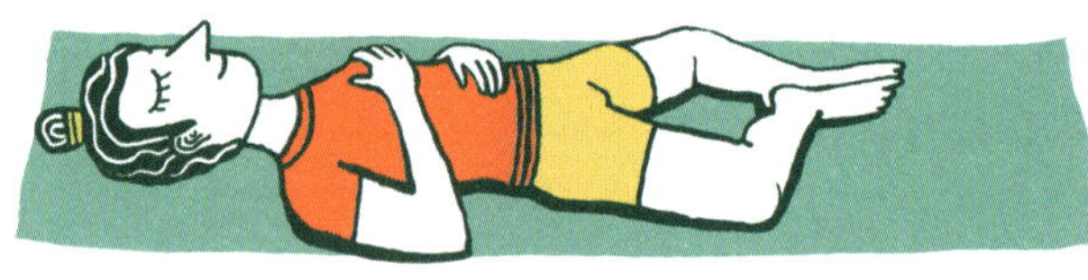

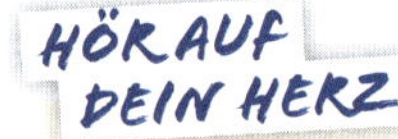

HÖR AUF DEIN HERZ

» Lege dich rücklings auf den Boden, ziehe die Knie an und stelle die Füße flach auf den Boden. Lass jetzt die Knie zur Seite fallen und bring die Fußsohlen zusammen. Lege eine Hand auf deinen Bauch und eine Hand in die Nähe deines Herzens. Schließe deine Augen, atme tief ein und aus und halte die Position mindestens 30 Sekunden lang.

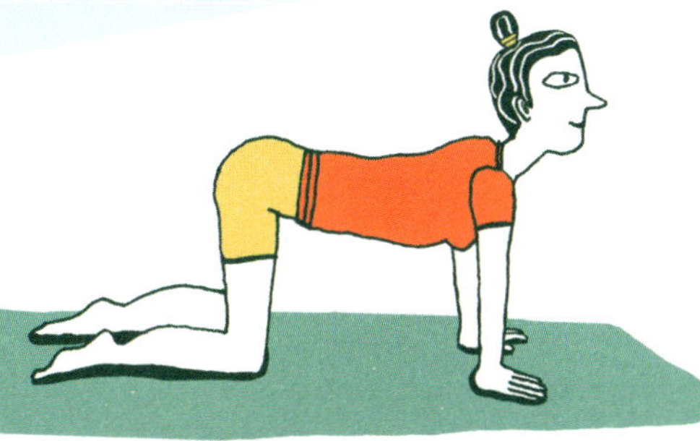

KATZENBUCKEL

» Gehe auf alle viere, die Knie direkt unter der Hüfte. Handgelenke, Ellenbogen und Schultern liegen auf einer geraden Linie, die Arme sind gestreckt, der Kopf in Verlängerung des Rückens mit Blick nach unten. Mache mit dem Ausatmen den Rücken rund, der Kopf geht Richtung Boden, wird aber nicht auf die Brust gepresst. Während des Einatmens wandert dein Bauchnabel in Richtung Boden, hebe gleichzeitig den Kopf. Wiederhole die Übung mehrmals.

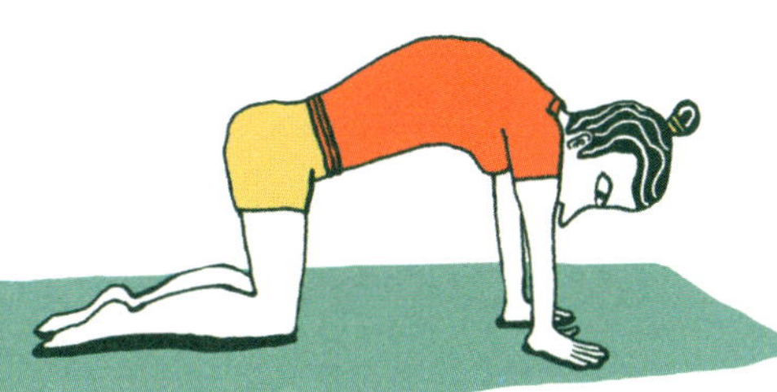

ZURÜCKGELEHNT

» Knie dich auf den Boden, mit den Oberseiten deiner Füße auf dem Boden. Bring die Knie zusammen, dein Gesäß geht langsam zum Boden, deine Füße rutschen zur Seite und kommen neben deinen Hüften zu liegen. Schiebe mit den Händen deine Oberschenkel nach innen, lehne dich zurück auf deine Unterarme und lege den Oberkörper langsam ab. Halte die Position für mindestens 30 Sekunden.

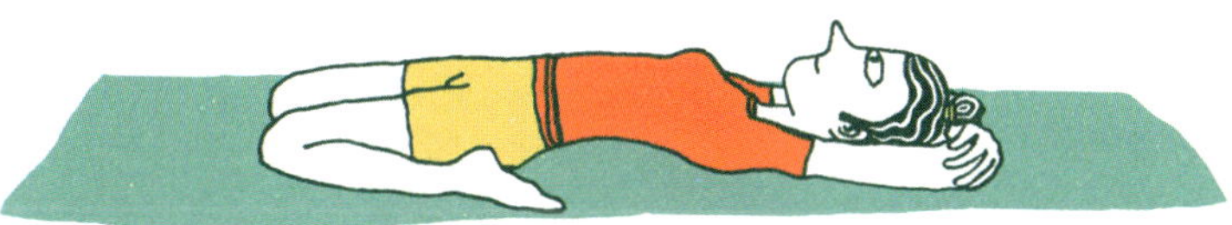

DIE PERFEKTE TOUR ...

#FÜRSONNENHUNGRIGE

Fast komplett unbeschattet fährt man auf dieser Strecke – und noch dazu reflektiert der Bodden auf einem Teil der Strecke das Licht, sodass die Sonne doppelt intensiv wirkt.

» TOUR 4, S. 44

#FÜRNEUGIERIGE

An der vorpommerschen Boddenkette treffen sich die Kraniche, um gemeinsam die Reise in den Süden anzutreten. Kranichinfos gibt es im Kranorama und im Kranichinformationszentrum.

» TOUR 17, S. 174

#FÜRWASSERRATTEN

Ein Strandübergang folgt auf den nächsten: Man folgt konsequent der Küste, so gibt es alle paar Minuten eine neue Möglichkeit, in die Ostsee zu springen.

» TOUR 8, S. 84

#FÜRLECKERMÄULER

Kuchen vom Grill zum Mitnehmen an den Strand, ein Mittagessen aus dem Mühlengarten und Liköre, Schnäpse und Säfte vom Tropfen Kontor: Das alles verspricht diese Radtour!

» TOUR 7, S. 74

#FÜRFAULE

Die Fahrt durch die Rostocker Heide ist mit gut 30 Kilometern nicht nur vergleichsweise kurz, es müssen auf dieser Tour aber auch quasi gar keine Höhenmeter geschafft werden.

» TOUR 13, S. 134

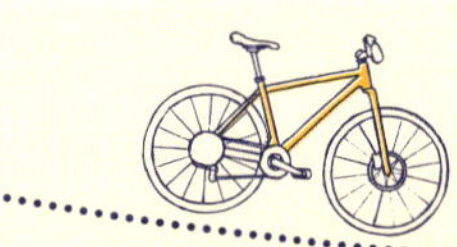